《沈绍功中医方略论》解读丛书

沈绍功中医方略论

临证篇解读

主审 陈秀贞
沈依功

总主编 韩学杰
沈宁

主编 张印生
韩学杰

全国百佳图书出版单位
中国中医药出版社
·北京·

图书在版编目（CIP）数据

沈绍功中医方略论临证篇解读 / 张印生 , 韩学杰主编 . —
北京：中国中医药出版社，2022.12
ISBN 978-7-5132-7719-8

Ⅰ.①沈⋯　Ⅱ.①张⋯　②韩⋯　Ⅲ.①中国医药学—
研究　Ⅳ.① R2

中国版本图书馆 CIP 数据核字（2022）第 132528 号

中国中医药出版社出版

北京经济技术开发区科创十三街 31 号院二区 8 号楼
邮政编码　100176
传真　010-64405721
三河市同力彩印有限公司印刷
各地新华书店经销

开本 710×1000　1/16　印张 19　字数 265 千字
2022 年 12 月第 1 版　2022 年 12 月第 1 次印刷
书号　ISBN 978-7-5132-7719-8

定价　75.00 元
网址　www.cptcm.com

服 务 热 线　010-64405510
购 书 热 线　010-89535836
维 权 打 假　010-64405753

微信服务号　zgzyycbs
微商城网址　https://kdt.im/LIdUGr
官方微博　http://e.weibo.com/cptcm
天猫旗舰店网址　https://zgzyycbs.tmall.com

如有印装质量问题请与本社出版部联系（010-64405510）
版权专有　侵权必究

陈 序

　　恰逢清明时节，距离绍功先生远离我们已经整整5年了，慎终追远，愈发怀念先生。我与先生结实于大学时期，相互倾慕，故而携手走过了近60余个春秋。先生为沈氏女科第19代传人，一生致力于中医药事业，秉承家学，却师古而不泥古；勇于开拓，却创新而不离宗。先生认为中医来源于民间，也应服务于民间，一直将自己定位为一位"草根郎中"，一生致力于尽己所能地服务更多患者。在他生命的最后一天，时值腊月廿九，我见先生身体欠佳，建议他停诊休息，可是他却说："有几个病人需要保胎，正值春节假期，如果停诊，病人断药时间太长，对胎儿不利。"故而坚持出诊为60余人诊病，现在想来，十分后悔，却也颇为无奈，因为先生毕生信仰是"以患者为亲人，疗效是硬道理"，工作至生命的最后时刻，也是他对信仰最后的坚守。另外，先生一生致力于中医人才培养，一贯秉持"一枝独秀不是春，万紫千红才是春"的理念，故而一生广收弟子，就是希望"授之以渔"，培养更多的中医人才，传播沈氏女科学术思想，使更多患者受益。

　　沈氏女科自明代洪武元年始祖沈庥开始，传承至今已经654年，到先生已历19世。因沈氏一门向来以医事为业，诊务繁忙，历代留下的珍贵医籍本就不多，又几经战火，使众多史料典籍尽数丢失。而先生也是诊务与科研并重，工作尤其繁忙，很难有时间著书立说，系统整理其学术思想。而在 2003 年非典期间，因北京停工停学，先生难得有一段清闲时光，我劝先生趁此时间将学术思想整理成册，为沈氏女科留下珍贵典籍，也为众弟子留下宝贵的学术精华可供研习，如此才能够惠及更多人。先生听闻此言，颇为欣喜，故闭门谢客，在家传医籍的基础上，遍阅古今典籍，手写近 50 万字，书稿增添数次，半年余终成《沈绍功中医方略论》一书，并交由科学出版社发行出版。但因为众多原因，仅出版一次，共 1500 册，距今已近 20 年之久，听闻此书在同人间反响热烈，一书难求，实为憾事。

一年前，弟子学杰在"沈氏女科分会学术年会暨沈绍功先生追思会"上告诉我想要召集众弟子分医理篇、临证篇、方药篇、诊籍篇四册解读《沈绍功中医方略论》的想法，此举不仅能使先生的学术著作得到广泛传播，又因其融入了 20 代弟子们（众多弟子如今俨然成为各领域专家）的跟师体悟和临床经验，更能体现先生"为民育才"的成果，还能使沈氏女科及先生的学术思想阐述地更加明晰，让更多中医从业者和中医爱好者从中收益，可以更好地服务更多患者，这岂不是一举多得的美事，故而欣然应允。

现书稿陆续渐成，即将付梓，众弟子邀我为序，不过是欣慰于众弟子不忘先生教诲，继续弘扬医业，发扬沈氏女科学术思想，故而在此代先生嘱咐数语，忝列为序。翻阅书稿，书中众多解读凝练着先生为众弟子授课的精华，仿佛再现先生为众弟子授课的场景。但书中阐述为沈氏一门之见，难免有偏颇之处，万望诸位同人斧正为盼。

沈绍功先生夫人 陈秀芬

壬寅清明于京都崇厚堂

沈 序

　　中医药学有着悠久的历史、丰富的文化底蕴、深厚的理论认识、扎实的群众基础以及确切的疗效优势，传承精华，守正创新是这一宝库永葆活力的根基和法则。沈氏女科流传至今已逾六百五十年，重德厚效是学术流派发展壮大的内动力；尊古不泥古，博采众家之长，是学术流派历久弥新的外动力；著书立说，广收门人弟子，致力于沈氏女科学术传承创新，一切为了疗效，服务于民众身心健康，打造了健康发展的群众基础，这些都是沈氏女科的宝贵财富。

　　《沈绍功中医方略论》是家兄继承家学，参师襄诊，勤于临床，精于诊务，而后思辨求真的临证总结与发挥，正如家兄所言：将为之奋斗的中医事业留下一点体会，汲取一点教训，以便上不愧对列祖列宗，作为继承的一份诚笃，下不失责于同人徒儿，作为发扬的抛砖启迪。《沈绍功中医方略论》是沈氏女科学术思想的集大成之作，培养了沈氏女科 20 代、21 代诸多优秀的传承弟子，涌现了成千上万的沈氏女科追随者。纵观沈氏女科学人队伍不断壮大，再读家兄毕生所学而后倾尽全力的著作，仿佛家兄音容犹在，笑貌宛存，教导之言回响耳边，求真求实的奋斗身影浮现眼前，列祖列宗治病求人的夙愿激励着我们不断前行。

　　在 20 代弟子学杰的组织带领下，沈宁、印生、海骅、海玉、成卫、智华等 20 代弟子积极响应，献计献策，带领 21 代、22 代弟子，用时三载，每周学术研讨，字斟句酌，对《沈绍功中医方略论》的医理篇、临证篇、方药篇、诊籍篇，分别解读，而后单独成著，不仅体现了兄长教授弟子过程中的临证心得，而且反映了弟子跟师学习的体会以及各自临证多年的体悟和发挥，集成了沈氏女科 20 代弟子的智慧，同时增强了内容的理解性和学习的便捷性。这是一部承上启下的丛书，承上者，总结沈氏女科家传以及兄长学术经验，启下者，引导后代弟子和爱好者学习沈氏女科的精粹。

在新型冠状病毒肺炎疫情多地、多点、频发之际，中医药抗击新型冠状病毒肺炎的疗效得到 WHO 的肯定，尤感中医学的博大精深，以及传承创新发展中医药的重要意义。《沈绍功中医方略论》解读付梓成书，邀余作序，甚感欣慰，幸沈氏女科后继有人，愿百尺竿头，更进一步，砥砺前行，勇攀高峰。

沈氏女科第 19 代传人、沈绍功先生胞弟 沈依功

壬寅清明于沪上

前　言

　　上海大场枸橘篱沈氏女科第十九代传人沈绍功教授所著《沈绍功中医方略论》自面世以来，备受医家推崇。中国工程院院士王永炎认为此书"其临床所获鲜活的经验最为宝贵，据此可升华为理论"；国医大师路志正认为此书"乃其数十年在临床中求索的心血结晶，无疑对中医学术的发展，对中医疗效的提升，对中医教学内容的充值，均会发挥较大的促进之力"。

　　《沈绍功中医方略论》成书于2004年，主体为医理篇、临证篇、方药篇、诊籍篇、论著篇，书中内容皆考之于经典而验之于临床，思路清晰易学，如幽室之烛照亮医者临证之路，故受到医家青睐。然因种种原因，本书后未再版，如玉在椟中，钗于奁内，人皆深以为憾。停止刊印后数量有限的单本，也曾一度被卖到了一本3000元，其炙热程度可见一斑。

　　2017年1月26日，中医临床巨擘沈绍功教授仙逝，此书竟成沈老毕生经验之绝唱。众弟子殷先师之典册，感知识之甘酪，不忍将书束之于金匮，遂发愿重新编排与解读，旨在光复沈老遗著，以感师恩永垂，彰沈氏女科之绵绵伟力。每周周五，各地弟子云集于一室，精研字句如珠玑，穷究其意如珍华，时有辩论，常有新解，如沈老耳提面命于旧时。书稿历时数载，终合力完成，以飨广大读者，慰沈老在天之灵。

中医传承，不绝如缕。所谓传承，当包含"传"与"承"两方面，师者传道授业，门徒继承创新。故本书尚融合第 20 代弟子临证发挥，全篇分为原著精要、功效主治、用法禁忌、药理作用、跟师体悟等部分，于跟师体悟部分增加对沈师中医理论与临床经验运用的体会，悟其蕴奥而活用之，为初学者示圆机活法，以达"思过半矣"之效。全书以原著精要为经，以跟师体悟为纬，以经典理论为经，以临床经验为纬。原著精要部分为《沈绍功中医方略论》原著理论；功效主治与用法禁忌部分则正本清源，将沈氏女科经验回归于中医典籍之中；药理作用部分则以西医药理学理论对所述临证经验进行验证；跟师体悟为第 20 代众弟子对沈师理论的体悟与升华，弟子中不乏业医临床 30 余年者，其丰富治疗经验亦一并纳之。全书思路一脉相承，旁征古典医籍以持之有故，言之有物；博引最新研究以中西互参，取长补短，为沈氏女科扎根于临床的真实凭证。

"人之所病病疾多，医之所病病道少"，本书无艰涩难懂的理论，宗沈老"疗效是硬道理"的核心理念，百年经验一以贯之，理法方药自成体系，条理井然，自有清新简洁之美。学者灵活运用术精技熟后，自可执简驭繁，处方用药不落窠臼。

中医药为人类的伟大宝库，应当保护好、传承好、发展好。沈氏女科作为中医学术流派中一颗璀璨的明珠，第一批进入全国中医学术流派传承工作室建设项目，具有深刻历史价值、文化价值、临床价值与社会价值。我辈应更加努力，在传承创新沈氏女科乃至中医药方面做出更卓越成绩，为人们的健康和福祉做出更大贡献！

在本书即将付梓之际，承蒙师母陈秀贞教授、师叔沈依功教授拨冗赐序，对此书的临证价值予以肯定，也是对众弟子的激励，在此深表感谢。

本书由沈氏女科众多 20 代、21 代弟子合力完成，对大家表示感谢。同时也感谢患者给予的支持。

为了本次编撰工作，众弟子不遗余力，在感铭沈老之学术山高水长的同时，亦深感自身之不足，错误与纰漏在所难免，请各位读者提出宝贵意见，以便再版时修订提高。

韩学杰　沈宁

2022 年 8 月

《沈绍功中医方略论》路序

　　中医药学有丰厚的文化底蕴、扎实的医学理论和广泛的疗效优势，是中国优秀文化中的璀璨明珠，是中国医学领域的重要组成。它有着辉煌的历史、不可替代的贡献和继承生辉的潜能。中医药学是独具中国特色的医学宝库、生命科学。

　　历经2000余载而不衰，时至21世纪更闪烁着时代光芒，其原动力在于中医独特理论和确切的临床疗效。其取效之道在于"整体综合"和"辨证论治"两根柱子。在漫长历史长河中，中医的两根支柱不仅没有丢，而且都成为激流中的"中流砥柱"，历久弥新，永葆青春。随着时序的推移，在继承中发扬，在临证中创新，其疗效优势越来越显著，其医保特长，越来越被世人所瞩目，被世人所接纳。

　　中国中医科学院主任医师、博士生导师沈绍功教授，为首届上海中医药大学统考生，祖传师授，医德双馨，道德修业，潜心学问，既遵古不泥，又善汲新，学贯中西，而临证以中医为主。在心病和急症方面多有建树，研制新中成药，总结、编辑不少心病与急症论文和专著。悬壶40余载，为无数患者解厄释困，是深得患者信赖的临床医学家。在全面继承基础上，大胆弘扬与创新。既精研理论，又勤于临证，做到理论与实践紧密结合，学用一致。"一切为了临床疗效"的执着追求，是其一贯的行医作风，也是中医赖以生存的根基所在，值得大为赞扬。如果我们中医界，多重视临证，中医事业就会兴旺发达，何虑后继乏人乏术！

这部《沈绍功中医方略论》，乃其数十年在临床中求索的心血结晶，无疑对中医学术的发展、对中医疗效的提升、对中医教学的内容充实均有较大的促进之力。余十分赞赏其尊师爱生，视患者如亲人的可贵品德；严谨不苟的治学风度；求实务是的科学态度以及不断探索的创新精神。故怀喜悦之情，贺本著面世，愿百尺竿头，再攀高峰，是为序。

廉州医翁路志正

2003 年 7 月 6 日于北京怡养斋

《沈绍功中医方略论》王序

　　中医药学犹如松柏植根于华夏文明沃土之中。人文为科学导向，科学为人文奠基。人文与科学合而不同，然互补互动。其中医药学之人文含量最为可贵，堪称学科特色与优势。古往今来致中医之学者，为上工则全靠悟性，即善于思维、思考与思辨。沈绍功教授勤奋好学，敢于求真求实。宏著《沈绍功中医方略论》医理篇撰文百种，诠释学科内涵，纵论古今而厚今，专攻急诊医学，重视理论指导，遍及理法方药，倡导整体综合调节，融继承、发展于一体而注重创新。又前瞻性地提出若干理论问题与同道共商而启迪后学。临证篇撰文凡61种，对心脑血管病、肿瘤、糖尿病等临床流行病以及高热、抽搐、厥、脱等急重危证悉心观察，多有发挥，经验颇丰。我与学生每在临诊治疗时广为采用，常获良效。临证篇除具体论治之外，尚有临床思维方法，调摄护理，新理论、新概念、新见解，具有重要参考价值。方药篇撰有类方鉴别运用，依法选择主方，还有针对主病选方遣药灵活使用的方法计60种。至于妙药百味妙用，记述了作者用药心得，其中有常用药的功能主治、宜忌配伍的发挥，也有峻猛攻逐将军药临床治验的介绍，对症、识证、治病者均备，可谓精彩纷呈。是书还有诊籍篇、论著篇，内容宏富，全面收载与推广沈绍功教授对临床医学的卓越成就。纵观全书，无论医理、医话、医案均系理法方药贯穿一致，重视临床疗效的检验，总以证为主体，言之有理，而理必有据。其临床所获鲜活的经验最为宝贵，据此可升华为理论，亦可为中成新药研究开发奠定坚实基础。沈绍功教授幼承家学，上海中医药大学本科六年毕业，曾拜四川名医叶心清为师，恩蒙程门雪、秦伯未、金寿山等十余位先晋参师襄诊，足见功底深厚，精于诊务。观其自立之说或补前人之未备，或诠释前说阐发新义，实乃中医临床家辛勤耕耘，刻苦钻研之结晶，倾一生之心血奉献社会，令人钦佩，值得学习。

我与绍功学兄于学人团体共事多年，深感其爽直豁达，直面人生，绝少苟同异说。我辈学人现已步入老年，回忆往事，于成长过程多有坎坷，每当蒙难之时，互相勉励，真实情深谊厚。人生不求大红但愿常青，忠诚中医事业，不做一代顽人，坚持继承发扬，为培养后学，甘当铺路石子，足矣！沈兄书稿已成，邀我写序，不敢懈怠，欣然提笔，乐观厥成。

王永炎

2003 年 6 月 28 日

《沈绍功中医方略论》前言

中医药学博大精深，源远流长，在其几千年的发展长河中，理论体系日趋完善，临床疗效日现优势，"是一个伟大的宝库"，受之无愧，评之无过。中医药学是一门医学科学，是中国文化的结晶，是人类生命科学的共有财富。

余出生于中医世家，自幼受环境的熏陶，同中医结下不解之缘。追求登入中医的科学殿堂，立志在这块沃土上耕耘终身成为磐石般的理念，对中医药学的这般"痴情"，是原动力更是"核"动力。

人生的追求可谓丰富多彩，如痴如醉。我的信条说来十分简单：学术上追求创新，事业上追求精品，成果上追求效益，学风上追求实干，处世上追求真诚。

60余年的人生，历经坎坷，风雨无情，人生易老，老有所为，老有所托，拟将为之奋斗的中医事业留下一点体会，记取一点教训，以便上不愧对列祖列宗，作为继承的一份诚笃，下不失责于同仁徒儿，作为发扬的抛砖启迪。为使文责自负，斗胆署名并妄称"方略论"，实际乃一家之言，一孔之见，本意虚怀，求教于前辈、先进和贤达。

全书约50万字，主体有三章：医理、临证和方药。每章分列条目，计383个，尽力做到文题新颖，言之有物。参照国家颁布的《中医病案书写规范》，选载效验诊籍60例，以证主体三章之理，以做前后呼应，以临床疗效为准矣。书中汇集本人主要论文和著作，加以点要。首列自传，尾附年鉴，以成方圆。

成书之际，承蒙前辈中华中医药学会内科学分会副主任委员路志正教授，学长中国工程院院士、中华中医药学会内科学分会主任委员王永炎教授拨冗作序，多方鼓励；同仁们积极倡导和全力相助；弟子韩学杰博士，同事李成卫博士、连智华硕士、李海玉硕士、傅好娟助研的校订、编排和录入；以及出版社领导和编辑们的热情支持，一并谨此顿首，铭志不忘。

最后，感谢在协编中付出辛勤劳动的夫人陈秀贞主任医师、小儿沈宁医师和小婿路云鹏医师。

沈绍功

壬午隆冬于京都崇厚堂

《沈绍功中医方略论》著者传略

祖传师授　执着中医事业

沈绍功主任医师，1939年5月出生于上海中医世家，系上海大场枸橘篱沈氏女科第十九代传人。自幼受家庭业医环境的熏陶，年方10岁已能背诵《药性赋》及《汤头歌诀》。1952年小学毕业后便一边升读中学，一边侍奉祖父、父亲临证抄方，并开始研读中医典籍。仅仅四五年间便熟读了《黄帝内经》《伤寒杂病论》《沈氏尊生方》《医宗金鉴》《温病条辨》等数部医著，并写下10万余字的读书心得，深得父辈们的赞赏和鼓励。

1956年在党的中医政策感召下，全国组建北京、上海、南京、成都四所中医学院，从此中医开始登上正规的大学殿堂。1957年高中毕业，经国家统一高考，我以优异成绩考入上海中医学院（现更名为上海中医药大学）六年制医疗系，成为首批高中毕业高考进入全国四所中医学院的统考生。在校长达6年的科班教学，共120名同学中我担任学习科研委员。身处优越的读书环境中，我牢记父辈们的家训"中医乃国医，学有所成，务必勤奋刻苦；悬壶行医，首当注重医德"。我起早摸黑，整日泡在医著堆里，真有"悬梁割股"之势，"博览群书，其乐无穷"，并由此打下较为扎实的理论基础。

借助父辈们的医友关系，每年寒暑假我在教学医院跟随名医临证，恩蒙程门雪、王文东、秦伯未、金寿山、陈耀堂、陆瘦燕、陈大年、朱小南等不吝指点，吸取前辈们的丰富经验和奇方妙药，又打下了较为扎实的临床功底。

1962 年我在上海中医学院附属曙光医院临床各科毕业实习。该院由原西医院和中医院合并组成，各科健全，师资实力雄厚，十分倡导中西医结合。实习医师的学业纵然十分清苦，24 小时不能离院，但学习的环境和敬业的氛围却十分浓烈。5 年中西医的理论学习再次一下子亲临目睹，现场操作，学以致用，其激动之情油然而生，动力与勤奋倍增，可谓"以医院为家，急病人所急，全身心投入中医学业，潜心苦研中医精髓"，这也成为 6 年学业中最为刻苦也最有收获的一年。

1963 年 9 月，我以优异成绩结束学业，由国家统一分配到北京中医研究院（现更名为中国中医科学院）参加工作。整整 12 年间，在中国中医科学院针灸研究所和广安门医院任住院医师，并拜四川名医叶心清老中医为师。叶老擅长针药并施，治疗内、儿、妇科诸多疑难杂症，疗效卓著，思路独特，处方新奇，曾为国内外众多国家领导人医疗保健，深得赞誉。使我刚出学堂大门又有名师指点，为日后的悬壶生涯打下坚实的疗效基础。

其间，1964 年及 1965 年，也就是毕业后的第二、三年，我由组织委派到北京郊区顺义县及山东沂蒙山老区巡回医疗，培养农村卫生员。在农村缺医少药的广阔天地里，广泛收治各科疾患，用书本上学到的知识为患者服务，并同贫下中农实行同吃、同住、同劳动的"三同"。这 2 年的艰苦磨炼使我终生难忘，一是精神的收获，强化了奋发图强，拼搏上进的毅力及同患者的深情厚谊，是一次医德医风的再教育；二是医疗技能的明显提升，是一次从"书呆子"到"实践者"的有效转化。

勤于总结　创新学术观点

20 世纪 70 年代初，我在广安门医院内科开设糖尿病专题门诊。经临床观察 2 型糖尿病近千例，我发现"三多"症状并不明显，而以气短乏力，心悸消瘦为主症，且苔多薄白，质淡，脉象沉细而弱。中医证候分类并非"阴虚燥热"，而属"气阴两虚"。于是我提出治疗 2 型糖尿病的新思路：应从传统的"养阴清热"法则转换到"补气"上来，创制了补气为主，重用生黄芪，养阴为辅，配用生地黄，气阴双补的"降糖甲片"经广安门医院制剂室配制，广泛用于糖尿病专题门诊。我曾总结 2 型糖尿病 586 例，总有效率达 89.8%。

在专题门诊中我还重点观察中医对胰岛素减量，改善患者症状和治疗某些合并症的疗效。并同当时协和医院内分泌科的权威教授池芝盛合作，在该院共同查房、共同观察、共同总结，并共同主编专著《糖尿病知识问答》，我负责编写中医部分。我将临床观察结果编入书中，显示了中医治疗 2 型糖尿病的疗效优势，受到池教授的充分首肯。该专著 1979 年 3 月由上海科学技术出版社正式出版发行。

1976 年敬爱的周总理患癌症病逝。医务界怀着深厚的无产阶级感情，掀起攻克癌症的科研热潮。5 月间领导指派我到广安门医院肿瘤科筹建肺部肿瘤病房并被任命为"猪苓多糖治疗原发性肺癌"科研课题组组长。第 2 年我首批晋升为主治医师并评为中国中医科学院先进工作者。

在肿瘤病房工作的 5 年期间，我根据中医药理论提出了治疗恶性肿瘤的新思路，即以扶正为主，保护胃气为先。扶正采用调整肾的阴阳，保护胃气首先振奋食欲，分两类：舌苔腻者投芳香护胃，以温胆汤、保和丸为主方；舌苔薄者投养阴护胃，以养胃汤为主方。突破了中医治疗恶性肿瘤不顾胃纳，一味投以清热解毒、活血化瘀、软坚散结、以毒攻毒等的传统框框，创制了"平瘤建功散"新方，而且提倡药疗与食疗、意疗、体疗互相配合的综合方案。这些新思路、新方法明显缓解患者症状，延长生存期，提高生存质量，也明显减轻了放、化疗的毒副作用。其间，我主笔的科研论文《猪苓多糖治疗原发性肺癌 116 例扶正作用的临床观察》获得 1981 年度中国中医科学院科研成果三等奖。

1983 年 2 月广安门医院新病房楼落成，重新开办急诊科，我被任命为急诊科主任。我提出中西医配合，发挥中医药治疗急症的特色和优势，以救死扶伤为最高准则，开展中医诊治急性高热、脑中风、冠心病、急性痛证以及急性中毒等的科研工作。制订并印制"广安门医院单病种中医急症诊疗常规"。在广安门医院制剂室的支持下，自制"清解合剂""温解合剂""清暑合剂""复方地丁注射液""石韦注射液"等近20种医院内部制剂，使中医急症工作扎扎实实地开展起来，并及时总结了《急性高热110例辨证论治对照观察》《清开灵注射液治疗急性胰腺炎26例疗效观察》《急症室用中医药治疗50例急性高热的临床疗效观察》等5篇学术论文，分别发表在《中国医药学报》《中医杂志》等国家级期刊上。

1984年4月，卫生部中医司组建全国中医急症协作组，我被任命为胸痹（冠心病）急症协作组组长。经组织全国19个主要省市的调研及近90种省级以上杂志的检索，我总结了20世纪70年代以来中医药诊治冠心病的经验和不足，提出了"辨证序列方药诊治冠心病"和"冠心病宜从痰论治"的新思路。确立协作攻关的目标是冠心病的急重危症，采用五结合的技术路线，即继承整理与发扬创新相结合；基础研究与应用开发相结合；科研成果与新药研制相结合；临床验证与实验研究相结合；中医与中药相结合。这条新思路的实施系：病名规范化、辨证实用化、证候计量化、治疗系列化和实验同步化。其关键在于：辨证序列、整体方案、从痰论治和分辨虚实。

中医病名具有特色，但优势不足，必须规范化才有利于学术的发展和学科的交流。中医没有冠心病的病名，既往均命名为"厥心痛""真心痛""心痛""胸痹"等各种称谓，没有统一。1986年首次提出以仲景《金匮要略》为准，把胸痹病相当于冠心病，胸痹心痛相当于冠心病心绞痛，胸痹心悸相当于冠心病心律失常，胸痹心衰相当于冠心病心力衰竭，胸痹心厥相当于冠心病心肌梗死，胸痹心脱相当于冠心病心脏骤停。这套冠心病规范化的中医病名，经过临床多年的验证，切实可行，已被中医药行业标准和国家标准所采纳。

辨证论治是提高临床疗效的核心，但是辨证尚缺乏更多的客观指标，所以"辨证准"仍是探讨的课题。为此我提出了"病证相配单元组合式分类辨证诊断法"。即将冠心病的中医证类分成6个单元："心气虚损""心阴不足""心阳不振""痰浊闭塞""心血瘀阻""寒凝气滞"。每个单元确立必备的主症和参考的兼症，加上舌脉加以定类，如果症状与舌脉分离则以舌脉为凭，特别是"舍症从舌"。然后根据临床实际，病证相配，加以单元组合。如"胸痹心痛·气阴两虚兼痰浊闭塞证""胸痹心悸·心阳不振兼痰浊闭塞、心血瘀阻证"。这套辨证分类法切合错综复杂的临床，比较实用，收到"辨证准"的效应。

证候学是中医的优势之一，临床观察常常疏忽。为了加强证候学的研究，我提出计量评分法。从主症、兼症、舌脉3个方面，根据证候程度、出现状态、是否靠药物缓解和是否影响生活工作，从0分至4分5级评分计量，然后统计治疗前后总分之差，评定显效、有效、无效、加重4级疗效。证候计量评分虽然较粗，但开始引入量的概念，有利于较细致地观察证候学变化。以往评定疗效有痊愈或临床痊愈这一档，比较难以达到，又缺乏加重一档，不能反映动态疗效变化。改为4级疗效评定法，能反映临床实际，使疗效评定更加客观化。

中医论治的优势在于整体和综合。整体就是序列配套的方案。冠心病的中医病机为"阳微阴弦"。阳微即本虚，主要是心气虚损和心阴不足。阴弦即标实，主要是痰浊、瘀血、气滞、寒凝闭阻心络。"急则治标"，注重祛痰、化瘀、理气和温通。分辨寒热，采用喷雾剂剂型。寒证用肉桂为君药，热证用牡丹皮为君药。"缓则治本"，注重补心气和滋心阴，采用口服液剂型。补气以黄芪为君药，滋阴以麦冬为君药。这样，对冠心病的治疗就形成了辨证序列配套的整体方案；综合就是除药疗外，辅以体疗、意疗、食疗等综合措施。这些新思路、新方法，充分发挥中医的论治优势，对提高中医诊治冠心病的疗效颇有助益。

20世纪90年代后期，随着人们生活水准的提高，饮食结构的改变，以及竞争的日益激烈，空气环境的日渐污染，使冠心病的中医证候谱发生重大变化。传统的气虚血瘀或气滞血瘀证类已较少见，而痰浊闭塞证类却大量增加。因此，应当大力提倡冠心病从痰论治。其立法应当从"补气活血"转到"补气祛痰"，从"理气活血"转到"痰瘀同治"上来，采用温胆汤合三参饮化裁的组方。由于切中临床证类，故明显奏效。

新思路滋生新成果。两项攻关课题："心痛气雾剂临床应用与实验研究"和"心痛口服液临床与实验研究"分别获得 1987 年度和 1992 年度国家中医药管理局全国中医药重大科技成果 2 等奖。

新思路凝聚新专著。主编《胸痹心痛证治与研究》23 万字，上海中医学院出版社 1991 年 10 月出版发行；《中医痛证大成》49 万字，福建科学技术出版社 1993 年 10 月出版发行；《现代中医心病学》90 万字，北京科学技术出版社 1997 年 8 月出版发行；《今日中医内科上卷》120 万字，人民卫生出版社 2000 年 1 月出版发行；《中西医结合心血管病手册》37 万字，中医古籍出版社 2001 年 6 月出版发行；《中医心病诊断疗效标准与用药规范》45 万字，北京出版社 2001 年 9 月出版发行。

研制新药　重振中医急诊

中医急诊是中医学的重要内涵，也是制高点的疗效体现。中医急诊有过辉煌的历史，中医两次学术的突破都跟急诊密切相关：张仲景创建中医的辨证论治体系，是从《伤寒论》外感热病上起步的；明清时代"卫气营血"和"三焦"辨证体系的出现也是以"温病"学说为基础。所以中医急诊，无论是理论或临床，疗效或学术都是必须充分重视并努力振兴的学科。

振兴中医急诊要抓好两件事：一是诊疗规范的制订，二是有效新制剂的研制。我领导全国胸痹急症协作组 18 年来致力于办好这两件事。从临床实际出发，经过初稿制订，专家咨询和临床验证，征集意见，试行定稿等各个阶段的认真操作，"胸痹心痛（冠心病心绞痛）中医急症诊疗规范"被收入国家中医药管理局颁布的《中医内科急症诊疗规范第一辑》，于1990 年 7 月起在全国各级各类中医医院中实施。其他的诊疗规范如"胸痹心悸""胸痹心衰""胸痹心厥"等也已定稿，已申报收入第二辑中。遵循中医辨证论治的原则，以疗效确切，安全稳定为目标，我研制成功 3 个国家级准字号中药三类新药："补心气口服液""滋心阴口服液"和"心痛舒喷雾剂"，取得了新药证书和 3 个生产批文，均已由药厂投产面市，收到了明显的效益。为加强对中医药学诊治急重危症的学术和经验的继承发扬，促进中医院急诊科建设和急诊工作的开展，保障中医院急诊科充分体现和系统发挥中医药的优势和特点，国家中医药管理局医政司自 1992 年起开展了"全国中医院急诊必备中成药"的评审遴选工作，并力图通过行业管理办法，组织推广应用。我作为专家领导小组副组长积极参与，严格评审，公正竞争。1992 年第一次评选 15 个品种，1995 年第二次评选 40 个品种，1997 年第三次评选 53 个品种。这项工作的开展，受到中医临床、中药生产、中药科研界的高度重视、热情支持和普遍赞扬，对中医急诊工作是一次有力的促进和科学的导向。

中医急诊医学是中医临床医学的一门新学科，占有重要的学术地位。为从疗效水平和学术思想上来完善和发展中医急诊医学，由王永炎院士组织编写了我国第一部由中医最高行政主管部门主持，全国百余位专家学者参与编写的、收集病证最多（达 153 种）的、全书 94 万字的专著——《中医急诊医学》。我作为第一副主编和统编，历经三年的辛勤耕耘，终于付梓出版，为重振中医急诊事业尽了一份薄力。

团结协作　探索科工联盟

全国胸痹急症协作组是诊治心病急重危症的科研协作攻关实体，在全国各省市已组建 14 个分组，吸收"二甲"以上中医单位 169 个，形成了包括东西南北中的较广泛的学术网络，其中教授、主任医师 88 名，副教授、副主任医师 108 名，主治医师 51 名，具有较强的学术攻关实力。1998 年又实现了与中华中医药学会内科分会心病专业委员会的学术挂靠，我被推举担任副主任委员兼秘书长，使已经形成的胸痹急症学术网络实施了有力的充值，凝聚了全国诊治心病的大批专家教授，组织了一线的医技人员，收集了最大的信息量，培植了心病诊治的新增长点、交汇点和制高点，为充分发挥中医诊治心病（包括急症）的学术优势打下了坚实的组织基础。

历来大家认为中医心病皆指"心主血脉"，而常常忽略"心藏神明""心为舌苗""心液为汗""心与小肠相表里"等等的内涵，使中医心病的面被局限，其特色与优势被削弱。为弥补中医心病学术的这一缺陷，我利用这个学术网络，组织编写了近 90 万字的《实用中医心病学》，已由人民卫生出版社出版发行，以此促进创建"中医心病学"这一新兴学科，使其学术内涵的覆盖面更加全面确切，有利于心病特色的保持和优势的发挥。

心病学术网络以医疗为主体，具有科技和人才优势。药业公司以工贸为主体，具有资金和管理优势。医学家应当与企业家联手，实现医科药工贸的联盟，以便优势互补，各尽所长，实施多位一体，既为振兴中医急诊医学注入活力，又可适应社会主义市场经济的大潮，并使科研成果及时商品化，获取应有的效益。

在研制开发心病新药，在验证和推广心病急诊必备中成药的进程中，逐步结成并完善这种联盟。有的企业并被吸收为成员单位，成为网络中的一员。科工联盟对于协作攻关走出经费短缺的困境，促使攻关成果的及时商品化及专著的编写出版，运行机制的搞活，凝聚力的提升都能注入强大的活力，使心病学术网络真正成为新颖而富有生命力的科技攻关实体。

言传身教　完善学术梯队

1982 年 2 月卫生部委托广安门医院举办第 5 届全国西医脱产学习中医班。我出任教研组长。2 年脱产，系统学习和临床实习，共培养西学中学员 63 名。并开始步入中医教学领域。嗣后在急诊科先后接收全国中医院进修生近 20 名。受中国中医科学院培训中心委托举办全国中医急诊研修班共 3 届，学员近 200 名。参加培训中心举办的全国高级中医讲习班 10 届和全国名老中医经验继承班 6 届讲课，学员近 600 名。参加中华中医药学会举办的各类再教育讲课数十次，学员近千名等等。并根据 20 余年的教学经验，编写了一套比较实用的讲义，包括中医急诊、心脑血管病、糖尿病、妇女病、肿瘤等，受到学员们的欢迎和好评。

1992年起开始招收硕士研究生和博士研究生。抓住冠心病诊治的重点，从临床与实验同步，采用整体、组织、分子等多层次的研究方法，从事辨证论治，整体和综合方案的研究并突出从痰论治，分清虚实，偏虚者，补气祛痰；偏实者，化瘀祛痰。开拓冠心病治疗的新途径，提高疗效，发展学术。

由于中医学具有强烈的临床应用医学特点，所以中医学的教学务必从临床实际出发，切忌纸上谈兵，以免误人子弟。讲课的关键是中医的辨证论治。根据病证的临床特点，结合个人的经验体会讲解，辨证如何"准"，论治如何"活"。在辨证中，客观分析四诊，归纳比较客观的舌诊和脉象的临床运用特点，提出"舍症从脉"，更要"舍症从舌"。总结主症的特异性，剔除某些主症的随意性和多属性。对虚实两大类的辨证采用"病证结合单元组合式分类诊断法"更加切合临床错综的证类和适应临床证类的多变性，达到辨证"准"的目的。在论治中，强调根据中医理论拓展思路，增加治疗手段，总结提高疗效的关键所在。由于思路广，方法多，提高疗效的机遇就明显增加。这套教学方法符合临床实际，使学员学以致用，可以较明显地提升其辨证论治的操作技能。

中医事业的发展需要同仁们的共同努力，中医临床疗效的提高更需要同仁们的众人拾柴，共同积累。因此在教学中以"无私奉献"的高境界严格要求，非但一丝不苟，更重言传身教，不能保守和留手，要和盘托出，指明差错，毫不保留。长期坚持这种优良的学风，一方面培养了各级各类的中医人才，输送学子，对完善学术梯队起了促进作用，而更有意义的另一方面是增进了师生情谊，共同为中医事业添砖加瓦，其精神财富取之不竭，难能珍贵。

铭记天职　解除患者疾苦

医者身着白大衣，象征一颗纯洁的心，应该视患者为亲人，不是亲人胜似亲人。医者项挂听诊器，显示高度的责任心，诊病务必认真负责，

"救死扶伤"是崇高的天职。40余载的医疗实践，信奉"七分靠养，三分靠治"的宗旨。养者，心理情志之保养。治者，药物膳食之调治矣。面对疾苦中的患者，一视同仁，不分高低贵贱，注重医德；面对万变的疾病，一丝不苟，钻研医术，精于遣方。功夫不负有心人，在心脏病、脑中风、高血压、肾脏病、呼吸病、胃肠病、关节病、妇女病以及肿瘤病中，处方奇特，疗效显著，有所成果。刻于心间的座右铭："全身心地投入，一切为了患者的康复，一切为了民众的保健！"

60余年的人生，弹指一挥间，回顾著者的经历：在学术上追求创新，事业上追求精品，成果上追求效益，学风上追求实干，处世上追求真诚。逐步登入中医的科学殿堂并立志在这块沃土上耕耘终身。

沈绍功

癸未阳春

谨识于京都崇厚堂

目　录

1 冠心病诊治应辨证序列

自20世纪70年代开始，中医学者对冠心病的诊治进行了深入的探索，积累了丰富的经验和资料，出现了不少有效的可喜苗头。以冠心病心绞痛为例，众多的医者用《金匮要略》的"阳微阴弦"即"本虚标实"来归纳其病机，认为心、脾、肾的功能低下或失调是本虚的基础，气滞、血瘀、痰浊是标实之因。以益气养阴、补肾固本、活血化瘀、理气解郁、芳香温通、豁痰逐饮等为立法，采用汤剂、颗粒冲剂、片剂、胶囊、口服液、滴丸、喷雾剂、注射针，以及外敷膏等多种剂型为治法，取得中医药缓解心绞痛总有效率达80%～95%，心悸等证候总缓解率达85%～95%，硝酸甘油停减率达65%～85%，心电图缺血改善率在40%～60%的疗效水平。中医药还能增强患者体质，提高运动耐力，改善血液流变性，增强左心室功能，并降低心肌耗氧量。这些研究成果应当重视，并充分加以肯定。

但是，目前冠心病的中医诊治有三个明显的缺陷：一是临床研究停留在专病专方或一方一法为主的框架内，辨证论治特色不全，疗效被局限。有的产品疗效被商品化夸张，缺乏长远性而昙花一现，而且严重损害中医药声誉。二是没有分阶段、多途径、多剂型、多产品的序列配套，不能形成整体治疗方案，难以发挥中医疗效优势。三是有的制剂所用药源常常缺乏或昂贵稀有，难以批量生产和推广应用。

为了扬长补短，20世纪80年代初，我们提出"冠心病诊治应辨证序列"的新观点、新思路，并制订了"辨证序列方药诊治冠心病"的整体方案。方案的构成有三个要素：首先突出辨证论治原则，并遵循"急则治标，缓则治本"的古训，速效止痛治标，以理气、活血、祛痰为治，分辨寒热，"寒者热之"，"热者寒之"；长效治病图本，以补气、养阴为治，分辨气虚、阴虚，"虚者补之"。其次是强调疗效、剂型、产品上的序列配套，形成整体治疗。最后是研制的方药要疗效确切，安全稳定，经得起重复验证，并能商品化生产和流通。

为实施此方案，经过 10 余年的团结协作，努力拼搏，我们分别研制了速效止痛的心痛喷雾剂，分寒证、热证两种制剂。长效治病的心痛口服液，分补心气、滋心阴两种制剂。此两项课题分别获得国家中医药管理局1987 年度和 1992 年度全国中医药重大科技进步二等奖。四个制剂中热证心痛喷雾剂商品名定为心痛舒喷雾剂，加上补心气口服液和滋心阴口服液均获得中华人民共和国卫生部（现国家卫生健康委员会，下同）颁发的三本新药证书和 3 个准字号批文，分别由广东华南药业和湖北福人药业生产面市，产生了明显的经济效益和社会效益，并收入国家基本药物目录、中药保护品种。补心气口服液和滋心阴口服液还被列入国家医保目录。

寒证心痛喷雾剂以肉桂为君药，辛温止痛，通阳散寒，主治冠心病心绞痛偏寒证；热证心痛喷雾剂以牡丹皮为君药，凉血止痛，和血散瘀，主治冠心病心绞痛偏热证。补心气口服液以黄芪为君药，补气升阳，主治冠心病心绞痛属心气虚损证，系补气祛痰的新组方。滋心阴口服液以麦冬为君药，养阴清心，主治冠心病心绞痛属心阴不足证，系养阴活血的新组方。

为确保疗效的可靠性，诊断标准严格按照 WHO 的规定，全部病例均选择休息时心电图有明显缺血改变的确诊病例。疗效评判标准严格采用国家标准。在观察方法上运用随机盲法对照，使临床结果客观性强，可信度高，重复率佳。心痛喷雾剂临床验证 540 例，851 例次，用美国硝酸甘油片做自身对照。心痛口服液临床验证 1037 例，用消心痛（异山梨酯，下同）做随机盲法对照，并做证类对照观察，其结果均经统计学处理。

喷雾剂 3 分钟止痛率，寒证 50.55%，热证 54.02%；5 分钟内止痛率，寒证 21.86%，热证 19.79%；总止痛率，寒证 72.49%，热证 73.81%。心电图缺血改善率，寒证28.6%，热证36.5%。同美国硝酸甘油片对照，疗效相仿（$P>0.3$）。口服液止痛率84.87%，证候缓解率86.6%，硝酸甘油停减率82.96%，心电图缺血改善率44.92%。随机盲法对照结果，止痛率、证候缓解率均明显优于消心痛（$P<0.005$），补心气口服液硝酸甘油停减率明显优于消心痛（$P<0.05$），滋心阴口服液两者相仿（$P>0.1$），滋心阴口服液心电图缺血改善率明显优于消心痛（$P<0.05$），补心气口服液两者相仿（$P>0.5$）。证类对照结果：补心气口服液对心气虚损证，滋心阴口服液对心阴不足证的疗效均明显优于其他四证（血瘀证，痰浊证，寒凝证，阴虚证或气虚证）（$P<0.01 \sim P<0.001$）。

临床疗效还获得药效学证实：喷雾剂和口服液对垂体后叶素所致的家兔急性心肌缺血心电图T波改变均有明显的对抗作用。对犬实验性心肌缺血均有保护作用，均能降低犬的心肌耗氧量。口服液还对异丙肾上腺素所致大鼠心肌缺血性损伤有保护作用，能使豚鼠离体心脏冠脉灌注压下降，对冠脉有明显的扩张作用。实验研究结果提示：喷雾剂和口服液的疗效机制在于扩张冠脉、对抗心肌缺血、保护心肌损伤、降低心肌耗氧量。

这四种制剂均经过Ⅰ期临床观察正常人各20名和动物的急性及长期毒性试验，加之临床大样本的验证均未发现心、肝、脾、肺、肾、脑、血尿便等的异常病理改变，充分证明是安全制剂。四种产品经质量分析和稳定性考察，并以现代先进的活性成分定量检测法来控制产品质量，做到工艺规范、质量可控、产品稳定。

为了进一步观察其疗效的可靠性，又经多阶段的重复验证，表明其疗效重复性佳，疗效确切。

表1-1　心痛舒喷雾剂（热证心痛喷雾剂）

组别	例次	3分钟止痛率	5分钟止痛率	证候有效率	心电图缺血改善率
1985年课题攻关	303例 485例次	54.02%	19.79%	86.30%	36.50%
1995年报批新药	717例 1770例次	56.08%	20.10%	89.50%	39.00%

表 1-2 心痛口服液（补心气口服液和滋心阴口服液）

组别	例数	止痛有效率 /%	证候缓解率 /%	舌脉复常率 /%	硝酸甘油停减率 /%	心电图缺血改善率 /%
1988 年报批新药	883	84.8	86.6	92.9	82.9	44.9
1992 年扩大验证	2612	86.9	91.1	93.2	85.2	48.8
1995 年考察"三效"	312	85.4	87.4	93.7	84.5	45.3

采用舌下喷雾剂，吸收快，用药省，速效止痛，使用方便，适合急症止痛。高效治病采用口服液剂型，既保留传统煎煮又采用现代提纯相结合，吸收好，使用方便，适合长服治病。选药又很普遍，药源充足，药价便宜；全部采用道地药材，辨证配套，形成中医诊治冠心病心绞痛的整体方案，使新思路、新方法得以实施，使临床疗效有所提高，特具临床价值。

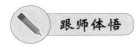 **跟师体悟**

遵循"急则治标，缓则治本"古训，首先在胸痛明显时，须分辨寒热，分别用寒证心痛喷雾剂和热证心痛喷雾剂速效止痛，同时据证静脉注射中药针剂，如活血化瘀止痛的红花注射液，金纳多针剂；益气养阴，回阳救逆的参附注射液。其次是病情危急时，也可以用独参汤，如西洋参 50g 或人参 50g 以上浓煎频服，顾护心阴，回阳救逆。最后是稳定期，再根据中医辨证序列用药，并以散剂、胶囊巩固疗效，如益气养心散（西洋参、三七粉、灵芝研末冲服），或服用正心泰胶囊或颗粒。

2 冠心病提倡从痰论治

中医诊治冠心病颇有优势。以往的重点均放在"瘀血""气虚血瘀"或"寒凝"上而疏忽于"痰浊"。20世纪改革开放以来，随着人们生活水平的提高、工作节奏的加快、饮食结构的改变、脂肪的过量摄入，以及气候环境的恶化与污染，冠心病的中医证类谱发生重大改变，"瘀血"少了，"痰浊"多了。我们曾做过1260例的证候学调研，发现"瘀血证类"仅占17%，而"痰浊证类"却占63%。法随证变。冠心病应当提倡从痰论治。

我们要重温"痰浊"的渊源。《黄帝内经》全书无"痰"字，只有"唾出若涕""咳出青黄涕"的记载。《金匮要略》有"痰饮"的专篇，如曰"膈上病痰满咳嗽吐"，并将痰饮与悬饮、溢饮、支饮并列作为四大饮证之一。张仲景确立了"温药和之"的大法并载方20首，如外寒内饮者用大、小青龙汤温而散之；饮停于里者用苓桂术甘汤、肾气丸、五苓散温而化之；饮结成实者用十枣汤、己椒苈黄汤温而逐之。但张仲景所论之"痰饮"也非"痰"也，只是专对水饮而言。直到隋代巢元方等著《诸病源候论》才首次把痰和饮做了区别："脉偏弦者为痰，浮而滑为饮"，并提出"水饮气停在胸腑，结而成痰"的观点。但其并没有立法遣方，仅是个雏形。唐代《备急千金要方》《千金翼方》和《外台秘要》基本上也是以饮概痰，直至宋代开始，才真正出现研究痰病的热潮。杨士瀛的《仁斋直指方论》明确提出"稠浊者为痰，清稀者为饮"，并详述痰病的成因和临床表现。严用和的《济生方》曰："人之气道贵乎顺，顺则津液流通，绝无痰饮之患。"主张气不顺而生痰。金元时期，朱震亨系治痰大家，其撰《金匮钩玄》共139门，除专列痰门外，其中还有53门也是从痰论治，如提出"百病中皆有兼痰者""湿热生痰""怪病多属痰""二陈汤一身之痰都治"等有临床价值的观点。张从正的《儒门事亲》创痰蒙心窍的理论。王隐君的《养生主论》组治痰效方"礞石滚痰丸"。至明清两代，痰病的演变更加广泛。王纶著《明医杂著》主张："痰之本，水也，原于肾；痰之动，湿也，至于脾；痰之治，气也，主于肺""二陈汤，实脾燥湿，用于湿痰，寒痰，痰饮，痰涎，但不宜于火邪炎上，熏于上焦，津液郁积之火痰及岁月积久，根深蒂固之老痰，郁痰，宜开郁降火，清润肺金，不得用香燥之剂"。李梴的《医学入门》认为痰病多生于脾，痰有湿（食）、火、酒、燥、老、郁、气、热、风、寒、虚之分。刘纯著《玉机微义》指出："痰病多生于湿，故多用南星、半夏""岂但理气而痰能自行耶，必先逐去痰结，则滞气自行"。戴元礼的《秘传证治要诀》则主张除痰宜用攻法。张介宾在《景岳全书》中提出："饮清彻而痰稠浊，饮惟停积肠胃，而痰无所不到，饮为脾胃病，而五脏之病，皆能生痰""痰之化在脾，痰之本在肾，木郁制土，火盛克金，火邪炎上皆生痰""治痰之法必须识痰为标证，治痰知治本，则痰无不清者"。楼英的《医学纲目》则认为："凡病百药不效，其气上脉浮而大者，痰也。"孙一奎的《赤水玄珠》主张："既有湿痰、风痰、火痰、食积痰、气痰、肾痰、脾虚痰等不同，所以审痰认证，治病求本""瘀血留著，化而为痰，痰瘀互结者，又不可专治其痰，须兼活血行血"。

从以上源流可见，历代对痰饮的诊治有了较为详尽的论述，其要点是应当把痰和饮区分开来。治痰之法当从肺、脾、肾着手，且应注意痰瘀互结证的存在。为区分痰饮为水邪之别，主张称之为"痰浊"。

这里要追寻痰浊与冠心病的关系。痰浊是冠心病的重要病因，从痰论治冠心病是重要的治法。其文献记载源于《黄帝内经》。《素问·至真要大论》提到"民病饮积心痛"，《灵枢·五味》载有："心病者，宜食麦，羊肉，杏，薤。"这里的薤指薤白，又称"野蒜"，是一味温通化痰、治疗冠心病的良药。《金匮要略》中专设"痰饮"篇，正式创建化痰温通方栝楼薤白白酒汤类6张，对冠心病从痰论治做了奠基。其中的栝楼薤白白酒汤、栝楼薤白半夏汤、枳实薤白桂枝汤、桂枝生姜枳实汤至今沿用仍是效方。特别是仲景提出对薤白的科学煎法要加白酒是非常正确的。现代药理研究表明，薤白治疗冠心病的有效成分只溶于酒而不溶于水。唐宋时期从痰论治的方剂甚丰，如《备急千金要方》立"前胡汤"治"胸中逆气，心痛彻背"，方中以前胡、半夏、生姜化痰，配桂心温通，人参扶正。《太平圣惠方》"胸痹疼痛痰逆心膈不利方"，既有栝楼薤白半夏汤方意，又增入生姜、枳实，增强温化痰浊之力。进入明清两代，更重视痰浊的病因。如《杂病源流犀烛》云："痰饮积于心包，其自病心。"《证治汇补》云："气郁痰火，忧恚则发，心膈大痛，次走胸背。"至于治疗上除进一步强调从痰论治外，还主张分辨虚实和伍用化瘀。如《张氏医通》把"痰积胸痹"分为实痰、虚痰两类，主张"一病二治"。《继自堂医案》认为"此病不惟痰浊且有瘀血交阻膈间"，当采用"痰瘀同治"法。近代医家也有主张从痰论治者，如蒲辅周认为"痰阻经络，阻遏气血"，其治多投栝楼薤白半夏汤，继进十味温胆汤。任应秋以宣痹涤痰立法，用栝楼薤白半夏汤、苓桂术甘汤、二陈汤合方。赵锡武主张通阳化痰，善以栝楼薤白半夏汤为主方。冉雪峰常以小陷胸汤加菖蒲、郁金、枳实，以解痰热内阻。邓铁涛认为气虚兼痰浊最为多用，以温胆汤加党参为治。

结合现代病的生理观点，再来认识痰浊跟冠心病发病的密切关联。冠心病常以饮食失节为重要病因，而饮食失节主要损伤脾胃健运，从而壅热生痰。另外脾胃乃生痰之源，失健的后果也能聚津生痰，故《金匮要略心典》曰："阳痹之处，必有痰浊阻其间。"长期的劳逸失度、养尊处优、好逸少动者，形成痰浊体质，其血液往往处于"黏浓凝聚"状态，而且体重超标，血黏和肥胖均是冠心病的易患因素，这两项均有流行病调研报告：40岁以上人群的冠心病发病率同劳动强度呈反相关，车间内每天往返行走约30km的纺织女工仅为3%，而出海作业、劳动强度更大的渔民仅为2.56%；35～44岁的男性，体重超标10%，冠心病发病率可增加38%，而超标20%的则可增加到86%。七情过激也是产生痰浊的主因。这类人群急躁好冲动，喜怒无常，被称作"A型性格"，其发病率可增加

2 倍以上。痰浊形成跟季节、地域也有关。长夏主湿，南方多雨，均可滋生痰浊。而冠心病的发病高峰之一可以出现在每年 7、8、9 三个月的阴雨多湿季节。最后从病理基础来探讨。现代血液生化学研究表明，血清甘油三酯、低密度脂蛋白、胆固醇明显增高，高密度脂蛋白降低可造成脂质沉积在血管壁的内膜下，引发冠脉血管内膜的内皮细胞破损导致内膜增厚硬化，血栓瘀堵，血管内径变窄而发生冠心病。痰浊证类的冠心病正符合这种病理改变。

从文献、病因、病理和临床都表明冠心病与痰浊密切相关，提倡从痰论治有根有据，符合证类谱的改变，是提高疗效水平的重要途径。

冠心病有效祛痰方剂有六首：《金匮要略》的栝楼薤白白酒汤、栝楼薤白半夏汤和枳实薤白桂枝汤，《伤寒论》的小陷胸汤，《三因极一病证方论》的温胆汤，《太平圣惠方》的栝楼枳实半夏汤。有效祛痰中药共 18 味：全瓜蒌、薤白、半夏、竹茹、天竺黄、枳壳、桔梗、浙贝母、海藻、昆布、莱菔子、菖蒲、郁金、苍术、陈皮、云苓、茵陈、泽泻。

冠心病从痰论治要抓住"痰浊闭塞"的六个主症：胸闷满痛，口黏纳呆，头重肢困，形胖痰多，苔腻，脉滑。参考"三高"（高血脂、高血糖、高血压），其中尤以苔腻为重，但见苔腻便是，他证不必悉具。冠心病从痰论治的主方为温胆汤合三参饮化裁。主药有 7 味：竹茹 10g、枳壳 10g、云苓 15g、陈皮 15g、党参 10g（血糖高者换人参另煎兑服 3g 或太子参 30g）、丹参 30g、苦参 10g。为提高疗效应有以下三助。

其一，分辨寒热，痰形立法。

热痰苔黄痰黏，选加黄连 10g、天竺黄 10g、浙贝母 15g。

寒痰苔白痰稀，选加桂枝 10g、半夏 10g、生姜 3g。

有形之痰重在消导，选加莱菔子 10g、炒葶苈子 10g、生山楂 15g、海藻 10g。

无形之痰重在透豁，选加菖蒲 10g、郁金 10g、桔梗 5g、蝉蜕 5g。

其二，根据痰性，伍用三法。

气虚必生痰浊，伍补气药：仙鹤草 10g、扁豆衣 5g、生黄芪 15g。

气滞必凝痰浊，伍理气药：柴胡 10g、延胡索 10g、佛手 10g。

痰瘀必见互阻，伍化瘀药：三七粉 3g^冲、苏木 10g、泽兰 10g。

其三，给痰出路，分利两便。

利尿选加石韦 10g、车前草 30g、白花蛇舌草 30g。

润肠选加草决明 30g、白菊花 10g、当归 15g。

以上诸法均要注意遵循仲景古训，加入全瓜蒌 30g、薤白 10g，再用酒类 20mL 浸泡 1 小时以上。

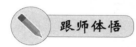 跟师体悟

　　冠心病西医多采用搭桥、支架植入及西药治疗，胸闷心痛虽然缓解，提高了患者的生存率，但患者胸闷不舒症状仍时有发生，生活质量下降，这主要是痰浊壅滞，心脉痹阻，气机不畅。脾胃为生痰之源，饮食失节，损伤脾胃健运，从而聚津生痰，痰阻气机，而致胸闷不舒。正如《金匮要略心典》曰："阳痹之处，必有痰浊阻其间。"痰浊是冠心病的重要病因，因此，冠心病提倡从痰论治，祛痰化浊。中医治疗冠心病，不仅祛痰化浊，控制病灶，而且调畅气机，减轻患者的不适症状，从而提高了生活质量。

3 冠心病治痰宜分清虚实

痰为实邪，痰中有虚，治痰宜分清虚实早有古训。较早提出者系明代的刘纯，他在《玉机微义》中提道："治痰不能不辨虚实，血气亏乏而兼痰者，必须补泻兼行。"薛立斋在《明医杂著注》中更明确："凡痰证欲食之思，此中气虚弱，宜用补中益气为主""肾气亏损，津液不降，则浊泛为痰者，宜六味地黄丸为主"。

冠心病辨痰之虚实，大都指的是无形之痰，辨证的关键看舌苔，苔薄为虚，苔腻为实。虚者伴心悸气短，神疲腰酸；实者伴憋闷纳呆，尿黄便干。虚者以气虚为主，或见肾亏；实者以血瘀为主，或有气滞。

冠心病治痰属气虚生痰者，宜补气祛痰，以香砂六君子汤为主方合温胆汤，主药有参类（高血糖者不用升高血糖的党参）、生黄芪、白术、仙鹤草，再佐竹茹、枳壳、云苓、陈皮；属肾亏者，宜益肾祛痰，以杞菊地黄汤为主方合温胆汤，主药有枸杞子、生地黄、生杜仲、桑寄生、泽泻，再佐竹茹、枳壳、云苓、陈皮、桑白皮、野菊花；属气滞生痰者，宜理气祛痰，以保和丸为主方合四逆散，主药有莱菔子、云苓、陈皮、连翘、全瓜蒌、薤白，再佐柴胡、枳壳、川楝子、延胡索、香附；属痰瘀互结者，宜化瘀祛痰，以导痰汤为主方合血府逐瘀汤，主药有胆南星、天竺黄、全瓜蒌、薤白、莱菔子，再佐丹参、地龙、桃仁、牡丹皮、苏木。

冠心病从痰论治分辨虚实，再据证立法。虚痰者补气祛痰或益肾祛痰；实痰者应理气祛痰或化瘀祛痰。这也是提高临证疗效不可疏忽的环节。

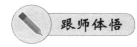 跟师体悟

　　冠心病属本虚标实之证。实者当从痰浊、寒凝、血瘀、气滞着手，虚者则分为阴阳气血之不足。而今沈师强调冠心病从痰论治宜分清虚实，再据证立法，辨证治疗，这是提高临床疗效的重要环节。

　　（1）注意益气祛痰：痰阻心胸证多见于肥胖患者。胖人多湿多痰，痰湿黏腻，易遏阳气，阻滞血运，造成气虚湿浊痰阻为患。治疗宜健运脾胃，益气祛痰，以消生痰之源，痰化气行，则血亦行。治疗冠心病属气虚痰浊者，沈师喜用温胆汤加参类，药用竹茹、枳壳、陈皮、茯苓、党参、丹参。温胆汤除痰利气，条达气机。方中用党参补气扶正；丹参苦主降泄，寒能清热，有清心安神之功，并能活血化瘀。因为冠心病是标实本虚之证，只顾通阳，并非久宜，故加党参益气固本，标本同治，不但补益心气，而且可使"气顺则一身津液亦随气而顺矣"。但党参一般不超过15g，多用反而补滞，不利于豁痰通脉。若脾气虚弱可合四君子汤，气虚明显加生黄芪、黄精，或西洋参另煎兑服；如心痛明显，可合失笑散或三七末冲服；兼高血压加草决明、珍珠母、白菊花；兼高脂血症加山楂、首乌、麦芽；兼肾阳虚加蛇床子、补骨脂；兼血虚加当归、鸡血藤。

　　（2）慎用活血化瘀：活血化瘀是治疗冠心病的常用治法。活血化瘀可降低血脂、预防动脉粥样硬化，并能抑制血小板聚集，降低血液黏稠度；此外，还可提高冠状动脉血流量，降低心肌耗氧量，增加心肌收缩力，最终达到防治冠心病心绞痛发作的目的。然而冠心病血瘀的形成，多由正气亏损，气虚阳虚或气阴两虚而致，亦可由寒凝、痰浊、气滞发展而来，加之本病具有反复发作、病程日久的特点，属单纯血瘀实证者较少，故使用活血化瘀药物需配上理气、温阳、祛痰之品，以达到补气不凝滞、助阳不伤阴、行气不破血、化瘀不伤正的治疗效果，使患者恢复元气，血活瘀化，气血顺畅，通则不痛。由于冠心病心绞痛多是本虚而标实，如果活血化瘀药使用不当，一是伤伐正气，二是加重出血倾向，三是活血切不可久

用、多用。活血化瘀药物临床主要选用养血活血之品，如丹参、鸡血藤、当归、赤芍、郁金、川芎等。因"气为血之帅""气行则血行"，故在应用活血化瘀药物时，适当加入补气药，以增强推动力，临床疗效定会提高。

4 冠心病的辨证施膳

　　膳食调养简称"食疗"，也是中医的一大特色。药王孙思邈亦是一位食疗专家，他强调："安身之体必资于食，救疾之速必凭于药，不知食宜者，不足以存生也，不明药忌者，不能以除病也。""凡欲治病，先以食疗；既食疗不愈，后乃药尔。"可见食疗在治疗中的辅佐地位。饮食不节是冠心病的重要诱因，所以食疗在冠心病的防治中更有临床价值。

　　冠心病的膳食原则：限制膏粱厚味，炙煿煎烤，提倡清淡软熟；不要暴饮暴食，饥饱无度，应当定时定量，少食多餐；禁烟少酒，提倡饮茶；不要偏食，荤素搭配；控制盐糖摄入；早餐要吃，午餐要好，晚餐要精。

　　冠心病的有效食物：低铬低锰是动脉硬化的因素之一，含铬、锰量高的食物有粗制糖、糙米、小麦、黄豆、萝卜缨、胡萝卜、茄子、大白菜、扁豆；低镁常常使心肌兴奋性增高，诱发心律失常，高镁食物有花生、核桃、牛奶、绿叶蔬菜、鱼、肉、海产品；碘可防止脂质在动脉壁上沉着，海带、紫菜含碘量高；锌可抑制镉对心肌的损害，谷类、豆类、坚果、海味、茶叶含锌量高；维生素C可增强血管弹性，绿叶蔬菜、水果，特别是猕猴桃、刺梨、红枣、山楂、柑橘含量高；维生素B_6降血脂，含量高的食物有谷类的外皮、绿叶蔬菜、猪肝、酵母、肉、鱼、蛋、牛奶、豆类及花生；还应当提倡食用硬水，特别是矿泉水，其中含钙、镁量高，有利于心肌的代谢。归纳起来，冠心病的有效食物计有：葱、蒜、韭、薤、姜、胡萝卜、玉米油、花生、葵花子、荞麦、大枣、豆类（尤其是黄豆）及豆芽、木耳、海蜇、海带、紫菜、鲤鱼、椰子、香蕉、山楂、莲肉、醋、蜂蜜等。

冠心病辨证施膳食谱

【心气虚损证】

◇ 乌鸡汤（参考《饮膳正要》）

乌鸡洗净切块，加入生黄芪 30g、扁豆 30g、陈皮 5g、胡椒 3g、高良姜 3g。炖熟后喝汤食肉。

◇ 归芪鲤鱼羹（参考《本经逢原》）

鲤鱼 1 条洗净去刺，生黄芪 30g、当归 15g、木耳 15g、胡萝卜 30g、蒜头 3 个。生黄芪、当归煎两次取汁，用汁煮鲤鱼肉，加入木耳、胡萝卜、蒜头（拍碎），炖成羹，分次食用。

◇ 桂心红枣粥（参考《食医心鉴》）

桂心 3g、红枣 30g、桂圆 10g、山药 15g、薏苡仁 30g、芡实 30g、莲肉 10g、百合 10g，熬粥食用。

【心阴不足证】

◇ 黄精地黄鸭（参考《便民食疗》）

鸭 1 只、生地黄 15g、黄精 30g、山药 15g、莲肉 15g、红枣 10g。鸭洗净剖腹，生地黄、黄精煎两次取汁，山药、莲肉、红枣填入鸭腹，用汁炖鸭至熟，喝汤食肉。

◇ 红烧龟肉（参考《本经逢原》）

龟 1 只，洗净切块，先以油煸炒，加入调料、红枣、莲肉、适量蜂蜜炖熟食肉。

【心血瘀阻证】

◇ 三七藕蛋羹（参考《同寿录》）

鲜藕汁 1 杯、三七粉 3g、花生 30g、打碎鸡蛋 1 个，调匀成羹食用。

◇　山楂饮（参考《食物与治病》）

生山楂 30g、桂心 3g，共煮浓汁，加蜂蜜适量饮用。

◇　桃仁粥（参考《饮膳正要》）

桃仁（去皮尖）100g、莲肉 50g、白木耳 30g、薏苡仁适量，熬粥食用。

【痰浊闭塞证】

◇　薤白头（参考《便民食疗》）

薤白头 250g 去皮，泡入好食醋 500g 中，1 周左右当小菜食用。

◇　蒜醋鲤鱼（参考《食医心镜》）

鲤鱼 1 条，洗净切块，煎焦黄，加入姜蒜泥、好醋调味，炖熟食用。

【气滞不舒证】

◇　香橼佛手浆（参考《食物与治病》）

香橼、佛手各 2 个，洗净切碎，加蜂蜜 150g，炖至熟烂食用。

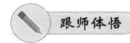 跟师体悟

随着社会的发展，生活水平的提高，冠心病的发病率和死亡率也在不断上升。冠心病的发病同饮食营养因素有直接或间接关系，因此合理膳食尤为重要。

（1）合理膳食：中医讲究"治寓于食"，冠心病患者要合理平衡膳食，尽量避免辛辣油腻高脂肪类食物，可以吃一些胡萝卜、黑木耳、黑豆、香菇、菠菜、韭菜、黄瓜、芹菜、大蒜、海产品、山楂、菊花、荷叶等。吃含胡萝卜素的食品，能够有效减轻及预防动脉硬化。黑色食品可以降低血液黏稠度，降低血胆固醇，有效预防冠心病。大叶蔬菜含有丰富的维生素及膳食纤维，可以降低人体对胆固醇的吸收。冠心病患者原则上应以优质蛋白、不饱和脂肪酸、低盐低糖饮食为宜，适量食用粗粮、豆类及新鲜蔬

菜和水果，以维持肠道菌群的平衡，保持大便通畅，防止因便秘而导致冠心病加重或猝死。

（2）控制体重：冠心病（急性心肌梗死、冠心病猝死和其他冠心病死亡）的发病率随着体重指数的上升而升高。冠心病患者热能摄入的多少，应该要着重考虑其年龄和体力活动的程度。摄入热量过多，可导致肥胖及血脂异常，而这正是冠心病的独立危险因素。体重是监测冠心病患者生活方式中一项重要指标，肥胖已经成为冠心病发生发展的首要危险因素。因此，保持正常体重应该成为防治冠心病的重中之重。

5 冠心病的保健功法

此处"功法"系广义词，不单指气功导引，实系冠心病的养生之道，包括康复和预防。养生学是研究外界自然环境、人体情绪性格、饮食起居对人体健康影响的一门学科。这些因素对冠心病的发生、发展、康复、预防都至关重要，不能忽视。

冠心病的保健功法有三要。

其一，心胸旷达，恬惔虚无。乐观静谧、心宁志和的心态是冠心病养生的第一要诀，应当贯穿治疗、康复、预防的全过程。心态康乐则气血流畅，利于养生。精神养生要遵循古训："戒暴怒以养其性，少思虑以养其神，省言语以养其气，绝秘欲以养其心。"

其二，起居有常，和于术数。有常者有三个含义：一则勤劳作，防过度。《备急千金要方》提倡："养生之道，常欲小劳。"适度的运动可以帮助消化，增加吸收，流畅百脉，不生痰浊，邪气不侵，缓解身心疲劳，是一种积极主动的休闲方式。运动的方式多样，依个人嗜好选择，诸如散步、登高、慢跑、打球、游泳、打拳以及种花、垂钓、琴棋、书画等等，但均以适度为要。"度"者，运动后不觉疲劳，心率比运动前增加30次/分左右，休息30分钟至60分钟可以复常为宜。所谓"不可不动，不可大动"。要活就要动，称之为"活动"。二则习导引，持之以恒。导引亦称"气功"，以特定的方式摇动舒展肢体关节筋骨，调节呼吸，静息意识，达到安神定志，培育真元，调畅气机，通利血脉的目的。现代研究证实气功通过意识的主导作用，对大脑皮层和自主神经功能均有双向调节作用，并能降低全身代谢率，减轻心脏负荷，改善血液循环和心脏功能，对冠心病的治疗、康复、预防均有肯定的功效。一般可采用卧功静练，从百会到涌泉，全身逐段放松，往返运作 3 ～ 5 遍，然后意守丹田而入静。导引贵在持之以恒，累年积月，坚持不懈，必有助益。三则慎房事，护真元。纵欲无度，元真外泄，心阳不振，经络闭塞而诱发心绞痛。现代研究也证实性交时交感神经亢奋，导致血压上升，心跳加快，心肌耗氧量增加可以诱发心绞痛甚至心肌梗死，故房事不节是冠心病之大忌。但节欲并非绝欲，《备急千金要方》说得透彻："男不可无女，女不可无男，无女则意动，意动则劳神，神劳则寿损。"说明适当的性生活是必须的。何为"适当"？药王孙思邈认为："人年二十者四日一泄，三十者八日一泄，四十者十六日一泄，五十者二十日一泄，六十者闭精勿泄，若体力犹壮者，一月一泄。"但绝非如此刻板，应以房事后轻松愉快，不觉疲劳为度。

其三，顺应四时，饮食有节。四时气候变化，是外邪入侵的关键，务必防寒避暑，谨防感冒。饮食五味是营养的来源，但要有节。《素问·生气通天论》云："阴之所生，本在五味，阴之五宫，伤在五味。"饮食之节重在"谨和五味"。

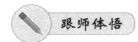
跟师体悟

（1）心胸豁达，心态平衡，利于气血流畅：《黄帝内经》中告诫人们稳定情绪的方法有四句话："告之以其败，语之以其善，导之以其便，开之以其苦"。首先，对患者既要指出疾病的危害，让其引起重视，又不至于对疾病有误解而形成包袱；指导患者采取好的方法调息养性，保持乐观心境，使病情缓解。其次，耐心倾听患者病痛之苦，赢得其信任，帮助其解除消极心理状态。这样患者便可进入"恬惔虚无"的思想境界，利于痰浊的消除，身心的康泰，是冠心病取效的关键之一。

（2）饮食有节，规律膳食，促进身体健康：沈师认为"节制"有三层含义：一是控制食量，防止肥胖。一般非体力劳动者，一天主食量不要超过 250g。二是不要偏食，注意营养搭配。三是少食糖盐，因为甜食多生痰浊，变成脂肪。咸食凝血阻痰，一天食盐量6g为宜。总之，冠心病患者的饮食要制度化，有规律，有节制，不过饱，不过饥；定时定量，少食多餐。其中，早餐宜吃易消化供给热量和蛋白质的食物，如优质蛋白（蛋、奶、肉）加蔬菜、水果。午餐可丰盛些，满足对蛋白质的需求量，晚餐控制热量，营养配备合理均衡，少吃动物性食物、海鲜腥臊、煎炒炙炸、酢糟酱卤这类食品。

（3）顺应四时，起居有常，务必防寒避暑：春宜柔，夏宜凉，秋宜润，冬宜温。一要顺应四时，防寒避暑，根据四时气候，增减衣物，防止感冒；二要劳逸结合，避免用脑过度，熬夜操劳；三要心情舒畅，清心寡欲，节制房事；四要保持二便通畅，保证正常新陈代谢。

（4）积极锻炼，适度为要，促进血液循环：《备急千金要方》提倡："养生之道，常欲小劳。"适度的运动可以帮助消化，增加吸收，流畅百脉，不生痰浊，邪气不侵，缓解身心疲劳，是一种积极主动的锻炼方式。运动的方式多样，依个人嗜好选择，诸如散步、慢跑、游泳、打拳以及种花、垂钓、琴棋、书画等等，但均以适度为要。"度"者，运动后不觉疲劳，每次以40分钟为宜，每周不少于3次。所谓"不可不动，不可大动"。

6　止悸治标抓痰瘀治本重阴阳

　　心悸即心中剧烈跳动，惊慌不安，并伴有脉搏参差不齐。分为惊悸和怔忡两大类，类似于西医的心律失常。

　　心悸证始记于《黄帝内经》。《素问·痹论》云："心痹者，脉不通，烦则心下鼓。"《素问·至真要大论》云："心澹澹大动，病本于心。"《素问·平人气象论》云："乳之下其动应衣，宗气泄也。"《灵枢·本神》云："心怵惕，思虑则伤神，神伤则恐惧自失，破䐃脱肉，毛悴色夭，死于冬。"《黄帝内经》描述了心悸的表现和病机、预后，至仲景方以气虚血少和痰饮内停来论治。《伤寒论》记有："心动悸，脉结代，炙甘草汤主之。"《金匮要略》记有："卒呕吐，心下痞，膈间有水，眩悸者，半夏加茯苓汤主之。""心下悸者，半夏麻黄丸主之。"嗣后各家从病机和治法上大加发展，使中医止悸颇具优势。如《济生方》责之"夫惊悸者，心虚胆怯之所致也"。朱震亨以虚和痰饮论治："有气虚者，由阳明内弱，心下空虚，正气内动，心悸脉代，气血内虚也，宜炙甘草汤补之。""伤寒二三日心悸而烦，小建中主之。""血虚宜朱砂安神丸。""少阴病四逆或悸，四逆加桂五分主之。""凡治悸者，必先治饮，以水停心下，散而无所不至，可以茯苓甘草汤治之（茯苓、桂枝、炙甘草、生姜）。""气涩郁在心胆经，宜温胆汤。惊悸在心脾经，因失志气郁涩聚，宜定志汤（人参、远志、菖蒲、茯苓）。"《医学正传》提出情志致悸说："夫怔忡惊悸之候，或因怒气伤肝，或因惊气入胆，又或遇事繁冗，思想无穷，则心君亦为之不宁，故神明不安而怔忡惊悸之证作矣。"《医林改错》则主张：血脉痹阻致悸"心跳心慌，用归脾安神等方不效，用此方百发百中"（指"血府逐瘀汤"）。

止悸治法有治标治本之别。治标抓痰瘀，因悸发之标与痰浊闭窍和瘀血阻络关系最密，故而抓住祛痰化瘀法，最宜投十味温胆汤合血府逐瘀汤。其主药有人参（西洋参）、竹茹、枳壳、云苓、陈皮、菖蒲、郁金、川芎、丹参、桃仁、红花、赤芍、全瓜蒌、薤白、柴胡、海蛤壳、水蛭粉、三七粉等，也可静滴复方丹参针或川芎嗪针。治本重阴阳。快速型心悸以阴血不足为主，治重滋阴养心，投交泰丸合杞菊地黄汤，其主药有黄连、肉桂、枸杞子、野菊花、生地黄、当归、首乌、大枣、琥珀粉等，也可静滴生脉针、参麦针；慢速型心悸以阳气不振为主，治重温阳宁心，投参附汤合阳和汤，其主药有参类、附片、鹿角霜、桂枝、生龙骨、生牡蛎、炙甘草等，也可静滴参附针。

为提高止悸疗效还有三个辅佐措施：伍清心利尿，增强止悸之力。心与小肠相表里，心火常常移肠，故宜伍以导赤散、石韦散、小蓟饮子诸方化裁，主药有竹叶、石韦、葶苈、泽泻、车前草、连翘、白花蛇舌草、冬瓜皮子、玉米须、芦根、桑白皮、猪苓等。

伍宁心安神，增加止悸之力。心藏神明，惊悸者常致心神不宁，神不守舍而兼失眠、怵惕健忘之症，故宜伍以天王补心丹、朱砂安神丸、柏子养心丸、酸枣仁汤诸方化裁，主药有炒酸枣仁、柏子仁、夜交藤、合欢皮、灵磁石、炙远志、生龙骨、生牡蛎、五味子等。

伍散剂长服，巩固疗效。主药有西洋参粉、三七粉、琥珀粉、冬虫夏草、黄连、肉桂、丹参、苦参、当归、羌活、川芎、石韦。根据病证偏重，调适剂量，共研细末，装入胶囊，一天3次，每次2g，常服安全，可收巩固止悸疗效的目的。

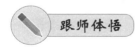 跟师体悟

心悸是常见病证，为提高止悸效果，应注重以下三点。

（1）保持良好心态：心悸每因情志内伤，恐惧而诱发，故患者应保持心情愉快，健康向上，精神乐观，情绪稳定，避免情志为害。不能因为患

了心悸而整天坐卧不安，要放松心情，避免情绪大起大落，大喜大悲，不要过度紧张，一旦精神过于紧张，往往会诱发心悸。尤其是心虚胆怯、心火内动及痰火扰心等引起的心悸，更应避免惊恐及忧思恼怒等不良因素的刺激。并且积极治疗，一定要有信心，这样才有助于康复。

（2）辨病辨证结合：心悸可由多种病因引起，在临证中应结合西医的理化检查，辨病辨证结合，合理配伍用药。如功能性心律失常多由自主神经功能失常所致，临床以快速型多见。辨证多为气阴两虚，心神不安，加苦参、麦冬、酸枣仁、生龙骨、生黄芪益气养阴，重镇安神。慢速型心悸病机主要为心气虚弱，推动气血运行无力；肾阳不足，不能助心阳搏动，加桂枝、鹿角霜、制附片、生麻黄、生黄芪、白术补心气、温肾阳。器质性心律失常，临床以风心病、冠心病、病毒性心肌炎为多见。冠心病伴心悸者以气虚血瘀为主，加生黄芪、当归、赤芍益气活血；风心病伴心悸者，加桂枝、赤芍、川芎、鸡血藤等活血化瘀通络之品；病毒性心肌炎伴心悸者，治疗时不可忽视"病毒"因素，在益气养阴、活血通阳基础上加用清热解毒之剂，如连翘、大青叶、板蓝根、苦参、黄连等。如高血压性心脏病所致心悸者，多加入钩藤、天麻、夏枯草、羚羊角粉等平降之品；如心力衰竭引起心悸则予真武汤加减，可用参附苓芍姜等药；如伴有高血脂的心悸可加生荷叶、生山楂、白茅根以降浊利湿。

（3）重视止悸四条：在治疗心悸患者时，除按照沈师提出的立法方药外，还应重视以下四条：一是和胃，食欲振奋，心情必佳，可助止悸，佐焦三仙、生鸡内金等；二是安眠，控制失眠对止悸至关重要，常佐酸枣仁汤或交泰丸；三是通腑，保持大便通畅有利于止悸，常投菊花配当归或草决明、全瓜蒌、桃仁、杏仁之类；四是验方，沈氏女科"三参饮"，可提高止悸之力，以党参补虚，以丹参活络，以苦参清热。唯苦参苦寒伤胃，用量应控制在10g以内。

7 中风成因乃风火痰

"中风"病名系俗语。学称"脑卒中"，西医称为"脑血管病"。有外邪引发者，称为"外风""真中风""真中"；无外邪引发者，称为"内风""类中风""类中"。"脑卒中"指"类中风"范围。"脑卒中"以猝然昏仆，不省人事，伴有口眼㖞斜、语言不利、半身不遂为临床表现，起病急骤，变化迅速。分为出血性和缺血性两大类：出血性脑卒中，包括脑出血（占28%）和蛛网膜下腔出血（占15%）。缺血性脑卒中，包括脑血栓形成（占50%）和脑梗死（占7%）。脑卒中系老年人群中与心肌梗死、恶性肿瘤共为三大致死原因。

"脑卒中"始记于《黄帝内经》。以昏仆为主症的称为"仆击""大厥""薄厥""暴厥""煎厥"。歪僻不遂为主症的称为"偏枯""偏风""身偏不用""痱风"。《金匮要略》首次对中风做了临床分型。《东垣十书》和《医经溯回集》确定"脑卒中"非外来风邪，提出中风有先兆症和预防措施者系《素问病机气宜保命集》和《证治汇补》。

历代论述中风的病因，归纳起来有三条。

● **肝风内动**

《临证指南医案》云："内风乃身中阳气之变动，肝为风脏，因精血衰耗，水不涵木，木少滋荣，故肝阳偏亢，内风时起。"

● **心肝火盛**

《河间六书》云："肾水真阴衰虚，心火邪热暴盛，而僵仆或卒中久不语。"

●痰热阻窍

《丹溪心法》云："湿土生痰，痰生热，热生风也。"

脑卒中的主要病机如《素问·生气通天论》所曰："大怒则形气绝，而血菀于上。"菀者郁也，即血郁于脑部而发为脑卒中。由于平素气血亏虚，加之忧思恼怒，五志过极，饮酒饱食，聚湿生痰，或房事烦劳，耗阴伤肾，引发肝风内动，心肝火盛，痰热阻窍而"血菀于上"，引发卒中。其中风、火、痰为主要病因，特别应重视"痰瘀互结"和"肝肾阴虚"。这种病因归纳直接指导中风的临床诊治，表明治疗中风病，息风、泻火、祛痰是主要的有效大法。实者重视祛痰化瘀，虚者重视滋水涵木。

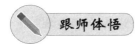

目前，中风患者非常多，与心肌梗死、恶性肿瘤成为中老年人三大致死之因。中风的形成，有主要病因和诱发因素。主要病因以情志不调，久病体虚，饮食不节，素体阳亢为主。诱发因素主要为烦劳、恼怒、醉饱无常、气候变化等。但其基本病机总属阴阳失调，气血逆乱，上冲于脑。病位在心脑，与肝肾密切相关。证候要素为风、火、痰、瘀、虚。中风的治疗原则以息风、泻火、祛痰、化瘀、补虚为主。实者重视祛痰化瘀，虚者重视滋水涵木，兼以通络开窍。同时，还要指导患者控制情绪，减少中风病复发。

8 中风多见"痰浊蒙窍" 治重"豁痰醒神"

治疗脑卒中常法有二：一是着眼于"肝风"而以《杂病诊治新义》的"天麻钩藤饮"为主方；二是针对"气虚血瘀"而以《医林改错》的"补阳还五汤"为主方。常常疏忽"痰浊蒙窍"的病机。然而脑卒中患者的痰浊随时可见。无论急性期、恢复期或后遗症期，大多患者均见苔腻或黄腻，甚则喉鸣痰多，形体肥胖，而且常伴头重如蒙，胸脘痞满，或者纳呆脉滑。此时如果疏忽"痰浊蒙窍"而单以息风或补气活血为治，疗效常不显著。加之痰浊不去，肝风难息，瘀血难化。因此苔腻的脑卒中要治重"豁痰醒神"法。豁痰宜以《三因极一病证方论》的温胆汤为主方（《卷十·惊悸》）。

根据脑卒中痰浊蒙窍热化居多的特点，对温胆汤宜做如下调整：竹茹功专清热化痰为君药。枳实消积泻痰也为主药，因其破气太甚而易为枳壳。云苓健脾渗湿，陈皮理气化痰，均为必用的辅佐药。这四味应当连用，方体现温胆汤的祛痰之功。然而半夏性温有毒，生姜味辛而温，大枣味甘而滋，甘草味甘而腻，均不利于脑卒中痰热之证而去之。痰蒙清窍宜豁宜行，故应加入开窍化湿的石菖蒲，行气活血的广郁金。痰浊热化宜清宜化，故应加入清热化痰的胆南星、僵蚕或者以天竺黄易竹茹。蒙窍者必蒙神，宜醒宜宁，故应加入醒神的炙远志、生龙骨、生牡蛎。

综上温胆汤加减，形成痰浊蒙窍证类脑卒中的新组方，可以列作基本方再视症加减，常有利于临床疗效的提高。

枳　壳 10g　　云　苓 15g　　陈　皮 15g　　石菖蒲 10g

广郁金 10g　　炙远志 10g　　胆南星 10g（或白僵蚕 10g）

竹茹 10g（或天竺黄 10g）　　　　生龙骨 30g　　生牡蛎 30g

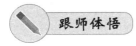 跟师体悟

中风多见"痰浊蒙窍"，沈师常用温胆汤加减"豁痰醒神"。为什么温胆汤可以治疗中风痰浊患者？因为沈氏温胆汤的功用是理气化痰，清胆和胃，改善胆胃不和，痰热内扰之证。胆属木，脾胃属土，木郁可以导致土壅。胆的气机不利，横逆犯胃，就可以导致脾胃的运化功能失常，使水液湿聚成痰，而痰湿阻滞气机，又可影响少阳之气，不能升发而导致木郁。木郁化火，也就是胆郁化火而土壅，结果是生湿生痰，痰扰脑窍而致中风。而温胆汤辛开苦降，燥湿化痰理气，通过淡渗利湿使湿邪下行，在中焦燥湿化痰，下焦淡渗利湿，分消走泄而使三焦气机通畅，病理产物消除，脏腑功能恢复，中风病向好。临床使用温胆汤一定要掌握 6 个主症：头重、胸满、口黏、纳呆、苔腻、脉滑。其中尤以苔腻为要，可以"一捶定音"，所谓"但见苔腻一症便是，其余不必悉具"。而沈氏温胆汤去竹茹，易天竺黄或胆南星，豁痰开窍，醒神止痉。

9 "化瘀"和"通腑"可提高中风病疗效水平

痰和瘀是两大致病因子和病理产物。痰和瘀又互为因果，常常互结。脑卒中有痰必致瘀，主要表现在舌质的紫暗或紫斑，舌下静脉的显露。故配用化瘀或辅以活血，是中风病提高疗效的措施。化瘀法常选以下6味中药。

●川芎

活血，行气，祛风。对中风的内风也有利，而且可以气行血行，又可引药上达病所。一般用量 10g 以内，超量者常致头痛。

●丹参

化瘀，凉血，清心。对中风的心肝火盛也有利，而且可以醒神宁心。一般用量 30g 以上，所谓"一味丹参功同四物"。

●牡丹皮

散血，清热，凉血。对中风的火热也有利，凉血还可清心。一般用量 10 ~ 15g。

●赤芍

化瘀，清肝，凉血。更有利于中风的心肝火盛，也可凉血清心。一般用量 10 ~ 15g。

●地龙

破瘀，清热，息风。对中风的火、风都有利，且能镇静宁神。一般用量 10g。

●水蛭

破血逐瘀，透络。对于中风闭窍的痰瘀有豁透之力。其止血或破血的双向调节功能，视用量而异。止血时用量 3g 以下，破血时用量 5g 左右。唯水蛭奇臭，水煎难以服用，可改成研末装入胶囊中服。一般止血时 1g/d 以下，破血时用 3g/d。

脑卒中还多见便干或便秘，此乃腑实壅热证。反过来腑实便秘又是脑卒中病情恶化的重要诱因。因此"通腑法"也是提高中风病疗效水平的重要措施。通腑法常选也有 6 味中药。

● **玄明粉**

峻下，泻火，破结。对中风之火也有助益。然玄明粉系峻下药，极易伤正，故宜中病即止。一般用量 5 ～ 10g，且应后下。

● **制大黄**

通腑，化瘀，泻火。对中风之火和瘀也有助益。制大黄主要是泻火化瘀，其通腑之力因含有止泻的鞣质，常常通便后更致便秘，故不用生大黄通腑，只用制大黄泻火。

● **番泻叶**

通腑，导滞，和胃。对中风之瘀也有助益。番泻叶通腑之力不能久煮，宜泡饮。可用所煎之汤液趁热冲番泻叶服饮。一般用量 3g 以内。

● **全瓜蒌**

润肠，清热，化痰。对中风的痰和火也有助益。全瓜蒌系润肠之品，不会峻下伤正，可以长用重用。一般用量 30g 以上。

● **桃仁**

润肠，化瘀，祛痈。对中风的瘀也有助益。一般用量 10 ～ 15g。

● **火麻仁**

润肠，生津，补虚。润而生津扶正，为平和之品。一般用量 15g。

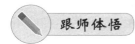
跟师体悟

"化瘀"和"通腑"可提高中风病的疗效水平。但要正确使用"化瘀"和"通腑"之法。出血中风的机理多有瘀热搏结，络伤血溢，临床有时可见面唇青紫，舌绛或紫黯，可配合凉血化瘀止血法，以犀角地黄汤为基础方加减治疗，以行瘀热，且有助止血。活血可酌加虫类药如地龙、水蛭，但应注意活血而不破血、动血。中风患者还多见便干或便秘，此乃腑实壅热证。反过来腑实便秘，又是中风病情恶化的重要诱因。因此，应及时使用通腑泄热之法，使大便畅通，痰热下泄，这样可降低颅内压，减轻脑水肿，预防脑疝的形成，如此则神识可清，危象可解。但正虚明显，元气欲脱者忌用。

10　中风恢复期治重"滋水涵木"不应单一"补气活络"

治疗中风恢复期或后遗症期常法着眼于气虚瘀血阻络，每投大小活络丹、补阳还五汤之类。殊不知痰热去后，苔腻化薄，肝风内动之本必然显露，故中风的恢复期应治重"滋水涵木"，治本息风而善后收功。方以杞菊地黄汤为主方。唯要以黄精易山萸肉，两者虽同能滋补肝肾，然黄精更能补气健脾，顾及脾肾的关系，比山茱萸功效更全且价格便宜。此时还应巧配"活血透络"和"健脾和胃"。

中风恢复期配用活血透络，利于肝风之息和肢体功能的恢复。其药有4味。

● **泽兰**

活血舒郁，又能利水退肿。代替在杞菊地黄汤中的泽泻淡渗泄热、补肾而不滞的佐使作用。一般用量10g。

● **苏木**

味辛走散，活血通经，且入心、肝、脾3经，利于肢体功能的恢复。

● **三七**

散瘀和血，多以细末3～6g冲服。

● **鸡血藤**

活血又补血，且能舒筋通络，对麻木及瘫痪均有特效。一般用量10～15g。

此外还可用虫类剔络的地龙和水蛭。

中风恢复期配健脾和胃法有两个作用：一是脾胃为生痰之源，从源头上防止痰浊再生。二是脾主肌肉四肢，健脾利于肢体恢复功能。其药有

5味。

●**山楂**

消食化积，又能活血散瘀，以生用为佳，一般用量15g。

●**莱菔子**

消食化积，又能降气化痰，以生用为佳，一般用量15～30g。

●**神曲**

消食和胃，以炒用为佳，一般用量15g。

●**薏苡仁**

健脾渗湿，又能缓解肢体拘挛，以生用为佳，一般用量15g。

●**茯苓**

健脾渗湿，又能安神镇静，一般用量10～15g。

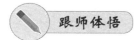 跟师体悟

中风恢复期常法补气、活血、通络，而沈师认为恢复期痰热去后，苔腻化薄，肝风内动必然显露，故治重"滋水涵木"，治本息风而善后收功。

（1）**滋水涵木，活血透络**：中风一病，一经发生，病情较重。其发病虽然突然，但其形成有一个较长的过程，所以治疗修复亦需要一段相当长的时间，因此，对于中风后遗症的治疗，坚持长期服药极为重要。沈师对于中风恢复期治重"滋水涵木"，是以杞菊地黄汤为主方，功效是调肾固本。用枸杞子、生地黄、黄精，补益肾精为君药；山药补益脾阴，茯苓健脾养心、安神解郁为臣药；白菊花平抑肝阳，牡丹皮清泄虚热活血为佐药。泽泻可泻肾中之浊，引领诸药入肝肾，以为佐使之药。杞菊地黄汤中唯要以黄精易山萸肉，两者虽同能滋补肝肾，然黄精更能补气健脾，顾及脾肾的关系，比山茱萸功效更全且价格便宜。全方滋补肝肾之阴。沈师认为，出血中风在急性期之后，可巧配"活血透络"和"健脾和胃"，以利于肢体恢复功能和从源头上防止痰浊再生。

（2）**滋水涵木，疏肝解郁**：随着中风的发病率明显升高，产生的精神

问题也日益增多，中风后抑郁症作为中风最为常见的并发症之一，严重影响着中风患者的生活质量和功能康复，甚至危及生命。中风后抑郁症，属中医"中风""郁证"之合病，病位在肝、脑，涉及肾、脾、心等，多由于情志所伤。中风患者难以接受突如其来的功能障碍，产生焦虑、抑郁情绪，思虑过度、忧思、郁怒伤肝，情志内伤是中风后抑郁症的重要病因。中风之为病多为本虚标实之证，肝肾阴虚者尤多，阴虚则阳亢。肝脏体阴而用阳，其性喜条达而恶抑郁。肝肾阴亏，肝失所养，疏泄失常，则变生抑郁，肾属水，肝属木，肝肾同源，故应用滋水涵木法补肝肾之阴以治本；中医学认为治郁先治气，治气先治肝，故应用疏肝解郁法疏郁结之肝气以治标。标本兼治，用杞菊地黄丸合逍遥散加减，以达补肝肾、解抑郁的目的。

11 中风病的膳食宜忌

中风病的膳食有重要的辅助作用，不可忽视。一则按证类的不同而各有宜忌，二则有 5 首食谱可以选用。

● **肝阳风火证**

宜食绿豆、芹菜、菠菜、冬瓜、黄瓜、丝瓜、西瓜、柑橘、梨。忌口羊肉、鸡肉、狗肉、鲢鱼、韭菜、大蒜、葱。

● **痰瘀阻络证**

宜食黑大豆、藕、香菇、菠菜、油菜、南瓜、桃、梨。忌口羊肉、牛肉、狗肉、鸡肉、乌梅。

● **痰热腑实证**

宜食萝卜、绿豆、丝瓜、冬瓜、梨、香蕉、芹菜。忌口羊肉、牛肉、鸡肉、鱼、虾、鲮鱼、韭菜、辣椒、大蒜。

● **气虚血瘀证**

宜食山药、薏苡仁、莲肉、白菜、冬瓜、丝瓜、木耳、赤小豆。忌口萝卜、山楂、大蒜。

● **阴虚风动证**

宜食百合、莲子、薏苡仁、淡菜、甲鱼、银耳、黄瓜、芹菜、鹿角菜。忌口鱼、鸡、香菜、香菇。

◇ *芹菜粥*（参考《本草纲目》）

芹菜连根 120g，薏苡仁 250g。芹菜洗净切 2cm 小段，与薏苡仁同入锅内熬粥，加入食盐适量食用。功能清热平肝。

◇ 杞莲薄荷粥（参考《太平圣惠方》）

枸杞子 30g，莲肉 30g，薏苡仁 150g，薄荷 15g。莲肉去心洗净，同枸杞子、薏苡仁入锅熬粥。薄荷另行煎水。食粥时倒入搅匀。功能补气清肝。

◇ 炒绿豆芽（参考《本草纲目》）

绿豆芽 250g。去皮根洗净，油锅爆炒去生，加调味食用。功能利三焦，清热毒。

◇ 清脑羹（参考《饮膳正要》）

银耳 100g，枸杞子 15g，生杜仲 100g。生杜仲煎水 3 次取药汁，银耳洗净入枸杞子加水文火炖 3～4 小时至稀烂，少入冰糖食用。功能滋补肝肾。

◇ 三鲜饮（参考《医学衷中参西录》）

鲜藕 120g，鲜茅根 100g，鲜梨 3 个。鲜藕洗净切薄片，鲜茅根洗净加入清水同煮，文火熬 30 分钟，滤渣取水，兑入梨汁饮用。功能清热化瘀。

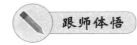 跟师体悟

首先要膳食平衡，选择多种食物，达到营养均衡，以保证充足的营养和适宜的体重，尤其要注意补充适量的矿物质、微量元素及膳食纤维，如谷薯类、蔬菜类、肉禽鱼蛋类、豆类等，做到主食粗细搭配。其次是个体化指导，对于年轻的中风患者，要养成良好的饮食习惯，少食高热量、高脂肪、高胆固醇、高钠食物，尽量少食多餐，定时定量防止过饱，减轻高血脂、高血压、高血糖症状。对于老年中风患者，提供适宜的热量和易消化的食物，并指导患者于睡前、睡中或晨起饮适量白开水以稀释血液，降低血液黏稠度，多吃青菜、水果等，保持大便通畅。

12　中风病提倡防重于治

据流行病学调查，中风的发病率为 205/10 万～ 258/10 万人，病死率达 86.03/10 万～ 164/10 万人，致残率为 75%。中风常有先兆症，最早记载者为金代刘完素，所撰《素问病机气宜保命集》中风篇曰："中风者，俱有发兆之证。凡人如觉大拇指及次指麻木不仁或手足不用，或肌肉蠕动者，三年必有大风之至。"多数学者认为短暂性脑缺血发作是中风的主要先兆，其第一次发作后，一般 3 年后有 1/3 者发生中风。脑中风先兆症的判断标准有三条：一是 40 岁以上人群近来有目眩、头晕、头胀、头痛或短暂性昏厥，单侧肢体麻木，乏力或一过性轻瘫，临床难排除耳源性眩晕、低血糖、脑炎、颈椎病、腰椎病、脊髓病及周围神经炎者。高血压患者出现耳鸣、肢麻或头重脚轻漂浮感。二是经血液流变学测定，呈黏浓凝状态，中风危险率（JF 值）达 80 分以上者。三是 19 项病史及体征的电脑分析（采用中风先兆仪）中风积分（T 值）达 90 分以上者。最早提出完整预防中风措施的系清代李用粹，所著《证治汇补》曰："宜慎起居，节饮食，远房帏，调情志。"目前对中风先兆症的预防措施，除控制血压、降脂、控制糖尿病、减肥及口服抗血小板凝聚药及改善红细胞变形能力药如阿司匹林、潘生丁等外，还有六条措施。

● **心理防治**

做到稳、静、乐、松。稳定情绪，制怒安静，乐观无忧，轻松舒适。

● **起居防治**

寒暑更衣，谨防感冒；按时排便，勿用暴力；步履稳健，切忌跌仆；卧坐慢速，减少弯腰；室内通风，戒烟少酒。

● **膳食防治**

五要五不要。

（1）要选择和搭配全面的食谱，不要偏食。

（2）要清淡素薄，不要膏粱厚味，炙煿煎烤。

（3）要控制食量，不要暴饮暴食。

（4）要合理分配三餐，不要晚餐过饱。

（5）要提倡饮茶，不要过咸。

● **气功防治**

以卧功、静功为主，调息宁心，意守丹田，"恬恢虚无"。

● **针灸防治**

根据证情分别采用针刺、艾灸或指针。预防穴位有 5 个：十二井、百会、风市、足三里、曲池。

● **中药防治**

有 18 味预防中风药，可按辨证伍入配方中：槐米、连翘、丹参、钩藤、生牡蛎、赤芍、川牛膝、夏枯草、天麻、菖蒲、首乌、枸杞子、益母草、白蒺藜、生山楂、制香附、麦冬、玄参。

实施上述预防措施，中风的发病率可以明显降低，应当提倡"防重于治"。

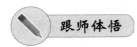

跟师体悟

首先要了解中风先兆及中风病的临床表现：一是发病之前多有头晕、头痛、肢体一侧麻木等先兆症状；二是轻症仅见眩晕，偏身麻木，口眼㖞斜，半身不遂等；三是具有突然昏仆，不省人事，半身不遂，偏身麻木，口眼㖞斜，言语謇涩等特定的临床表现；四是多急性起病，病发多有情志失调、饮食不当或劳累等诱因，好发于 40 岁以上年龄的人群。其次做好中风的预防问题：一是调情绪，情绪激动易导致中风的发生，只有保持积极乐观的心态，保持良好的情绪习惯，才能够使自己远离中风病魔；二是管住嘴，少吃油多、盐多、糖多的饭菜，因易导致血脂异常；三是迈开腿，参加适合自己的体育活动，如散步、打太极拳等比较缓和的运动，从而降低中风的风险；四是控体重，肥胖会加重对血管的损害，导致心脑血管出现问题；既病之后，应加强护理。对于长期卧床者，要保护局部皮肤，防止发生褥疮。

13　高血压病不能一味"平肝息风"

中医没有高血压病的病名。根据临床表现，主要相当于"眩晕"，部分包含"头痛"和"肝阳"。

"眩晕"始载于《黄帝内经》，称之为"眩冒"。《灵枢·大惑论》曰"故邪中于项，因逢其身之虚"，"入于脑则脑转，脑转则引目系急，目系急则目眩以转矣"；《素问·至真要大论》云"诸风掉眩，皆属于肝"；《灵枢·卫气》曰"上虚则眩"；《灵枢·海论》曰"髓海不足，则脑转耳鸣，胫酸眩冒，目无所见，懈怠安卧"。可见《黄帝内经》将眩晕的病因归纳为外邪内侵，主要为风邪，分虚实两类，虚者定位于脾肾（"上虚则眩""髓海不足"）；实者定位于肝。特别是"诸风掉眩，皆属于肝"的病机直接影响后世治眩总以"平肝息风"立法。东汉张仲景的《伤寒论》和《金匮要略》对眩晕没有专论，但也涉及"眩""目眩""头眩""振振欲擗地""身为振振摇"等症状的描述，认为眩晕的病机为痰饮内生，清阳不升，少阳郁热或阳虚不振，水泛清阳，并创建"苓桂术甘汤"和"真武汤"两首治眩效方："伤寒若吐若下后，心下逆满，气上冲胸，起则头眩，脉沉紧，发汗则动经，身为振振摇者，茯苓桂枝白术甘草汤主之。""太阳病发汗，汗出不解，其人仍发热，心下悸，头眩，身动振振欲擗地者，真武汤主之。"张仲景的主要贡献在于创立温阳化饮止眩法，是后世眩晕从痰论治的源流。隋唐宋代的医家大多继承《黄帝内经》理论，唯独孙思邈提出"风眩"说，以风热、风痰论眩。《备急千金要方·风眩》云："夫风眩之病，起于心气不定，胸上蓄实，故有高风面热之所为也。痰热相感而动风，风心相乱则闷瞀，故谓之风眩。"金元时期由于学术争鸣的氛围，对眩晕的认识有了更大的进展，已在病因上弃除从外邪立论，认为内伤是眩晕的主要病机。朱震亨提倡"无痰不作眩，痰因火动，又有湿痰者，有火痰者"；李东垣从"气虚痰厥"立论，谓之"足太阴痰厥头痛"，组方"半夏天麻白术汤"益气除湿化痰；张从正也从痰立论，主张用吐法祛之，"在上谓之停饮，可用独圣散吐之"；刘完素从"火"立论，治疗上力主用寒凉药，《素问玄机原病式》云："掉，摇也；眩，昏乱旋运也，风主动故也。所谓风气甚而头目眩运者，由风木旺，必是金衰不能制木，而木复生火，风火皆属阳，多为兼化，阳主乎动，两动相搏，而为之旋转。"明清时代对眩晕的认识日趋完善。明·徐彦纯的《玉机微义》认为眩晕系本虚标实，曰："眩运一证，人皆称为上盛下虚所致……所谓虚者，气血虚也；所谓盛者，痰涎风火也。"张介宾提出"因虚致眩"说，《景岳全书》曰："眩运，掉摇惑乱者，总由气虚于上而然。"虞抟首创"因瘀致眩"说，《医学正传》曰："外有因呕血而眩冒者，胸中有死血迷闭心窍而然。"清·叶天士提出"水不涵木"说，《临证指南医案》曰："肝为风脏，因精血衰耗，水不涵木，木少滋荣，故肝阳偏亢。"总之古代医家视眩均为"因风"，明·王绍隆的《医灯续焰·眩晕》总结得较全面，曰："高巅而见动象，风性为然，故眩晕者多属诸风，又不独一风也。有因于火者，有因于虚者，有因于死血者，有因于痰者。"近代中西医汇通医家张锡纯著《医学衷中参西录》专设"脑充血门"，认为高血压病的病机系"脏腑之气有升无降，则血随升者之多，遂至充塞于脑部"，因此确立平冲降逆治法，组成"镇肝熄风汤"，成为现今中医治疗高血压的主要代表方。

现代医家在继承的基础上对高血压病展开了深入的探索。从病本上认为素体阴阳偏盛偏衰，禀赋不足，脏腑亏损之故；病因上精神紧张，情志不遂，饮食失节，劳逸无度，环境恶化等为其诱因；病机上归纳为风、火、痰、瘀、虚；病位上以肝肾为主，涉及心脾；证类上归结为"肝阳上亢""肝风上扰""肝肾阴虚"为主；治法上总结出"清热平肝""镇肝息风""滋水涵木""祛痰化湿""活血化瘀"等法；组方上以"天麻钩藤饮""镇肝熄风汤"等为代表方；药理上发现不少单味中药的有效降压成分。

●人参中的皂苷、挥发油、有机酸都有扩张血管和降压效应。特别是皂苷，由于阻滞 M- 胆碱受体，激动突触前膜 d_2 受体，减少交感递质的释放而降压。其对血压有双向调节作用，小剂量升血压，大剂量降血压。可使高血压患者血压下降，而使低血压或休克患者血压升高。

●黄芪中的 γ- 氨基丁酸和黄芪甲苷，直接扩张外周血管而降压，降压特点是迅速但短暂，连续给药无耐受性。

●当归挥发油中的藁本内脂、正丁烯内脂，对抗血小板释放的 TXA_2 引起的血管收缩。水溶性的阿魏酸钠则抑制 TXA_2 的生成，而扩张周围血管降低血压。

●杜仲中的绿原酸可扩张周围血管而降压。

●枸杞中的多糖可保护血管内皮，增加内皮源性舒张因子生成，促进 L- 精氨酸的代谢，可增加内皮依赖性的舒张，降低其增强的血管收缩反应而降压。

●银杏叶中的黄酮类及萜烯内酯可扩张冠状血管，改善脑循环，抑制血小板活化因子，对抗血管收缩而降压，特别能缓解高血压患者的眩晕头痛症状。

●葛根中的葛根素为异黄酮单体，具有 β- 受体阻断作用，还能增强脑血流和脑代谢，所以既降压又减轻眩晕症状。

●黄柏中的小檗碱，直接作用于血管平滑肌使血管扩张，还能阻断血管平滑肌上的 α- 受体，降低外周阻力，兴奋突触前膜 M 受体，抑制去甲肾上腺素释放而扩张血管并能明显降低血糖。小檗碱尤其明显降低舒张压。

●防己中的异汉防己甲素（粉防己碱）可阻滞血管平滑肌细胞膜钙通道，除降压外还可减慢心率，明显改善心功能。

这些研究对高血压病的疗效水平提高都能起到促进和催化作用。但也显露了不少弊端，如一味追求中药的现代降压药理疏忽了组方的"君臣佐使"，更丢弃了"辨证论治"；只重"肝阳"和"内风"，一味追求"平肝息风"，忽视了其他证类的表现，更丢弃了"法随证变"的古训；只框于"天麻钩藤饮"几首代表方中的加减化裁，没能跳出旧框，"重起炉灶"，更无新方的创建。这些都成了进一步提高中医治疗高血压病疗效水准的路障。我们要大声提醒：不可墨守，重开新路！

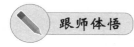 **跟师体悟**

高血压是以头晕目眩为主要特征的一类疾病，病因病机复杂，病证多变，虽有肝阳上亢，亦有痰浊内蕴、瘀血阻络等等，既要做好日常预防，治疗又不能一味"平肝息风"，而要辨证论治，祛痰化瘀。

（1）日常生活预防眩晕：高血压病属中医"头痛""眩晕"范畴。这类疾病的病因有饮食不节、情志不遂、体虚年高、跌仆损伤等多种因素。病变部位主要在清窍，病变脏腑与肝、脾、肾三脏有关。首先，预防眩晕的发生，应避免和消除能导致眩晕发生的各种内外致病因素；其次，发病后要及时治疗，注意休息，保持情绪稳定，避免突然、剧烈的体位改变和头颈部运动，以防眩晕症状加重。

（2）眩晕一般从肝论治《黄帝内经》曰"诸风掉眩，皆属于肝"，故眩晕之病与肝关系最为密切。其病位虽主要在肝，但由于患者体质因素及病机演变的不同，可表现为肝阳上亢、肝风内动、水不涵木、血虚生风、虚阳上扰、肝郁化火等不同的证候。因此，临证当根据病机的异同择用平肝、柔肝、养肝、疏肝、清肝诸法。平肝用天麻、钩藤；柔肝用当归、白芍；养肝用枸杞子、女贞子、旱莲草；疏肝用柴胡、香附；清肝用白菊花、栀子。

（3）眩晕痰湿临床多见：本病多由嗜酒肥甘，饥饱劳倦，伤于脾胃，健运失司，聚湿生痰所致。痰湿中阻，清阳不升，风痰反而上逆，故眩晕，头重如蒙；湿阻中焦，气机不利，故胸闷恶心；脾为湿困，中阳不振，所以少食多寐，舌苔白腻，脉濡滑。其病机关键是痰湿壅塞，郁遏阳气，痰浊上扰清窍，引发眩晕。临床治疗常用温胆汤或半夏白术天麻汤加减，燥湿祛痰，健脾和胃。若眩晕较甚，呕吐频作，视物旋转，可加代赭石、旋覆花、竹茹以重镇潜阳，降逆止呕；若脘闷纳呆，加砂仁、白蔻仁芳香化湿，醒脾和胃；若耳鸣重听，加石菖蒲、郁金豁痰化瘀，醒脑开窍。

14　高血压病"毒损心络"观的新思路

当代临证实践发现：在 21 世纪，高血压病者苔腻常为多见，而血液循环不畅的舌质紫暗、舌下静脉显露的瘀证亦并非少见，痰和瘀的致病在高血压病中日趋增多。回首古训：朱震亨的"无痰不作眩"，虞抟的"死血迷闭心窍"瘀血致眩说，对当前临证十分切中。痰和瘀系病因，又为病理产物，乃为毒邪。高血压病是心络受邪所致。"毒损心络"观是中医诊治高血压病的新思路。

"络病学说"起源并奠基于《黄帝内经》。《灵枢·经脉》最早提出"络脉"之称："诸脉之浮而常见者，皆络脉也。"《灵枢·脉度》区分了经、络、孙之别："经脉为里，支而横者为络，络之别者为孙。"络脉又有十五大络、别络、浮络、孙络之分。《灵枢·痈疽》概括了经脉灌注渗布血气的生理功能："血和则孙脉先满溢，乃注于络脉，皆盈乃注于经脉。"《灵枢·经脉》则对十五别络的循行及其虚实病证做了阐述。《灵枢·九针十二原》《素问·三部九候论》提出望络、扪络的诊法和刺络出血的治法。《黄帝内经》从生理到病理，从诊断到治法，对"络病学说"都已做了雏形性的描述，开创"络病学说"的先河。对"络病学说"承前启后加以推动者要数东汉的张仲景，他在《金匮要略》中详述了络脉病证（如痹证、水肿、黄疸、肝着、虚劳）的发生均与"络脉瘀阻"的病机有关，于是首创化瘀通络法，特别是虫类剔络法，不少名方如大黄䗪虫丸、抵当汤等至今有效。"络病学说"的鼎盛发展和完善在清代。"络病学说"的理论和临床是由叶天士继承发展和创新的。他将《黄帝内经》中有关"络"的概念加以深化，并首次较全面地引申到内伤病病理阐释中，明确提出"久病入络"说，强调"初为气结在经，久则血伤入络"，认为络病虽分虚实，总以络脉阻滞为要，主要病机是络中气滞、血瘀或痰阻，新立通络诸法，是内伤杂病在理论和治疗上的大发展，也是给后世活血化瘀法的大启迪。清代对"络病学说"有所贡献的还有三位医家，第一位是王清任，在《医林改错》中首次将补气和通络法结合，创建益气活血通络法，其代表方"补阳还五汤"和三首"逐瘀汤"，对后世临证都有巨大影响；第二位是唐容川，在《血证论》中提出"凡血证，总以祛瘀为要"，倡导"祛瘀生新"法；第三位是喻嘉言，在《医门法律》中认为"十二经脉前贤论之详矣，而络脉则未之及，亦缺典也"，并主张用砭石刺络及内服引经通络药治疗络脉病证。

络脉附属于经脉系统，是由经脉横支别出的支系，分为二系：一是起于四肢，从十四经脉分出，呈向心性方向向内散布，承受各经脉血溢后的灌入，并再渗灌于全身，营阴阳，利关节，濡筋骨；二是内源于脏腑，呈离心性方向向外散布，直达腠理皮肤，故《灵枢·经脉》曰："诸络脉皆不能经大节之间，必行绝道而出，入复合于皮中。"络脉系统包括大络、系络、别络、孙络、浮络，可见络脉系统是一个网络，遍及全身的各组织结构，形成络脉贯通营卫，环流经气，渗灌气血，互化津液，输布全身的生理功能。《灵枢·本脏》云："经脉者，所以行血气而营阴阳，濡筋骨，利关节者也。"实际上经脉的这些功能主要也是通过络脉网络来实现的。因此络脉是保障脏腑气血灌注，通畅气血津液输布的枢纽，维持机体内稳态的重要组成。其道细小，其布广泛，其支众多，其功重要，也可称作"立体多能网络系统"。

由于多种因素导致络脉痹阻、气血津液运行不畅的一类病证，统称络病。其病位在血分，其共性为"瘀阻"。络病的病机不外四端：络脉结滞、络脉蕴毒、络脉空虚和络脉损伤。络脉结滞系邪客络脉，阻遏络道，造成气郁、血滞诸结；络脉蕴毒系指络邪不除，蕴久生毒，主要有湿浊、痰瘀；络脉空虚系络中气血不足，无力运行致气血停滞而为瘀；络脉损伤系"刀针破伤经络"，络伤血溢。络病主要表现为血证、痹证、中风、疼痛和眩晕等等，其病性错杂，病根深伏，邪正胶凝，病势缠绵，多属沉疴痼疾，为难治难愈病证。

高血压病"毒损心络"观是高血压病从"络病学说"诠释的新角度、新视点、新途径。何以见得？下列"三性"为证。

●**病机上的关联性**

高血压病常常起病隐匿，不少患者无症可见或在体检时方显血压升高，故病程较长。临床上有原发性和继发性之分。一般年老者体虚多见，年轻者痰浊为主（如高脂血症、肥胖、过量烟酒等），继发者常见于糖尿病、肾病之后。高血压病的重要病机是痰瘀浊毒在体内的累积停留，主要是不能通过络脉的渗注而排出体外，其蕴结主要是阻于络脉。这种病机同络病的虚（络脉气血不足）和实（络中血瘀痰浊）在实质上是相关联的。

●**证候上的相似性**

高血压病的证候学所见可概括为上盛下虚证。上盛者眩晕头重，口唇紫暗，舌下络脉青紫，舌质暗红，苔腻脉滑；下虚者腰酸腿软，乏力气短。这些病证与络病表现极其相似。高血压病经治不愈，其发展常常累及心、脑、肾、眼底等器官，这些器官血液丰富正是络脉汇聚之处。高血压病的证候演变，大致经历三个阶段：初起肝肾阴虚为主，表现肝阳或肝风，与络脉空虚相似；继则痰瘀浊毒阻络，正如叶天士所言"邪与气血两凝，结聚络脉"，与络脉结滞，络脉蕴毒相似；终则病久入络，血瘀津凝，互结互病，毒损心络，加重病情，变证丛生。

●**治法上的一致性**

基于高血压病"毒损心络"观，其治法当更新为"活络法"。无论痰瘀同治，还是补气祛痰，补气化瘀，均同络病之治则，疏通络脉，透达络毒相一致。也就是叶天士治络病"大凡络虚，通补最宜"大法的体现。

高血压病的西医解释在于微血管与微循环的病理性异常。微循环是由微动脉、微静脉和毛细血管组成的网状结构，连于动静脉之间，微循环内部的微血管互相沟通，微循环丛与微循环之间有许多吻合支互相交会，这种结构和分布同络脉极为相近。西医学又认为，血管内皮细胞在调节血管的舒缩状态和抗血小板聚集，维持血管壁的完整性上起着关键作用。血管内皮细胞作为血管内膜的主要结构，又有重要的内分泌功能。血管内皮细胞的凋亡破损及其功能失调，是高血压病发生的主要病理基础。这与"络病学说"又有相当的相似之处。实验研究发现中医的"血瘀证"在客观指标的变化上可以看到血流动力学和血液流变性的异常，微循环的障碍，内皮细胞的损伤，血小板功能的亢进以及凝血因子形成并激活，纤溶和抗纤溶系统的启动，红细胞变形性和凝聚性增强等。这可以看作"络病学说"的现代诠释。

基于"毒损心络"观的新思路，我们曾以水蛭、莱菔子为主，由5味中药组成"络活胶囊"，试治Ⅰ、Ⅱ期痰瘀互结证类的高血压病，经与北京降压0号随机对照，降压显效率为30.0%，总有效率为85.0%，与对照组疗效相仿（$P > 0.05$），但对改善痰瘀互结证候却有明显差异（$P < 0.01$），络活胶囊还能改善高血压病患者的血液流变性，降低血脂，提升血浆肾上腺髓质素水平，降低血浆组织因子途径抑制物的水平，而且安全无毒。

综上可见，高血压病"毒损心络"观的新思路有理论依据，更有临床验证，有进一步深究的价值。

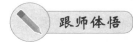

跟师体悟

（1）如何认识中医所讲之"毒"：中医文献中，"毒"这个词汇出现主要有以下三种：一是药物之毒。如半夏、附子、大戟、芫花、乌头等，这类药品在《神农本草经》中被列为下品，属含毒之品，仅病患可以服用，且不能久服。二是"疫疠"之毒。"疫疠"是天地间的不正之气，是一种邪气，其具有较强的时令性、传染性，类似于西医学中的传染性疾病。三是偏胜之毒。六淫偏胜则为毒，王冰注："夫毒者，皆五行标盛暴烈之气所为也。"此毒指偏胜之邪，是一种物质或性质在人体内滞留发展，呈现一种"过"的状态，比如说寒邪、湿邪、热邪、浊邪等，蕴结成毒。一般来说，前两种是狭义之"毒"，第三种是广义之"毒"。所以，广义上的"毒"不局限于有毒素的物质，使用不当或偏胜不纠，长期如此即成"毒"。某些偏性食品并不含毒素，但是过度食用了这类性寒或性热的食物，亦而成"毒"。此外，长期贪凉嗜冷、过劳熬夜等不良生活习惯，日久蕴而生毒，威胁人体健康。由此可见，"毒"是相对的，而不是绝对的。

（2）高血压"毒损心络"观的新思路：毒，沈师认为痰和瘀系病因，又为病理产物，乃为毒邪。而高血压病多起病隐匿、病程较长，临床上常表现为面部潮红、头痛头晕、耳鸣目眩等上盛之证，同时多伴有倦怠乏力、腰膝酸软等下虚之证，正如《灵枢·刺节真邪》中所讲"一经上实下虚而不通者，此必有横络盛加于大经"，"盛"实指邪气之盛，由于络脉是营卫气血津液输布贯通的枢纽，且络体细小，分布广泛，分支众多，功能独特，所以一旦邪客络脉则容易影响络中气血的运行及津液的输布，致使络失通畅或渗灌失常，终致津停血滞，蕴而化浊生毒，痰瘀、浊毒痹阻络脉而发为络病。病变主要在心络，而又与脑络、肾络密切相关。当今，高血压患者苔腻多见，而血液循环不畅的舌质紫黯、舌下静脉显露的瘀证亦并非少见，痰和瘀致病在高血压中日趋增多，故沈师提出"痰瘀互结，毒损心络"，是中医诊治高血压病的新思路。

（3）高血压病要善后防复：患者血压平稳后，汤剂减半，从1日1剂改为2日1剂，晚服1次。高血压病受情绪、饮食、劳累、失眠等因素影响，容易复发，配合丸剂防止复发十分重要。一般有三种形式：一是将获效的方剂，共研细末做成水丸或装入1号胶囊，配合早、午服脑立清胶囊（安脑丸化裁，清肝泄热），服用2～3周，每次3g，每天2次，连服2～3个月，适用于心肝火旺者。二是午餐、晚餐后各服加味保和丸（消食导滞和胃）3g，早晚各服杞菊地黄胶囊5粒（每粒0.3g），连服2～3个月，适用于肝肾阴虚，水不涵木者。三是重新组成胶囊方。组方原则为既要突出健脾和胃，又要注意滋肾柔肝，适用于肝胃不和者。在此原则下再视具体病证酌加几味对病对证之药，做成胶囊连服2～3个月，常可免于复发。

15 针药并用巩固降压

针灸降压，疗效确切，方法简便，不可忽视。

有人采用艾条温灸双侧涌泉穴并与舌下含服 10mg 心痛定做对比，治疗后 30 分钟的即时降压效应相仿（$P > 0.05$）。有人发现即时降压的穴位还有太冲、阴郄、攒竹等。有人取百会、风池、内关、三阴交为主穴，肝阳加太冲、太溪、肝俞；痰湿加中脘、丰隆、头维、公孙；阴阳两虚加关元、足三里温针灸 95 例，治疗 2～4 周，总有效率为 88.4%，显示辨证论治的有效性。有人以内关穴和耳穴心相配，其降压效应明显优于单纯耳穴组（$P<0.01$），提示耳体穴协同有增效作用。有人采用平衡针法刺足三里、涌泉、内关，同时口服西药硝苯地平，发现平衡针法配合西药，尤其治疗老年高血压，可提高疗效，减少并发症。有人取羊肠线埋在百会、风池、内关、三阴交、足三里、太冲，并与电针组对照，结果埋线法疗效明显优于电针组（$P<0.01$），表明埋线法有"长效针"作用，而且能明显改善症状。有人采用化脓灸足三里、悬钟并用针刺组对照，结果降压降脂均优于针刺组（$P<0.05$）。有人针刺足三里得气后，加温针灸 3～5 壮，治疗 100 例高血压，32 例 I 期全部复常；54 例 II 期，显效 41 例，有效 13 例；14 例 III 期，有效 10 例，无效 4 例。

以上仅仅是举例说明针灸降压之效。针灸降压是多平面、多方位、多环节的调整作用。如果配合中药，则其效更高。近代大量的实验研究表明针灸效应的产生有明显的时效性。一般可分为潜伏期、上升期、高峰期和下降期。这就如同药物的半衰期。如果这种时效性获得证实，取得成果，便可更确切合理地制订留针时间、疗程间隔及长短，再跟中药的半衰期相配，其降压疗效便能更提高、更巩固、更科学。这是留给人们继续探索的难题热点。

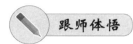 **跟师体悟**

高血压病根据表现的证候不同，临床分别采用平肝息风、祛痰化瘀、补益气血、滋补肝肾等法，再配合针灸治疗可明显提高疗效。针灸降压可以起到多层面、多方位、多环节的调整作用。如平肝息风，选穴为阳陵泉、太冲，常用方剂为天麻钩藤饮、镇肝熄风汤；祛痰化瘀，选穴为丰隆、承山，常用方剂为温胆汤合通窍活血汤；补益气血，选穴为血海、足三里，常用方剂为补中益气汤、四物汤；滋补肝肾，选穴为三阴交、太溪，常用方剂为杞菊地黄汤。现代研究显示：针药并用治疗高血压，可以发挥协同作用，使患者的全血黏度、血浆黏度、血细胞比容均明显改善，针刺降压的作用机理与改善微循环异常血流的"浓、黏、聚"状态，使外周阻力减小，血流动力平衡恢复正常有关。针药并用降压，临床疗效肯定，改善症状明显，能够有效提高患者生活质量。

16 2型糖尿病的立法应由传统的养阴清热转到补气养阴上来

2型糖尿病又称非胰岛素依赖型糖尿病，也称成年型糖尿病。多发于40岁以上，系糖尿病主要多发类型。中医把糖尿病称作"消渴"，始载于《黄帝内经》。《素问·奇病论》曰："此肥美之所发也，此人必数食甘美而多肥也，肥者令人内热，甘者令人中满，故其气上溢，转为消渴。"汉代张仲景对其表现和治方有明确的描述。《金匮要略》曰："男子消渴，小便反多，以饮一斗，小便一斗，肾气丸主之……渴欲饮水，口干舌燥者，白虎加人参汤主之。"唐代孙思邈最早发现"尿甜"，要比英国人Thomas Willis（1676年）早一千余年。《外台秘要》曰"消渴者原其发动，此则肾虚所致，每发即小便至甜"，"虽能食多，小便多，渐消瘦"。《普济方》曰："消渴，饮水不辍，多至数斗，饮食过人而不觉饱。"《备急千金要方》曰："不减滋味，不戒嗜欲，不节喜怒，病已而可复作，能从此三者，消渴亦不足忧矣。"《丹溪心法》曰："酒面无节，酷嗜炙煿……脏腑生热，燥热炽盛，津液干焦，渴饮水浆而不能自禁。"《景岳全书》曰："三消之病，三焦受病也。上消者，渴证也。大渴引饮，随饮随渴，以上焦之津液枯涸，古云其病在肺……中消者，中焦病也，多食善饥而不为肌肉，日加消瘦，其病在脾胃……下消者，下焦病也，小便黄赤……其病在肾……此三消者，古人悉认为火证，然有实火者，以邪热有余也；有虚火者，以真阴不足也。使治消证而不辨虚实，则未有不误者矣。"《医贯》曰："治消之法，无分上、中、下，先治肾为急。"《医学心悟》曰："三消之证，皆燥热结聚也。大法治上消者，宜润其肺，兼清其胃，二冬汤主之；治中消者，宜清其胃，兼滋其肾，生地八物汤主之；治下消者，宜滋其肾，兼补其肺，地黄汤、生脉散并主之。夫上消清胃者，使胃火不得伤肺也；中消滋肾者，使相火不能攻胃也；下消清肺者，滋上源以生水也。三消之治，不必专执本经，但滋其化源，则病易瘥矣。"从以上文献摘要中可以看出：中医对糖尿病的病因、症状、防治等都有较为详尽的描述，特别是将上消定为肺燥，以烦渴多饮为主症，治以清肺润燥，生津止渴法，用消渴方、二冬汤、白虎汤等；中消定为胃火，以消谷善饥为主症，治以清胃泻火，养阴保津法，用玉女煎、调胃承气汤等；下消定为肾亏，以小便频多为主症，治以养阴固肾，润肺滋源法，用六味地黄汤、钱氏白术散、桑螵蛸散等。总之传统对糖尿病的认识均责之于"阴虚燥热"，其治大都以"养阴清热"立法。

20世纪70年代，我们曾经对538例2型糖尿病辨证调研，发现传统的阴虚燥热证仅占11.80%，而气阴两虚证却占77.51%，余下的10.69%为阴阳两虚证。阴虚燥热证见肺燥的口渴引饮，胃火的消谷善饥，肝火的急躁易怒，心火的烦悸失眠，一般属初期，病程较短，在2年以内，年龄较轻，40岁以下居多；气阴两虚证见心脾气虚的面色㿠白，心悸气短，倦怠乏力，肾阴亏损的腰酸腿软，头晕耳鸣，大都属中期，病程2年以上，中年患者居多；阴阳两虚证见脾肾阳虚的形寒便溏，肢冷胖肿，阳痿胸闷，肾阴不足的腰酸眩晕，大多属后期，病程10年以上，年龄65岁以上居多。根据上述临床调研，我们提出2型糖尿病的立法应由传统的"养阴清热"转到"补气养阴"上来，重在补气的治疗新思路，采用补气基本方的新治法，并随症加减。

补气基本方：西洋参另煎兑服3～5g(人参、太子参均可，不用党参，以防其升高血糖)，生黄芪15～30g，生地黄30～60g，黄精15g，天冬15g，知母15g，葛根10g，五倍子10g。

随症加减法如下。

● 肺燥胃火选加生石膏30g，生薏苡仁15g，玄参10g。

● 肝火旺盛选加生栀子10g，当归10g，生白芍10g。

● 心火上炎选加炒酸枣仁10g，夜交藤30g，黄连10g。

● 水不涵木选加钩藤15g，天麻10g，生石决明30g。

●脾肾阳虚选加肉桂 5g，肉苁蓉 10g，炒白术 15g。

以上新法曾经用于 311 例 2 型糖尿病，临床观察，其降糖有效率为 85.92%，证候改善率为 89.21%，服药 3 个月疗效可持续半年以上。胰岛素释放试验表明：此法能提高胰岛细胞功能，促进胰岛素的分泌，改善葡萄糖耐量而降血糖。表明"补气养阴"法是提高糖尿病疗效的良策。

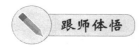

跟师体悟

2 型糖尿病属于中医的"消渴"范畴，古人将消渴分为上、中、下三消，上消属肺，口渴多饮；中消属胃，多食易饥；下消属肾，多尿如脂，治疗多从肺、胃、肾辨证。但从当前的临床看，一是三消难以分辨。随着现代疾病谱的改变和治疗手段的干预，在临证中少见典型的"三多一少"症状，常常是患者在体检时发现血糖升高，但大多数没有症状，难以根据三消辨证论治。消渴的典型症状表现为消和渴。以口渴为主症时，可用黄连、天花粉。以消瘦为主症时，可用杞菊地黄丸。二是气虚症状明显。随着病情的进展以及血糖控制不佳，大多数患者都会出现精神困倦，肢体乏力，少气懒言，不耐疲劳，脉细无力等气虚的症状。这种气虚临床以肺脾肾气虚为重点，这也是中医在糖尿病治疗中采用补气养阴药物的理论依据。补气主药用西洋参、太子参，补气生津，以滋生化之源。临证时发现党参偶可升高血糖，故而不用。三是中医治疗优势。采用中医药治疗或者配合中医药治疗，可以在降糖的同时，改善患者的体质状况，提高其生活质量，且无明显毒副作用，同时可以防止或延缓并发症的出现或发展。四是关键辨证论治。对于气阴两虚证，治疗上主要补气养阴，佐以清热，可用三黄甘露饮；阴虚火旺证，治疗主要是滋阴降火，养阴润燥，可用知柏地黄汤；阴阳两虚证，治疗主要是健脾温肾，调补阴阳，可用沈氏调肾阴阳方。五是特殊用药。不论什么证类，均可用黄精，既补气又养阴。

17　糖尿病提高疗效的七个关键

●**根据阴阳互根原理，特别是对中老年糖尿病患者要重视调整肾的阴阳，而且应遵循张介宾的古训："阳中求阴""阴中求阳"**。即在滋肾阴药中适量选加 1 ～ 2 味温阳而润的蛇床子、补骨脂、肉苁蓉、淫羊藿、菟丝子，以便"阳中求阴"；在温肾阳药中适量选加 1 ～ 2 味滋阴的枸杞子、女贞子、何首乌、玄参、天冬、麦冬，以便"阴中求阳"。

●**根据脏腑相关原理，以间治取效，扩大治疗思路**。如养心以补气，选用当归、何首乌、阿胶、炒酸枣仁、柏子仁；通腑以润肺，选用菊花和当归、草决明、肉苁蓉、火麻仁、莱菔子；泻肝以润金，选用黛蛤散、生栀子、川楝子、牡丹皮、泽泻；柔肝以滋肾，选用当归、白芍、五味子、枸杞子、女贞子；宁心以滋肾，选用黄连、炒酸枣仁、夜交藤、磁石、鸡子黄；培土以生金，选用西洋参、炒白术、云苓、山药、生薏苡仁。

●**善于处理虚实夹杂**。应当先祛邪，后补虚。祛邪是防其伤正，补虚是防其恋邪。如阴虚夹痰时，先投温胆汤祛痰，但要免用燥湿伤阴药如半夏、生姜等。痰去后，改用六味地黄丸滋阴，但要免用滋腻药，如熟地黄、山萸肉，再佐补而不滞药如陈皮、木香、砂仁等。气虚常伴瘀热，此时先投丹栀逍遥散清瘀，但免用破瘀伤气药如红花、水蛭、地龙，瘀清后改用补中益气汤补气并佐和血行气药如郁金、丹参、当归、三七等。

●**重视天时人和**。中医强调天人合一，天时对疗效的影响甚大，如投补气温阳法在暑天应注意温热助暑之虑，故应免用桂枝、附子，易药蛇床子、巴戟天、肉苁蓉之类并加知母、黄柏寒性反佐；养血滋阴法在严冬时应注意滋腻助阴，要免用熟地黄、麦冬，易药生地黄、黄精、芦根等品并加木香、陈皮、砂仁醒脾。意疗在糖尿病治疗中尤为重要。血糖的波动大受情绪心态的影响。意疗总则应遵循《灵枢·师传》所曰："告之以其败，语之以其善，导之以其所便，开之以其所苦。"此外还可药物治情，如养心通脉以定志，投桃红四物汤，疏肝解郁以调情，投逍遥散。

●**配合针灸，针药并用。**唐代的孙思邈有告诫："凡消渴经百日以上，不得灸刺。"糖尿病因易发皮肤感染，是否选用针灸，学术界存有争议。近代针灸治疗糖尿病的报道颇多，作为综合治疗措施中的针灸疗法，临床疗效在 60% ～ 80% 之间，比较肯定。实验研究也证实针灸确能在一定程度上提高胰岛素的分泌能力而降血糖，降尿糖。只要严格消毒，取穴精少，灸治不要出现灸疮，在糖尿病的综合治疗中启用针灸配合，仍为利多弊少，对提高疗效也属关键之一。

体针上，补气多取关元、气海、中脘、足三里。滋阴多取膈俞、脾俞、肾俞、三阴交、太溪。口渴加承浆、金津、玉液。易饥加胃俞、丰隆。多尿加复溜、关元。四肢麻痛选加肩髃、曲池、合谷、风市、阳陵泉、解溪。耳针上，可取胰、内分泌、三焦、肾、肺、脾和膀胱。还可梅花针叩击华佗夹脊。

●**巧配现代药理证实的降糖中药。**在辨证论治的前提下，根据这些降糖草药的性味功能，以不违背中医理法方药原理，在处方中巧配，可以明显提高降糖作用。降糖作用明显的中草药计有 20 味：生地黄、山药、薏苡仁、葛根、天花粉、知母、生黄芪、玉竹、地骨皮、玄参、赤小豆、人参、黄精、泽泻、五味子、五倍子、芡实、桑寄生、郁金、黑豆。

●**发挥单验方的辅助作用。**有效的单验方在处方中配用对提高疗效也属必不可缺。比如玉锁丹（五倍子、云苓、生龙骨），以及蚕茧壳、猪胰煎、鲜生地黄汁、浮萍汁等等。

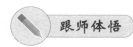 跟师体悟

糖尿病在中医中称之为"消渴"，是当今社会的常见疾病，以多饮、

多食、多尿、消瘦这"三多一少"为典型特征。沈师经过多年的临床观察，认为 2 型糖尿病的立法应由传统的"养阴清热"转到"补气养阴"，并提出提高疗效的七个关键。临证除按照沈师的治疗思路外，还应注意以下两点：一是健脾调肾。糖尿病患者气虚证的出现，系脾失健运，精气不升，生化无源。肾为先天之本，脾为后天之本，滋肾阴以降妄炎之火，补脾气以助运化之功，则水升火降，中焦健运。主要用黄精伍黄芪，生地黄配苍术，一阴一阳，一脾一肾（黄精、生地黄滋肾阴，黄芪、苍术助脾阳）。现代药理研究发现，生地黄、苍术、黄芪等药具有降低血糖的作用。二是清热生津。如果糖尿病患者有多饮、多尿、多食，三多症状明显者，可以用人参白虎汤（西洋参易人参），清热益气，养阴生津。生石膏用量要大，30～60g，知母15g，用生薏苡仁易粳米，用量90g。特殊服法，以药汁熬生薏苡仁粥分食，既可充饥，又可降糖。若见尿量多而混浊者，可加益智仁、桑螵蛸、覆盆子、金樱子等分清泻浊，益肾固涩。

18 糖尿病的膳食调理法

膳食对糖尿病患者来讲是重要的养生之道，而且密切影响疗效和康复。广大患者和非专科医者都不可能精确计算热量，刻板安排食谱，故"饮食控制"对医患来说都是一个难题。从临床和医患的两个实际出发，我们制订了一套实用可行的糖尿病膳食调理法。

（1）遵守膳食六原则

●保持体力和工作、生活能力。糖尿病患者的膳食不能产生饥饿感，更不能丧失生活自理和生活乐趣。

●主食（米、面、玉米面、高粱、荞麦面、小米、南瓜等）定时定量必须严格。一般规定脑力劳动者，每日 5 两（1 两 =50g），分配为早餐 1 两，午餐 3 两，晚餐 1 两。体力劳动者，每日 8 两，分配为早餐 2 两，午餐 4 两，晚餐 2 两。

●副食蔬菜不限量，填饱为止。饥饿时以花生、豆类、杏仁、腰果等充饥。

●严格禁食各种水果（包括猕猴桃、柚子、草莓等，因含糖量均每斤超过 5%）、糖类、冷饮、糕点、蜜饯。可以西红柿、黄瓜、凉拌菜代替水果爽口。

●戒烟酒，忌肥甘，尽量少食木糖醇、甜叶菊等甜味替代品，做到"食不甜甘"。

●烹调时可用酱油、食油、盐、醋、姜、蒜、胡椒、辣椒等各种作料，但绝不可用糖、糖精等调料。

（2）掌握食物宜忌

●有降糖止渴作用的食物可多进：猪胰、山药、豇豆、茭白、苦瓜、薏苡仁、黑木耳、大蒜、芹菜、乌梅、冬瓜。

●含糖量每斤（500g）超过5%的食物宜少用、慎用：白萝卜、南瓜、大葱、冬笋、洋葱、蒜苗、鲜豌豆、鲜蚕豆、鲜藕、啤酒、红白葡萄酒。

●含糖量很高的食物要忌食：胡萝卜、心里美萝卜、红薯、土豆、芋头、粉条、马蹄。

（3）糖尿病食谱举例

◇ 生地黄粥（参考《饮膳正要》）

配方：鲜生地黄250g、生薏苡仁100g。

功效：滋阴生津，凉血除热。

制作：鲜生地黄洗净切细取汁。薏苡仁淘净熬粥后趁热倒入鲜生地黄汁搅匀食用。

◇ 竹叶粥（参考《太平圣惠方》）

配方：鲜竹叶60片、生石膏100g、生薏苡仁100g。

功效：清热除烦，养胃生津。

制作：竹叶洗净切条，同生石膏放入砂锅内加水熬20分钟，取汁滤渣，生薏苡仁淘净入锅内煮粥，加入盐等适量调料食用。

◇ 杜仲腰花（参考《本草纲目》）

配方：生杜仲15g、猪腰250g。

功效：滋补肝肾，健壮筋骨。

制作：猪腰剖开去臊筋切成腰花，用调料适量浸泡60分钟。生杜仲加水熬浓汁60mL并用山药粉兑成薄汁。油锅爆炒腰花，浇上薄汁食用。

◇ 酱醋猪肝（参考《食医心镜》）

配方：猪肝500g、乌梅10枚。

功效：滋补肝肾，清热明目。

制作：猪肝洗净切薄片，调料山药粉、鸡蛋清浸泡60分钟。乌梅熬煮取汁 60mL。油锅爆炒猪肝，倒入乌梅汁、山药粉勾芡食用。

◇　**素烩面筋**（参考《本草纲目》）

配方：水面筋 60g、山药 60g。

功效：养胃补气，清热止渴。

制作：面筋洗净切薄片，山药洗净去皮切薄片。入油锅煸炒成黄色，加调料文火炖至熟透，用薏苡仁粉勾芡食用。

◇　**油炒苦瓜**（参考《随息居饮食谱》）

配方：苦瓜 250g、黑木耳 30g。

功效：补脾益气，清热明目。

制作：苦瓜洗净切丝，黑木耳撕小。油锅煸炒苦瓜、黑木耳，加入调料食用。

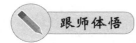

跟师体悟

糖尿病患者控制饮食非常重要，少数患者经过严格而合理的饮食控制，即能收到良好的降糖效果。糖尿病患者常会有饥饿感，控制饮食及自由膳食尤为重要。

（1）控制饮食：对于糖尿病高危人群，美食不仅要色味俱全，还要加入健康的元素。遵循少用油、盐、糖，均衡营养。一则适当多吃一些低热量、高容积的蔬菜，如黄瓜、苦瓜、冬瓜、西红柿、大白菜、油菜、圆白菜、菠菜、菜花、豆芽菜以及花生、豆制品等。二则增加一些富含膳食纤维的食物如玉米、豆类、荞麦等。三则少食多餐，将正餐的主食匀出一小部分于饥饿时食用。民间常用南瓜充饥，实不可取，因为南瓜的含糖量已经每斤超过了 5%，极易升高血糖。

（2）自由膳食：糖尿病患者饮食注意以下几点：①甜食。如糕点、小吃和零食都非常可口，但其易被肠道吸收后导致血糖升高，一是在血糖控制比较稳定时，可以在两餐中间或睡前吃少量甜食；二是要减量主食并要监测血糖；三是在甜食的选择上，以不影响血糖或影响较小的甜味剂为好，如木糖醇、甜叶菊等。②水果。虽然水果富含糖类、维生素、纤维素等营养物质，但是应避免含糖量高的水果，如香蕉、荔枝、红枣、柿子等；可选择含糖量低的水果，如柚子、橘子、梨、苹果、猕猴桃、草莓等，吃水果的时间放在午睡后或晚睡前，吃水果后适量减主食。血糖控制不佳时应忌水果。③酒类。酒精能产生大量热量，而且很难被人体利用，所以常使血糖发生波动。其掌握的适度是：避免饮甜度大的酒，如黄酒、葡萄酒。在血糖控制好时，可以少量饮酒，比如白酒1～2两（50～100mL），啤酒1瓶。不能空腹饮酒，并减少主食量。

19　糖尿病的验方和常见并发症的良方

由临床积累并结合家传，糖尿病有 5 首验方可以辨证试用。

● **气阴双补方**

银柴胡 10g	天　冬 15g	玄　参 15g	生地黄 30g
云　苓 15g	太子参 15g	生杜仲 10g	桑寄生 10g
黄　柏 10g	肉　桂 3g	炒酸枣仁 10g	夜交藤 30g
青　皮 10g	忍冬藤 15g		

● **补气健脾方**

太子参 30g	黄　精 15g	山　药 10g	芡　实 10g
覆盆子 15g	玄　参 10g	五倍子 5g	五味子 10g
黑　豆 15g			

● **滋水涵木方**

枸杞子 15g	黄　柏 10g	生龙骨 30g	生牡蛎 30g
生杜仲 10g	北沙参 15g	菟丝子 10g	生白芍 10g
砂　仁 10g			

● **养阴清热方**

| 生地黄 30g | 葛　根 10g | 天花粉 10g | 麦　冬 15g |
| 五味子 10g | 生薏苡仁 10g | | |

● **肺胃双清方**

| 生石膏 30g | 知　母 15g | 车前草 30g | 生薏苡仁 60g^包 |
| 地骨皮 10g | 泽　泻 10g | 桑寄生 10g | 西洋参 5g^{另煎兑服} |

上药煎 2 次取汁，入薏苡仁熬粥分食。

糖尿病有六个常见合并症，西医缺乏治法或疗效不高，中医药却有明显的疗效优势，临床可据证参考应用。

● **冠心病**

生黄芪 15g	北沙参 10g	麦　冬 10g	全瓜蒌 30g
薤　白 10g	菖　蒲 10g	郁　金 10g	丹　参 30g
赤　芍 10g	三七粉 6g^冲	西洋参 5g^{另煎兑服}	

● **末梢神经炎**

杞　果 10g	生地黄 30g	黄　精 10g	白　芍 10g
当　归 10g	桂　枝 10g	细　辛 3g	金银花 10g
连　翘 10g	鸡血藤 15g	黄　柏 10g	川牛膝 15g

● **自主神经功能紊乱**

生黄芪 15g	太子参 15g	云　苓 10g	炒白术 10g
车前草 30g	生地黄 30g	炙远志 10g	夜交藤 30g
黄　芩 10g	生龙骨 30g	浮小麦 30g	

● **泌尿系感染**

瞿　麦 10g	萹　蓄 10g	赤　芍 10g	牡丹皮 10g
芦　根 15g	生石膏 30g	生大黄 15g	柴　胡 10g
乌　药 10g	猪　苓 10g	黄　芩 10g	白花蛇舌草 30g

● **皮肤疖肿**

生黄芪 15g	金银花炭 10g	赤　芍 10g	炙枇杷叶 10g
黄　芩 10g	制大黄 10g	丹　参 30g	生地黄 10g
浙贝母 10g			

● **肾动脉硬化症**

知　母 10g	黄　柏 15g	肉　桂 3g	丹　参 30g
泽　泻 10g	海　藻 10g	益母草 10g	王不留行 10g
车前草 30g	郁　金 10g	泽　兰 10g	白花蛇舌草 30g

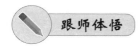

消渴临床常见，并且容易发生多种并发症，应在治疗本病的同时，积极治疗并发症。

（1）**发挥古验方作用**：古方玉锁丹（五倍子、云苓、生龙骨），出自宋代《太平惠民和剂局方》。治心气不足，思虑太过，肾精虚损，真阳不固，漩有遗沥，小便白浊如膏，梦寐频泄，甚则身体拘倦，骨节酸痛，饮食不进，面色黧黑，容枯肌瘦，唇口干燥，虚烦盗汗，举动乏力。方中五倍子性味酸涩，《本草图经》记载："生津液最佳。"《本草纲目》认为可治"消渴"，五倍子新用有降糖止渴作用，但其性寒涩，过量涩胃，烧心嘈杂。茯苓利水渗湿，健脾宁心。生龙骨镇静安神，平肝潜阳，收敛固涩。现代药理研究发现：玉锁丹具有降低血糖及减少尿糖的作用，大多数患者可以减少胰岛素的用量。

（2）**结合现代药理研究**：葛根、泽泻、白花蛇舌草、制大黄可以减轻糖尿病患者发生肾功能不全、尿毒症的症状。葛根甘凉，能生津止渴，同时葛根具有明显扩张血管改善微循环的作用；泽泻既能清膀胱之热，又能泻肾经之虚火，下焦湿热者尤为适宜，药理研究显示有降压、降血糖作用；白花蛇舌草清热解毒，利湿通淋；大黄性味苦寒，可"破痰实"、通脏腑、降湿浊，服用大黄煎剂可降低慢性肾衰竭大鼠血清肌酐、尿素氮指标，稳定肾功能，其主要有效成分大黄素可逆转肾毒性，对延缓慢性肾衰竭有一定的作用。

20　肺系疾病法当祛痰

　　肺系疾病主要分"咳逆"和"暴喘"两类，主症为咳、喘。在《黄帝内经》已有描述。如《素问·脏气法时论》云："肺病者，喘咳，逆气，肩背痛，汗出。"《素问·逆调论》云："夫不得卧，卧则喘者，是水气之客也。"《素问·脉要精微论》云："肝脉搏坚而长，色不青，当病坠若搏，因血在胁下，令人喘逆。"《素问·至真要大论》云"诸气膹郁，皆属于肺"，"诸痿喘呕，皆属于上"，"诸逆冲上，皆属于火"。至汉代张仲景在《金匮要略》中专设"痰饮咳嗽病脉证并治"，以痰饮论咳喘，并设射干麻黄汤。《金匮要略·痰饮咳嗽病脉证并治》曰："膈间支饮，其人喘满，心下痞坚，面色黧黑，其脉沉紧。"《金匮要略·肺痿肺痈咳嗽上气病脉证治》曰："咳而上气，喉中水鸡声，射干麻黄汤主之。"《景岳全书》认为："喘急者，气为火所郁而为痰，在肺胃间也。有痰者，有火炎者，有阴虚自小腹下起而上逆者，有气虚而致气短者，有水气乘肺者，有肺虚夹寒而喘者，有肺实夹热而喘者，有惊忧气郁肺张而喘者，有胃络不和而喘者，有肾气虚损而喘者。"《症因脉治》则以燥火和阴虚论治，其谓："燥万物者，莫燥乎火，故喘症燥火居多，燥火喘逆之治，栝楼根汤、知母石膏汤，脉大口渴，人参白虎汤，调益元散，大便结，凉膈散。""阴血不足，五志厥阴之火触动冲任之火，自下冲上，阴精不足，龙雷之火，直冲上焦，二火上冲，皆名阴虚喘逆之症。"阴血不足者四物汤加竹沥、陈皮、童便。阴精不足者，家秘天地煎（天冬、生地黄、黄柏、知母、陈皮）、家秘肝肾丸（黄柏、知母、白芍、当归）。

　　肺系疾病常伴咳、喘、痰、炎、热五个主症，其中必须抓住祛痰这个环节。痰去则咳喘炎热会随之缓解。祛痰者首要分清寒热，其辨不在色而在质。传统说法，黄痰有热，白痰属寒，但临床实际：白黏痰用温肺药反而留痰，黄沫痰用清肺药则反而增痰。故辨痰之寒热以质为准，其色只作参考。一般黏稠痰属热，泡沫痰属寒。祛痰之法视寒热之别而定温清。另外还应重视"脾为生痰之源"，而不能局限于肺，要配以醒脾和健脾，方能彻底祛痰。一般热痰配醒脾，寒痰配健脾。痰为实邪，应当给以出路而分利两便，利尿润便有利于痰浊的排出。综上所述，祛痰之治的三个环节，即分寒热、顾脾运和利两便。三个环节的主药分列如下。

● **温肺**

苏子叶、细辛、白芥子、白前、杏仁、桂枝、紫菀、款冬花。

● **清肺**

桑白皮、桔梗、牛蒡子、竹沥、浙贝母、前胡、天竺黄、瓜蒌。

● **醒脾**

生薏苡仁、陈皮、云苓、连翘、竹茹。

● **健脾**

清半夏、橘红、木香、扁豆、白术。

● **分利**

利尿——车前草、白花蛇舌草、冬瓜皮子、芦根、竹叶。

润肠——草决明、莱菔子、桃仁、白菊花、当归。

根据中医理论，痰瘀互根，常常互结，加之肺系病常以情绪激动而诱发，所谓"木火刑金"，木火也常致气滞血瘀。故祛痰时常伍化瘀以提高疗效。化瘀法从清肝和活血着手。

● **清肝**

黛蛤散、栀子、菊花、夏枯草、地龙、薄荷、蝉蜕、羚羊角粉。

● **活血**

桃仁、川芎、丹参、苏木、泽兰、花蕊石、三七粉。

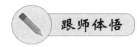 跟师体悟

　　肺系疾病的主症为咳、喘，既有外感又有内伤，而导致咳喘的主要原因是痰阻气道，治疗宜多祛痰，少止咳。

　　（1）**肺系疾病为何祛痰**：肺系疾病主要包括外感病和内伤病。外感病为六淫外邪犯肺，肺失宣降所致。因风寒者，肺气失宣，津液凝滞；因风热者，肺气不清，热蒸津聚为痰；因风燥者，燥邪灼津生痰。风寒久郁化热，风热灼津化燥，肺热蒸津亦可成痰。内伤总由脏腑功能失调，内邪干肺所致，病理因素主要为"痰"与"火"。而痰有寒热之别，火有虚实之分。痰火互为因果，痰可郁而化火（热），火能灼津炼液为痰。如肝火犯肺者，灼伤肺津，津聚为痰。痰湿犯肺者，多因湿困中焦，水谷不能化为精微上输以养肺，反而聚生痰浊。久病及肾，肺肾水液代谢失常，水液停聚为痰。总之，痰阻于肺、宣降失司的病机始终贯穿肺系疾病。因此，在治疗肺系疾病时，尤其要重视祛痰。

　　（2）**肺系疾病辨痰性质**：治疗肺系疾病，辨痰既要分清寒热，又要辨清证候，但重中之重是辨痰的性质。只有确定了痰的性质，才能够合理据证依法祛痰。临床上，痰白而稀薄或透明呈泡沫样者属寒；咳而少痰、色白质黏者多属燥热；痰多者常属湿痰、痰热、虚寒；痰黄而稠者属热；咳吐血痰者，多属肺热或者阴虚；如脓血相兼者，为痰热瘀结成痈之候；咳嗽、咳吐粉红色泡沫痰，咳而气喘，呼吸困难者，多属心肺阳虚，气不摄血；咳痰味甜者属痰湿，有热腥味或腥臭气者为痰热，味咸者属肾虚；咳痰兼有舌质紫黯或瘀斑者多为痰瘀阻于肺络之候。

　　（3）**祛痰主方夹证化裁**：祛痰主方为三子养亲汤（紫苏子、白芥子、莱菔子），出自《杂病广要》。方中紫苏子降气化痰，止咳平喘；白芥子温肺化痰，利气散结，因痰易化热，故用炒葶苈子易白芥子泻肺平喘，利水消肿；莱菔子消食导滞，下气祛痰。三药配伍，各有所长，苏子长于降气，炒葶苈子长于泻肺，莱菔子长于消食，临证多生用。由于痰形成的原

因不同，或源于肺，或源于脾、肾，或源于外邪入侵，或源于脏腑内伤，而且"痰"邪为病，很少单独为患，祛痰时需要随症加减用药。夹寒，用麻黄、紫苏温肺散寒；夹热，用黄芩、知母清肺泄热；夹湿，用半夏、厚朴燥湿化痰；夹燥，用麦冬、北沙参滋养肺阴；夹气滞，用桔梗、枳壳宣肺利气；夹血瘀，用丹参、川芎活血化瘀。

21 定喘要分辨虚实

较早提出定喘当分辨虚实要数《景岳全书》，其称："盖实喘者有邪，邪气实也，虚喘者无邪，元气虚也。实喘者气长而有余，虚喘者气短而不续。实喘者胸胀气粗，声高息涌，膨膨然若不能容，惟呼出为快也。虚喘者慌张气怯，声低息短，惶惶然若气欲断，提之若不能升，吞之若不相及，劳动则甚，而惟急促似喘，但得引长一息为快也。"《临证指南医案》辨虚实注重肺肾，认为"在肺为实，在肾为虚"，颇具临床价值。

定喘虚实之治大异。实喘治在肺，多用泻肺平喘法。虚喘治在肾，常投补肾纳气法。两者除补泻相异外，虽然以下行来定喘，但实者用降逆，虚者用纳气，大不相同也。

辨喘虚实有三要：一则视喘作状态。实者息粗声高，呼少吸多。虚者息弱声低，呼多吸少。二则视兼症。实者胸满喉鸣，面赤便结。虚者神疲畏风，自汗不止。三则视舌脉。实者苔腻质红，脉滑数。虚者舌淡胖，脉细弱。

实喘主方用麻杏射干汤，重在祛风降肺。炙麻黄10g，杏仁10g，桑白皮10g，射干10g，白果10g，防风10g。泻实勿忘配以清热降逆之品，如葶苈子10g，黄芩10g，鱼腥草30g，全瓜蒌30g，莱菔子10g，浙贝母10g，车前草30g，珍珠母30g，草决明30g等。虚喘主方用七味都气丸、人参蛤蚧散，重在调理肾的阴阳。生地黄10g，天冬、麦冬各10g，女贞子10g，补骨脂10g，巴戟肉10g，白人参3g^{另煎兑服}，蛤蚧粉5g^冲。治虚勿忘配以收敛纳气之品，如五味子10g，山萸肉10g，生龙骨、生牡蛎^各30g，紫菀10g，川贝母10g，肉桂5g等。

喘证的复发性较大，特别跟外感、情绪刺激和饮食肥甘厚味关系密切，故需注意生活起居、情绪稳定和饮食调养。在汤剂奏效后仍需服用两个月左右的丸药，以巩固疗效，防止复发。丸药的选择要标本兼施。标在祛痰，热者服清气化痰丸、蛇胆陈皮末。寒者服橘红丸、通宣理肺丸。本在脾肾，配以参苓白术丸、肾气丸、附子理中丸、生脉饮、杞菊地黄丸。

家传药酒效方可以试服。

西洋参 10g	生黄芪 30g	炒白术 15g	补骨脂 30g
肉苁蓉 30g	生杜仲 15g	射　干 15g	白　果 30g ^{炒熟去壳}
川贝母 15g	紫　菀 15g	北沙参 30g	鱼腥草 15g
云　苓 15g	陈　皮 15g	冬瓜仁 15g	五味子 10g
白菊花 10g	桑白皮 10g		

上药泡黄酒 6 斤（3L），密封 15 天后，每晚服半两至 1 两（25～50mL）。

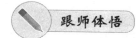
跟师体悟

俗言："内科不治喘"。喘证多发病急骤，病程缠绵，反复发作，病因多端，病变涉及五脏，辨证不易，较难获效。因此，临证时要分清虚实，辨证与辨病相结合，积极治疗原发病，不能见喘治喘。

（1）喘证病分清虚实：实喘在肺，为外邪、痰浊、肝郁气逆，导致邪壅肺气，宣降不利；虚喘责之肺、肾。肺气虚，呼吸功能减弱，则咳嗽无力，气短而喘；肾气虚，不主摄纳，气不归原，则呼多吸少而喘。实喘病久伤正，耗伤肺气，由肺及肾；虚喘复感外邪，或夹痰浊，则病情虚实错杂，每多表现为邪气壅阻于上，肾气亏虚于下的上盛下虚证候。

（2）发作期治肺为主：哮喘易反复发作，感受外邪、情志刺激、饮食不节、环境失宜均可诱发，治疗的关键在于祛痰、止咳、定喘。发作期按照"急则治其标"的原则，祛痰以利肺，寒喘宜温化宣肺，用三拗汤加减；热喘宜清化肃肺，用麻杏石甘汤加减；对于顽痰胶结，气失升降者，宜祛痰理气，用三子养亲汤加减。

（3）缓解期调肾为主：哮喘缓解期多表现为虚证，但有肺虚、脾虚、肾虚之异。肺气虚者，证见自汗畏风、气短乏力，用玉屏风散加减治疗；脾气虚者，证见食少纳呆、痰多便溏，用四君子汤加减治疗；肾气虚者，证见腰酸耳鸣、动则气促，而三脏之中肾为先天之本，为气之根，主纳气归原，使根本得固，故虚喘尤重调肾。阳虚者温补肾阳，用金匮肾气丸加减；阴虚者滋养肾阴，用杞菊地黄丸加减；阴阳两虚者根据主次酌情兼顾。通过补肺健脾益肾，能够增加患者抵抗力，从而减少喘证的复发。

（4）通腑治喘可提效：中医学认为"肺与大肠相表里"，通过经脉互相络属，构成表里关系，生理上肺的宣发肃降可以协助大肠通导大便，保持正常的传导功能；病理上相互影响，无论痰浊、宿便均可导致气机壅阻，大肠腑气不通，也必然会影响肺之肃降导致气逆而喘。因此，临床上对于一些顽喘，可采取"上病下治"，用通腑气以降肺气达到治喘之目的。

22 止咳之道绝非见咳止咳

《素问·咳论》有训："五脏六腑皆令人咳，非独肺也。"咳喘固然是肺系疾病的主要见证，但是不把思路放宽，不顾及脏腑的关联，见咳止咳，单从肺治，则会影响疗效，常常会见咳止咳而咳不止。

比如，咳痰带血，胸满胁胀，苔黄质红，脉来弦数。此乃"木火刑金"，除止咳外还要配以清肝泻肝，如伍用黛蛤散、生栀子、牡丹皮、川楝子、薄荷，甚至要配龙胆泻肝汤方能收咳平血止的疗效。还如干咳咽痒，日久不愈，腰酸膝软，苔净质红少津，脉象细数。此乃"肺肾阴虚"，除止咳外还要配以养阴滋肾，如伍用生地黄、沙参、麦冬、百合、女贞子、旱莲草、芦根，甚至配以六味地黄丸方能咳定津复。又如久咳神疲，汗多气短，苔薄白，舌质淡，脉沉细。此乃"肺脾气虚"，除止咳外还要配以培土生金，如伍用党参、炒白术、云苓、陈皮、生黄芪、黄精，甚至加用参苓白术丸方能咳除神复。再如咳呛失眠，夜重日轻，苔薄黄，舌尖红，脉细数。此乃"心肺火盛"，除止咳外，还要配以清心宁神，如伍用炙远志、炒酸枣仁、夜交藤、竹叶、琥珀粉，甚至配以天王补心丹方能咳止心宁。还有，咳喘喉鸣，纳呆口苦，苔黄腻，脉弦滑。此乃"肺胃实热"，除止咳外，还要配以清胃降逆，如伍用生石膏、知母、生代赭石、蒲公英、生牡蛎、生龙骨、竹茹、枳壳方能咳止胃清。如见咳喘便干，腹胀胸满，苔腻脉滑。此乃"肺热移肠"，除止咳外，还要配以涤肠通腑，如伍用莱菔子、大黄、全瓜蒌、草决明、大腹皮，甚至配以承气汤类方能咳停肠清。

总之，咳乃肺之主症，治咳不能单从肺论，要顾及脏腑之关联，方是止咳之良策。

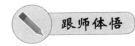 跟师体悟

咳嗽是肺系疾病的主要证候之一，病因有外感、内伤之分。病位在肺，与肝、脾、肾等脏器有关。临床必须审证求因，切勿见咳止咳。

（1）**咳嗽区分外感内伤**：咳嗽是因感受外邪或脏腑功能失调，影响肺的正常宣肃功能，造成肺气上逆而作咳。①外感咳嗽常以风为先导，或夹寒，或夹热，或夹燥，表现为风寒、风热、风燥。因风寒者，肺气失宣，津液凝滞为痰；因风热者，肺气不清，热蒸液聚为痰；因风燥者，燥邪灼津生痰，肺气失于润降，则发为咳嗽。②内伤咳嗽与肝、脾、肾相关。因情志不遂，郁怒伤肝，肝失条达，气机不畅，日久气郁化火，因肝脉布胁而上注于肺，故火气循经犯肺，发为咳嗽；因平素脾运不健，水湿停留，久郁化热，煎熬津液成痰；或过食肥甘辛辣炙煿，酿湿生痰，痰邪犯肺，乃生咳嗽；肾主纳气，若肾脏亏虚，气失摄纳而上逆，也可致咳。

（2）**咳嗽据因辨证论治**：咳嗽是人体祛邪外达的一种病理表现，治疗绝不能单纯见咳止咳，必须根据病因辨证论治。①外感咳嗽。风寒袭肺宜疏风散寒，宣肺止咳，用杏苏散加减。风热犯肺宜疏风清热，宣肺止咳，用桑菊饮加减。风燥伤肺宜疏风清肺，润燥止咳，用清燥救肺汤加减。②内伤咳嗽。痰湿蕴肺宜燥湿化痰，理气止咳，用平胃散合三子养亲汤加减。痰热郁肺宜清热肃肺，豁痰止咳，用清金化痰汤加减。肝火犯肺宜清肺泻肝，顺气降火，用黛蛤散合泻白散加减。肾虚不纳宜补益肺肾，纳气止咳，用麦味地黄汤合参蛤散加减。

（3）**咳嗽病症治疗禁忌**：外感新病多属邪实，忌用敛肺、收涩的镇咳药。误用则致肺气郁遏，不得宣畅，邪气不能外达，继而伤正久咳。必须采用疏散外邪，宣肃肺气之法，因势利导，使肺气宣畅，则咳嗽可止。内伤多属邪实正虚，忌用宣肺散邪法。误用每致阴液耗损，伤及肺气，使正气愈虚。必须采用祛邪止咳，扶正补虚之法，则邪去正复，咳嗽自除。

23　阻断高热发挥辨证优势

中医阻断高热始于东汉张仲景，其名著《伤寒论》首创外感病的"六经"辨证论治，流传至今依然富有临床意义。至清代温病学说兴起，叶天士著《温热论》，创立了"卫气营血"辨证论治体系。吴鞠通著《温病条辨》，补充了"三焦"辨证论治体系。至此中医阻断高热有了完整的理论体系和独特的治疗方药，并取得了明显的临床疗效。其中发挥辨证优势是取效的关键。

20世纪70年代，我们在广安门医院急诊科曾对急性高热110例采用随机单盲分组法分类，西医有明确诊断，体温和病程见表23-1。

表23-1　急性高热患者体温和病程

组别	例数	腋下体温 /℃			病程 / 天			
		39～39.5	39.6～40	40.1以上	1/2	1	2	3
中医治疗组	55	35	15	5	11	25	16	3
西医对照组	55	40	12	3	9	14	20	12

西医诊断和中医辨证见表23-2。

表23-2　急性高热患者西医诊断和中医辨证

组别	例数	西医诊断					中医辨证		
		化脓性扁桃体炎	上呼吸道感染	病毒性感冒	肺炎	泌尿系统感染	风热	风寒	夹湿
中医治疗组	55	28	13	8	5	1	25	8	22
西医对照组	55	25	18	7	3	2	35	10	10

观察方法采用随机卡片抽取定组，抽到中医组按辨证口服中药合剂，肌注中药针剂；抽到西医组，口服 APC，肛用消炎痛（吲哚美辛，下同）栓，肌注安痛定（阿尼利定，下同），静滴 5%G.S1000mL，如血象偏高再加庆大霉素或红霉素。两组均不做物理降温。

风热者口服清解合剂，以连翘、薄荷、白菊花、金银花，浓煎两汁，约 300mL，消毒后封瓶装好，每 2 小时服 150mL，体温降至 38℃ 以下，恢复早晚各 150mL（以下同）。

风寒者口服温解合剂，荆芥穗、防风、苏叶、桂枝。

夹湿者口服祛暑合剂，青蒿、生薏苡仁、藿香。

复方地丁针，紫花地丁、野菊花。

柴荆针，柴胡、荆芥。

疗效对照结果：起效时间（h），治疗组 12.57 ± 0.79，对照组 4.97 ± 0.85，$P < 0.05$。体温复常时间（h），治疗组 34.25 ± 2.72，对照组 82.04 ± 3.63，$P < 0.01$。治疗组给药途径以口服和肌注方式，对照组以口服和静滴方式，虽然降温起效时间西药明显快于中药，但西药降温有反复，故体温复常时间明显长于中药。中药组改善症状和恢复舌脉的疗效也明显优于西药组 $P < 0.05$。试验表明中医辨证论治用药阻断高热具有反复小、疗程短、改善症状明显的特点。

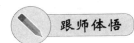 跟师体悟

高热急症证候繁多，病因复杂，临床治疗要分清虚实，区别表里，辨证选方，多法配合。

（1）分清虚实：高热是急症的重要指标。实证多见热势急迫，持续不解，烦渴面赤，尿黄便干，舌红，脉洪数；虚证多见热势缓进，多有波动，气短懒言，尿清便溏，脉象多虚浮。

（2）区别表里：表证多见恶寒发热，鼻塞流涕，苔薄，脉浮紧数；里证则见烦渴便干，舌红苔黄腻，脉沉数。

（3）**辨证选方**：表证偏寒者，选用荆防败毒散加减；表证偏热者，选用银翘散加减；暑湿偏盛者，选用藿香正气散加减。

（4）**刺血疗法**：大椎、耳尖、十宣穴点刺放血，有即时降温效果。

（5）**退热效药**：用羚羊角粉0.3g，每4～6小时服用1次，温水冲服。

24 退热祛邪应当给予出路

　　退热祛邪要给出路，以便使邪排出体外。人体排邪有三条出路：一条是从汗而解，宜分辨寒热湿之别而相对立法，解表祛邪，分辨的关键在于"察舌"。外感病以薄苔为主，故辨色又是关键中的关键。薄白苔为风寒，当辛温解表；薄黄苔属风热，当辛凉解表；薄腻苔为夹湿，一般为上焦湿热，治当佐以化湿之品如选薏苡仁、蔻仁、杏仁、竹叶、车前草等；如在暑天则选加清暑化湿的藿香、荷叶、青蒿、六一散等；苔薄腻兼见消化症状特别是胸脘痞胀呕恶，表明邪入半表半里，属少阳病，应佐选柴胡、黄芩、半夏、菖蒲、薄荷_{后下}；如见苔厚腻，表明邪已入里，为阳明病，既用生石膏、炒苍术清胃，又用莱菔子、全瓜蒌泻腑，注意少用苦寒和香燥药。热邪与湿邪交织，临床最难处理。热者寒之，但苦寒过度会恋湿；湿者燥之，但香燥过量又能助热，要掌握适度，选用清而不寒，燥而不温之品为宜，如生薏苡仁、砂仁、川厚朴、竹叶、竹茹、连翘、车前草、蒲公英、白花蛇舌草等。舌质在太阳病或卫分证中变化较小，但进入阳明病或营血证时则是证候分类的关键：质红热盛，加大清热之力，选用知母、栀子、黄连，还应配虫类通络，提高清热效应，选加僵蚕、蝉蜕、地龙、露蜂房等；质绛热已深入营血，须配清营凉血之品，如选牡丹皮、赤芍、生地黄、羚羊角粉、牛角粉、牛黄粉，此时用鲜生地黄取汁冲服则退热效果更佳，还可伍选镇肝息风的菊花、生石决明、珍珠母、钩藤，可提高清营效应。解表祛邪不宜太过，以防汗多伤心阳。

　　二条是从中焦脾胃化解。除选用清胃的生石膏、知母、生薏苡仁，消导的焦三仙、鸡内金、云苓、陈皮、厚朴、木香、大腹皮外，还要配以运转中枢，升清降浊，使清阳上升，得以卫外，浊阴下降，得以祛邪。运用升降调理，排除邪实，常被忽视，但却是排邪提高疗效的关键之一。升清药可选用升麻、蝉蜕、薄荷、菊花、葛根、川芎、桔梗。降浊药可选用制大黄、莱菔子、车前草、川牛膝、生龙骨、生牡蛎。中焦升降排邪其量比汗法要大，但不能过度以防损伤脾胃健运受纳。

三条是分利两便。从两便排邪，量最大且安全。但也应注意淡渗而不伤津，润便而不伤气。利尿选用车前草、白花蛇舌草、石韦、泽泻、冬瓜仁、桑白皮。润便选用草决明、全瓜蒌、桃仁、莱菔子、白菊花、全当归。

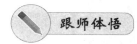

跟师体悟

临证退热祛邪除要给出路外，还应注意三点。

（1）**清法**：清法是通过清热、泻火、解毒、凉血等作用，以清除里热之邪的一类治法。适用于里热证、火证、热毒证以及虚热证等里热病证。里热实证，用大柴胡汤加减清热解毒。热在气分，合白虎汤；小便赤痛者，合八正散；腑实内结者，合大承气汤；热入营血，合清营汤。

（2）**补法**：补法是扶正补虚以退热。适用于正气亏损，脏腑功能失调，虚阳内逆，阴火偏亢。气虚明显者，用补中益气汤加减；血虚明显者，用当归补血汤加减；阴虚明显者，用当归六黄汤加减；阳虚明显者，用回阳救急汤加减。

（3）**禁忌**：解表祛邪不宜太过，以防汗多伤心阳。热者寒之，但苦寒过度会恋湿；湿者燥之，但香燥过量又能助热，要掌握适度，选用清而不寒，燥而不温之品为宜，如生薏苡仁、砂仁、川厚朴、竹叶、竹茹、连翘、车前草、蒲公英、白花蛇舌草等。分利两便，但要注意淡渗而不伤津，通便而不伤气。

25 抽搐之治先追动风之源再定动风之位

　　抽搐系四肢不自主地抽动，甚则颈项强直，角弓反张，口噤不开。俗称"抽风"，中医称作"痉病""瘈疭"。常见于某些传染病、感染性疾病所致的脑膜刺激征、高热、高血压脑病、癫痫、代谢性疾病（糖尿病昏迷、尿毒症晚期、低血糖）引起的惊厥症以及破伤风、手足搐搦症等。

　　抽搐始记于《黄帝内经》。分析其病因属风和湿，病位在肝。《素问·至真要大论》云"诸暴强直，皆属于风"，"诸痉项强，皆属于湿"，"诸风掉眩，皆属于肝"。《金匮要略》专设"痉湿暍病脉证"篇，提出"误治致痉"说，曰："太阳病，发汗太多，因致痉。夫风病下之则痉，复发汗，必拘急。疮家虽身疼痛，不可发汗，汗出则痉。"把外感痉证区分为刚柔两痉："太阳病，发热无汗，反恶寒者，名曰刚痉。太阳病，发热汗出，而不恶寒，名曰柔痉。"张仲景还创建3张治痉效方："太阳病，其证备，身体强，几几然，脉反沉迟，此为痉，栝楼桂枝汤主之。""太阳病，无汗而小便反少，气上冲胸，口噤不得语，欲作刚痉，葛根汤主之。""痉为病，胸满口噤，卧不着席，脚挛急，必齘齿，可与大承气汤。"张介宾则主张血液枯燥而致痉："其病在筋脉，筋脉拘急所以反张，其病在血液，血液枯燥所以筋挛。"《温病条辨》详辨痉之虚实寒热，主张育阴潜阳为治："六淫致痉，实证也；产妇亡血，病久致痉，风家误下，温病误汗，疮家发汗者，虚痉也；风寒、风湿致痉者，寒证也；风温、风热、风暑、燥火致痉者，热证也。""温病七八日以后，热深不解，口中津液干涸，但觉手指掣动，即当防其痉厥，不必俟其已厥而后治也，故以复脉育阴，加入介属潜阳。"《温热经纬》认为痉病系肝风热结和湿阻引起："风温证，身热痰咳，口渴神迷，手足瘈疭，状若惊病，脉弦数者，此热劫津液，金囚木旺，当用羚羊、川贝、青蒿、连翘、知母、麦冬、钩藤之属，以息风清热。""发痉，神昏……若大便数日不通者，热邪闭结肠胃，宜仿承气微下之例。""湿热证，三四日即口噤，四肢牵引拘急，甚则角弓反张，此湿热侵入经络脉隧中。"《证治汇补》提出"痰火内炽"和"血不养筋"病机："昏冒不醒，口眼㖞斜，手足搐搦，左右摇动者，风痰也；若发热面赤，喘嗽生痰者，痰火也。大致由痰火内炽，风热外煽，相搏而成也。""精则养神，柔则养筋，故气虚筋惕，当用参芪以补之，手得血而能握，足得血而能步，故血虚筋惕，当用归地以润之。"《医学正传》主张分别外感和内伤："昔之所谓刚柔二痉者，当以虚实论之是也。一属外感，一属内伤。属外感者为刚痉……属内伤者为柔痉。"《临证指南医案》提出"水不涵木"说："五液劫尽，阳气与内风鸱张，遂变为痉。""水不涵木，木少滋荣，故肝阳偏亢……肢体拘挛。"《杂病广要》主张"十全大补"治痉："常见痉病，多起于产后及伤寒汗下后，气血大亏，不能荣筋，筋强而然，须十全大补，少佐附子，以行参芪之气补卫，引归地之性补荣，妙甚。"《嵩厓尊生书》主张："痉以虚为本，兼火，兼痰，不可能用风药，宜补血降火，清痰祛湿。平木痉风汤，首乌、当归、白芍、黄连、牛膝、秦艽、荆芥、南星、木瓜、钩藤。"

以上为各家对抽搐的代表性观点，归纳起来抽搐的病机有五个：热极生风、肝阳化风、外邪阻络、风毒外侵以及虚风内动。抽搐之治必须追究动风之源，以图其本。因抽搐总由风邪引发，故其治法针对外邪要祛风，针对内风要息风。其动风之源则有热、毒、痰、瘀、虚五因，故抽搐的治法有七则。

● **祛风**

荆芥、防风、羌活、藁本、川芎、菊花。

● **息风**

地龙、僵蚕、蝉蜕、钩藤、天麻、生龙骨、生牡蛎。

● **清热**

生石膏、知母、制大黄、葛根、生栀子、牡丹皮。

● **解毒**

金银花、连翘、蒲公英、野菊花、板蓝根、黄连。

● **祛痰**

胆南星、天竺黄、竹茹、竹沥水、清半夏、礞石、全瓜蒌、白附子、海浮石、贝母、莱菔子。

● **化瘀**

丹参、牡丹皮、赤芍、泽兰、益母草、三七、王不留行。

● **补虚**

生黄芪、当归、生地黄、黄精、仙鹤草、枸杞子、玄参、鳖甲、龟板、鸡血藤。

动风之病位对治疗亦有影响。痉病的病位先则肝心，继则脾肾。在肝心时以实证居多，入脾肾时则以虚证为主。针对病位不同，配以相应的引经药，也是提高止痉疗效的关键之一。

● **心经**

黄连、竹叶、琥珀粉、菖蒲、郁金、炙远志。

● **肝经**

菊花、川楝子、生石决明、草决明、薄荷、羚羊角粉。

● **脾经**

葛根、升麻、大枣、白扁豆、云苓、炒白术。

● **肾经**

女贞子、旱莲草、川牛膝、川续断、菟丝子、蛇床子。

止痉还可投特效奇药：干海参肠、僵蚕、水蛭、荆芥穗炭按2：2：1：3研末，用石菖蒲30g煎水送服，每次3g（可装入胶囊服用），每天2次。如系癫狂致痉者再配用攻下法以泻火涤痰，可重用大黄、青礞石、白矾、全瓜蒌、玄明粉或礞石滚痰丸，但要中病即止，以防伤正。

痉病还应调理生活，特别要避免情绪激动，保持心态平衡，心情愉快。另外要忌口辛辣刺激食品，可辅助食疗：薏苡仁芡实粥（薏苡仁30g、芡实30g、莲肉20g、藕60g、红枣10g煮粥食用），苦瓜萝卜汤

（苦瓜 60g、白萝卜 90g 煮汤食用），川贝母梨（鸭梨 1 个去心，内纳川贝母粉 20g，蒸食），山楂茶（生山楂 20g、草决明 30g、白菊花 5g，泡茶代饮）。

痉止后尚需服 1 ～ 2 个月丸药以巩固疗效，防止复发。丸药可按下列功用辨证配伍。

●**调肝**

加味逍遥丸。

●**宁心**

牛黄清心丸。

●**健脾**

参苓白术丸。

●**补肾**

杞菊地黄丸。

●**豁痰**

礞石滚痰丸。

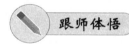
跟师体悟

抽搐为临床常见急症、重症。中医治疗必须辨明外感与内伤、虚证与实证。在治疗上，外感者，是由于风寒湿等外邪侵袭，壅滞经络而致，当先祛其邪气，用羌活胜湿汤加减，祛风散寒，和营燥湿；若热邪入里，消灼津液，脉络失养，当泄热存阴，用羚角钩藤汤加减，或冲服安宫牛黄丸，泄热存津，息风止痉。内伤者，多由误治或他病引起津伤液脱，阴津耗散，筋脉失养，当以滋阴养血为大法，用四物汤合大定风珠加减，益气养血，滋阴止痉。此外，肝主筋，主风主动，故抽搐治疗，在辨证用药的基础上，常酌加天麻、钩藤、白芍、石决明、代赭石、全蝎、蜈蚣等平肝柔肝，镇静安神，息风止痉之品，以提高疗效。

26 厥证治重"镇肝""开窍""通阳"及其九法

厥和脱是两个病证。《类经·厥逆》曰:"厥者逆也,气逆则乱,故忽为眩仆脱绝,是名为厥。"《临证指南医案·脱》曰:"阳气骤越,阴阳相离,汗出如油,六脉垂绝,一时急迫之证,方名为脱。"厥证有三种表现:突发昏厥,不知人事;寒逆之气由腹部上逆心胁;四肢逆冷。脱证分两种:亡阴和亡阳,或称阴脱和阳脱。有的医家将厥脱合称,类似于西医的休克。

厥证始记于《黄帝内经》,专设"厥论",载有九厥。《素问·大奇论》的"暴厥"。《素问·生气通天论》的"煎厥""惊厥""痿厥"。《素问·厥论》的"寒厥""热厥"。《素问·缪刺论》的"尸厥"。《素问·五脏生成》的"厥疝"。《素问·阴阳应象大论》的"厥气"。《伤寒论》《金匮要略》论厥以手足逆冷为主:阳虚厥逆(脏厥)用四逆汤(353条,384条)、通脉四逆汤(317条)、白通汤(315条)、茯苓四逆汤(69条);血虚寒厥用当归四逆汤(351条);热深厥深用白虎、承气类(335条);蛔厥用乌梅丸(338条);气郁而厥用四逆散(318条);寒饮厥逆用赤丸;阳虚寒厥用乌头桂枝汤(《金匮要略》第十篇);寒闭厥逆用橘皮汤(《金匮要略》第十七篇)。《景岳全书》专设"厥逆"篇,分为"气厥"和"血厥",并以虚实来辨证,曰:"气厥之证有二,以气虚、气实皆能厥也。""血厥之证有二,以血脱、血逆皆能厥也。""伤寒之厥,辨在邪气,故寒厥宜温,热厥宜攻也。内经之厥,重在元气,故热厥当补阴,寒厥当补阳也。"《儒门事亲》立专论记载肢厥和昏厥,并将昏厥分为尸厥、痰厥、酒厥、气厥和风厥。总之历代医家大致把厥证分为两类:一类是四肢厥冷,另一类是昏厥不省。

脱证亦始记于《黄帝内经》。以病机对脱证做出分类，有精、气、津、液、血五脱。《灵枢·决气》云："精脱者，耳聋。气脱者，目不明。津脱者，腠理开，汗大泄。液脱者，骨属屈伸不利，色夭，脑髓消，胫酸，耳数鸣。血脱者，色白，夭然不泽，其脉空虚。"《类证治裁》则以部位论脱，曰："上脱者，喘促不续，汗多亡阳……即脱阳也。下脱者，血崩不止，大下亡阴……即脱阴也。上下俱脱者，类中眩仆，鼻声鼾，绝汗出，遗尿失禁，即阴阳俱脱也。"《医理真传》主张治脱宜调阴阳，曰："治分新久，药贵引用，新病者，阴阳相乘，补偏救弊，宜用其偏。久病者，阴阳渐入……宜用其平。"《寓意草》曰："引用之法，上脱者用七分阳药，三分阴药而夜服，从阴以引其阳；下脱者用七分阴药，三分阳药而昼服，从阳以引其阴。"《寓意草》曰"善调者，使坎中之真阳上升……使离中之真阴下降。"《医学衷中参西录》推崇山萸肉救脱，曰："萸肉救脱之功较参术芪更胜。"总之，历代医家对亡阳、亡阴相当重视，且以调其阴阳为治，对后世颇有启迪。

厥证的病机有两个：一是气逆，二是窍闭。上逆之气有三种：肝逆者眩晕，胃逆者呕呃，肺逆者咳喘。常常是气逆在先，血、痰、暑、热随气而升，产生厥证。窍有两闭：一是阻闭心窍而猝仆，二是阻闭阳气，不能外达而肢厥。因此治厥大法当为镇肝、开窍和通阳。

● **镇肝**

旋覆花、代赭石、沉香粉、乌药、天麻、钩藤、菊花、草决明、夏枯草、珍珠母、生石决明。

● **开窍**

琥珀粉、石菖蒲、炙远志、川芎、黄连、肉桂、竹叶、玄参、连翘。另可动用中药"三宝"：凉开用至宝丹，温开用苏合香丸，豁痰用安宫牛黄丸。

● **通阳**

理气活血用四逆散（柴胡、枳壳、白芍、甘草）。

温经活血用当归四逆散（当归、桂枝、白芍、细辛、木通、大枣、甘草）。

回阳救逆用四逆汤（附片、干姜、甘草）。

厥证虽有虚实寒热之别，但常见兼证，故伍用相应的治法方可止厥。据不同的兼证常用9法。

● **宽胸理气法**

胸满腹胀，善太息，脉弦。

苏梗、蔻仁、沉香粉（冲）、乌药、大腹皮、旋覆花（包）、青皮、枳壳、佛手、厚朴、桑白皮。

● **平肝潜阳法**

眩晕，目赤，胁胀，易怒，急躁，脉弦数。

菊花、钩藤、白芍、珍珠母、生石决明、草决明、生龙骨、生牡蛎、磁石、地龙、天麻、夏枯草。

● **和胃降逆法**

呕恶，呃逆，脘胀，纳呆，苔腻，脉滑。

竹茹、苍术、砂仁、陈皮、法半夏、云苓、藿香、佩兰、炒橘核、柿蒂、炙枇杷叶。

● **清热化痰法**

咳喘痰黏，头重口黏，舌苔黄腻，脉象滑数。

竹沥水、全瓜蒌、莱菔子、胆南星、贝母、礞石、葶苈子、海蛤壳、海浮石、桔梗、射干。

● **消导和中法**

嗳腐吞酸，厌食脘胀，舌苔厚腻，脉象弦滑。

莱菔子、焦三仙、生鸡内金、木香、青皮、蒲公英、连翘、大腹皮。

● **安神宁志法**

失眠怔忡，心烦且悸，舌苔薄黄，脉象细数。

琥珀粉、夜交藤、炒酸枣仁、云苓、炙远志、柏子仁、黄连、肉桂、川芎、菖蒲、郁金。

● **清暑生津法**

盛夏冒暑，头晕汗多，口渴喜饮，乏力肢困，舌红苔黄，脉象细濡。

藿香、荷梗、青蒿、薄荷、生薏苡仁、竹叶、金银花、石斛、六一散、西洋参。

● **健脾益气法**

气短乏力，纳差口淡，脘胀便溏，舌苔薄白，脉象沉细。

生黄芪、党参、白术、扁豆、山药、黄精、大枣、仙鹤草。

● **养血敛阴法**

头晕面白，心悸口干，五心烦热，苔净质红，脉象细数。

生地黄、白芍、当归、五味子、北沙参、鸡血藤、何首乌、麦冬、女贞子、百合、乌梅、龟板。

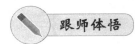

跟师体悟

厥证属内科常见的危急重症。引起厥证的病因主要有情志内伤、体虚劳倦、亡血失津、饮食不节等方面。而其病机是气机逆乱，升降乖戾，气血阴阳不相顺接。厥证的预后，主要取决于正气的强弱，病情的轻重，以及抢救治疗是否及时、得当。发病之后，若呼吸比较平稳，脉象有根，表示正气尚强，预后良好。反之，若气息微弱，或见昏愦不语，或手冷过肘，足冷过膝，或脉象沉伏如一线游丝，或如屋漏，或散乱无根，或人迎、寸口、趺阳之脉全无，多属危候，预后不良。

27 气血痰食暑脱六种厥脱诊治

【气厥】

要辨虚实。实者肝郁气逆，证见口噤握拳，息粗肢冷，舌苔薄白，脉象沉弦。治当理气开郁，四逆散为主方（理气用柴胡、枳壳，和血用白芍、甘草）。虚者阳衰下陷，证见面白汗出，息微肢冷，苔白质淡，脉象沉弱。治当回阳救逆，重用参附汤。

【血厥】

亦辨虚实。实者气逆血菀，证见牙关紧闭，面青唇紫，苔黄质红，脉象沉弦。治当理气活血，膈下逐瘀汤为主方（理气用乌药、香附、枳壳、延胡索，活血用桃红四物汤）。虚者血虚不固，证见面白唇淡，口张震颤，自汗肤冷，息微舌淡，脉细无力。治当益气固脱，人参养荣丸为主方（八珍汤去川芎加生黄芪、肉桂、五味子、远志、陈皮、姜、枣）。

【痰厥】

系痰随气升，上闭清窍。证见喉鸣息粗，胸闷吐涎，舌苔白腻，脉象沉滑。治当豁痰行气，导痰汤为主方（豁痰用温胆汤、二陈汤，行气用枳壳）。

【食厥】

系暴饮暴食，食阻中焦。证见脘腹胀满窒塞，舌苔厚腻，脉象滑实。治当导滞下行，小承气汤合平胃散（大黄、厚朴、枳壳、陈皮、苍术、甘草）。

【暑厥】

盛暑中邪，暑热犯心。证见头晕身热，胸闷面赤，继而猝仆，舌苔干红，脉细濡数。治当清暑开窍，用人参白虎汤、玉枢丹。

【脱证】

应分阳脱和阴脱。阳脱者，阳气暴脱。证见面色苍白，大汗淋漓，气短息微，表情淡漠，形寒肢厥，舌淡无苔，脉来沉弱或微细欲绝。急当回阳救逆，重用人参四逆汤。阴脱者，阴液大伤或温热灼津。证见高热烦躁，口渴喜饮，面色苍白，心悸汗多，尿黄便燥，肢厥不温，舌燥红绛，脉来细数或微细欲绝。急当救阴固脱，重用《景岳全书》的固阴煎（人参、生地黄、黄精、山萸肉、生黄芪、山药、麦冬、五味子、甘草）。

总之，厥脱的诊治首要是辨虚实，先救急后调治。一般虚证多属寒，自汗息微，脉沉细而微，当回阳固脱，可灌肠参附汤，静滴参附针、生脉针、参麦针，灸神阙、关元、足三里。固脱的中药：人参、附片、干姜、五味子、麦冬、炙甘草、当归、山萸肉、葱白、黄精、生龙骨、生牡蛎。实证多属热，口噤息粗，脉沉实而细，当开窍醒神，可灌肠玉枢丹、安宫牛黄丸、紫雪散，静滴清开灵、双黄连粉针，肌注穿琥宁，针人中、涌泉、合谷，十宣放血。开窍的中药：菖蒲、枳壳、青皮、胆南星、川芎、生石膏、制大黄、羚羊角粉。

针灸和外治对厥脱有明显的辅助作用，要发挥综合救治的优势。一般闭证可取人中、百会、大椎、合谷、足三里、曲池、八邪、八风、涌泉及十宣、委中点刺放血；脱证可灸神阙、关元、气海、肾俞、命门、足三里、三阴交、血海、中脘。耳针也可配合，如取皮质下、肾上腺、内分泌和神门。外治法在《医述》和《百宝秘录》中记有以葱白、食盐炒热后熨脐或腹。《医述》中还记有食醋投入烧红的炭块以醋熏口鼻或用开噤散或细辛、皂角末吹鼻取嚏法等。

厥脱诊治还要祛除诱因，防止复发。气血厥之实证，诱因常见精神刺激，除强调心平气和外，平时可服逍遥丸；血厥可加丹七片、复方丹参片；气厥虚证，诱因常见过劳、失眠、饥饿、受寒，除强调劳逸结合外，可服香砂六君子汤和香砂养胃丸；血厥虚证诱因常见失血，特别是月经和产后，可常服人参归脾丸；痰厥的诱因常见体胖和肥甘，可常服二陈汤、越鞠保和丸；食厥诱因常见暴饮暴食，要常服保和丸；暑厥诱因常见烈日、高温，可常服十滴水、藿香正气胶囊。

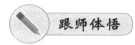 **跟师体悟**

厥证的治疗，首先要分清虚实，进行急救。如呼吸气粗，四肢僵直，牙关紧闭，脉沉弦或沉伏者，一般先用搐鼻散取嚏；如不应，随后灌服苏合香丸或玉枢丹，以开窍醒神。如果高热烦躁，邪陷心包而昏厥者，可用安宫牛黄丸、至宝丹或紫雪丹以清热开窍醒神。如见呼吸微弱，张口汗出，肤冷肢凉，脉沉微细者，可急用参附汤灌救，以回阳固脱。如见舌红，脉细数，汗出而热者，宜用生脉散以益气救阴。临床药理研究表明：参附汤、生脉散均有强心升压，改善微循环，增强机体的免疫力，提高组织细胞对缺血缺氧的耐受性，同时还有良好的清除氧自由基，防止内源性细菌及内毒素攻击等作用。其次，配合针刺人中、四神聪、涌泉，以促其苏醒。必要时，可采取中西医配合治疗，及时救治。

28 癫狂之治豁痰为先

　　王冰补注的《黄帝内经·素问》释名云:"多喜为癫,多怒为狂。"《难经·二十难》则释为:"重阳者狂,重阴者癫。"癫证哭笑无常,语无伦次,静而多喜,犹如忧郁型精神分裂症;狂证妄躁打骂,弃衣登高,动而多怒,犹如狂躁型精神分裂症。临床上两证常常兼见并互相转化,均属神志异常的精神疾病。

　　"癫狂"始记于《黄帝内经》,详述其病因病机及治疗预后。在《灵枢经》中还专设"癫狂"篇。

　　病因:"诸躁狂越,皆属于火"(《素问·至真要大论》),"肺喜乐无极则伤魄,魄伤则狂"(《灵枢·本神》)。

　　病机:"邪入于阳则狂……搏阳则为癫疾"(《素问·宣明五气》),"阴不胜其阳,则脉流薄疾,并乃狂"(《素问·生气通天论》),"阴阳复争而外并于阳,故使之弃衣而走也"(《素问·脉解》),"血并于阴,气并于阳,故为惊狂"(《素问·调经论》)。

　　治疗:"夫食入于阴,长气于阳,故夺其食即已,使之服以生铁落为饮"(《素问·病能论》),"治癫疾者,常与之居,察其所当取之处,病至,视之有过者泻之"(《灵枢·癫狂》)。

　　预后:"呕多沃沫,气下泄,不治……癫疾者,疾发如狂者,死不治"(《灵枢·癫狂》)。

　　《难经》以症辨癫狂,曰:"狂疾之始发,少卧而不饥,自高贤也,自辨智也,自倨贵也,妄笑好歌乐,妄行不休是也。癫疾始发,意不乐,僵仆直视。"(《难经·五十九难》)《金匮要略》主张"阴气衰者为癫,阳气衰者为狂"。《备急千金要方》认为"风邪"为患，曰："风入阳经则狂，入阴经则癫。"刘河间提出"火旺水衰"论，曰："心火旺则肾水衰，乃失志而狂越。""喜为心志，故心热甚则多喜而为癫也；怒为肝志，火实制金，不能平木，故肝实则多怒而为狂也。"朱震亨以"痰"立论，曰"大卒多因痰结于心胸间"，提出"大吐下"立法。《医学正传》以虚实辨之，曰"大抵狂为痰火实盛，癫为心血不足""狂宜乎下，癫则宜乎安神养血兼降痰火"。《证治要诀》认为"痰迷心窍"，主张"治痰宁心"，曰："癫狂由七情所郁遂生痰涎，迷塞心窍。"《古今医统大全》首次鉴别癫和痫，曰："盖癫为心病而属实者多，痫为五脏兼病，而属虚者多。"《证治准绳》进一步从证候上鉴别癫狂痫，曰："癫者或狂或愚，或歌或笑，或悲或泣，如醉如痴，言语有头无尾。""狂者，病之发时，猖狂刚暴……甚则登高而歌，弃衣而走。""痫病，发则昏不知人，眩仆倒地，不省高下，甚而瘛疭抽掣，目上视或口眼㖞斜，或口作六畜之声。"《医林改错》开创瘀血致病说，曰："癫狂一证……乃气血凝滞脑气。"

癫狂的主要病机为"痰迷心窍"，故其治以豁痰为先。癫病多属痰气，狂病多属痰火。前者涤痰为主，还应理气解郁；后者逐痰为主，还应泻火开窍。两者虽异但又有联系：癫病经久，痰郁化火，可转狂病；狂病日久，郁火宣泄而痰气留滞又可见癫病。癫狂常并称合法。治癫狂初期抓住痰浊肝火，治重祛痰泻肝，以导痰汤合生铁落饮为主。祛痰主药为胆南星、天竺黄、法半夏、莱菔子、全瓜蒌、僵蚕、石菖蒲，泻肝主药为生铁落、川大黄、玄参、夏枯草、生栀子、牡丹皮、龙胆草。后期应注意脾虚心损，治重健脾宁心，以六君子汤和养心汤为主方，健脾主药为党参、白术、云苓、白扁豆、生薏苡仁，养心主药为炒酸枣仁、柏子仁、炙远志、当归。痰浊要有出路，故下法在癫狂的治疗中占重要地位。攻下数次，癫狂发作常可明显缓解，一般可重用大黄、礞石、全瓜蒌、草决明、桃仁、玄明粉或服礞石滚痰丸。但攻下易伤正，应当中病即止，不能长用久服。

癫狂常由七情所作，除"意疗"外还应伍用清肝解郁之品，如柴胡、郁金、川楝子、生栀子、夏枯草。痰浊闭窍而癫狂发作还应伍用开窍之品，以凉开为主，如蝉蜕、川芎、琥珀、桔梗、黄连、连翘。

癫狂豁痰，辅以针灸可以提高疗效，一般发作期应开窍镇静，取百会、人中、内关及少商刺血。缓解期应健脾固本，取足三里、三阴交、关元，隔姜灸神阙。

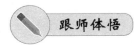
跟师体悟

癫狂发病不受年龄、性别、地区影响。癫狂的发生因七情内伤、饮食失节、禀赋不足，损及心、脾、肝、胆，导致脏腑功能失调和阴阳失于平秘，进而产生气滞、痰结、郁火、血瘀等，蒙蔽心窍或心神被扰，神明逆乱，而引发神志异常。

（1）癫狂辨治：癫证属痰气郁结而病程较短者，投以疏肝解郁、祛痰开窍之法，方用四逆散、柴胡疏肝散、涤痰汤、温胆汤等加减方可获效。痰结化热、生火、致瘀，故治疗以清热涤痰为主，多用导痰汤、涤痰汤、黄连温胆汤加减，加菖蒲、远志、藿香、郁金等增强开窍之力。狂证多见骤起，痰火扰心，急投以泻火逐痰之法，可用生铁落、大黄、黄芩、黄连、礞石、竹叶、木通等，病情多可迅速缓解。若狂证治疗后郁火宣泄而痰气留滞转化为癫证，治疗以解郁祛痰、宁心安神为主，也可取得一定疗效。若延误治疗，迁延日久，或愈后多次复发，则病情往往转重。

（2）通腑醒神：通腑具有荡涤肠胃、泻下积滞的作用，使停留于肠胃的宿食、燥屎、瘀血、痰饮、火热之邪从下而解，以消除疾病，达到醒神的目的。临床常用大黄通腑泄热。因大黄气味浓重，直降下行，走而不守，有斩关夺隘之力，故号将军。《黄帝内经》云："下者，引而竭之。"治癫狂，不管大便干结与否，皆使用下法，祛邪以安正。《神农本草经》谓之能"推陈出新"。通腑可使患者腹中空空，邪无从生，癫而无精神，狂而无力气，情绪稳定，利于康复。

（3）精神调摄：癫狂之病多由内伤七情而引起，所以除药物治疗外，心理疗法也同样重要。医生首先要掌握引起患者心理障碍的原因，分析心理障碍的不同类型，针对病因病症开展心理治疗。同时，患者要保持精神愉快，避免精神刺激，怡养性情，起居有常，劳逸适度，保持大便通畅。其次，鼓励患者拜会亲友、谈心读报、收看轻松娱乐性电视，或者组织患者参加娱乐活动，对患者治疗和恢复十分有益。

29　脘腹痛寒热虚实之辨和"通则不痛"八法

脘腹痛指胃脘以下至耻骨以上部位的疼痛。腹部内居脾胃、肝胆、大小肠、膀胱、肾和胞宫。系手足三阴、足少阳、足阳明、冲任带脉的循行部位，《黄帝内经》专有"举痛论"，首次提出疼痛的病机在于"小络急引""泣而不行""闭不通"。《金匮要略》据证组方，有的至今仍效验，如肠鸣腹痛，胸胁逆满用附子粳米汤。痛而闭用厚朴三物汤。按之心下满痛用大柴胡汤。绕脐痛，手足厥用大乌头煎。腹胁痛而里急用当归生姜羊肉汤。腹痛手足不仁逆冷兼身疼用抵当乌头桂枝汤。《伤寒论》重于虚痛论治。中焦虚寒，腹中急疼用小建中汤（102条），营伤腹疼用芍药甘草汤（29条），肾虚寒痛用通脉四逆汤（317条）。《诸病源候论》提出："久痛属虚。"《医学真传》创立"通则不痛"的治则，而且提出通法不单是"下泄为通"，凡调经、和血、补虚、散寒、上举、和解、消导均属通法。《临证指南医案》提出"久痛入络"的论点，主张虫类剔络止痛。

综上所述，治疗脘腹痛必须有寒热虚实之辨。张介宾对此曾有精辟的论述："凡痛而胀闭者多实，不胀不闭者多虚。拒按者为实，可按者为虚。喜寒者多实，爱热者多虚。饱而甚者多实，饥而甚者多虚。脉实气粗者多实，脉虚气少者多虚⋯⋯痛在经者，脉弦大；痛在脏者，脉沉微。"

辨痛之虚实见表29-1。

表 29-1　辨痛之虚实

	按	食	喜	感	度	气	面	舌	脉
实痛	拒	饱	寒	胀闭	暴	粗	青黑赤	苔黄质红	弦滑

续表

	按	食	喜	感	度	气	面		舌	脉
虚痛	喜	饥	热	空虚	缓	短	黄	白	苔白质淡	沉细

实痛属热，虚痛属寒。胀痛为气滞，刺痛属血瘀，饱痛为食阻，麻痛发沉属痰浊，阵痛顶撞为虫积。总之实痛以暴痛喜按，苔白脉迟为主，常选投制大黄、牡丹皮、赤芍、青皮、全瓜蒌、黄芩、丹参、苏木、柴胡、三七、川楝子、延胡索、薏苡仁、蒲公英；虚痛以隐痛喜按，舌淡脉细为主，常选投生黄芪、当归、党参、白术、白芍、炙甘草、蛇床子、饴糖。

脘腹痛，"通则不痛"常用八法。

● **调气**：川楝子、延胡索、柴胡梢、炒橘核、青皮、陈皮、木香、香附、郁金、厚朴。

● **和血**：丹参、当归、三七、川芎、苏木、乳香、没药、蒲黄、赤芍、桃仁。

● **散寒**：高良姜、乌药、干姜、蔻仁、沉香。

● **温经**：桂枝、川椒、小茴香、云南白药。

● **补中**：生黄芪、党参、白芍、附片、云苓、炙甘草、黄精、大枣。

● **消导**：莱菔子、焦三仙、生鸡内金、枳壳、大腹皮。

● **泄热**：连翘、蒲公英、制大黄、全瓜蒌。

● **驱虫**：乌梅、槟榔、使君子、南瓜子、醋。

脘腹痛8个对症加减法。

● **泛酸**：生龙骨、生牡蛎、煅瓦楞子、海螵蛸、吴茱萸、川黄连、川贝母、鸡蛋皮。

● **呕恶**：旋覆花、生代赭石、伏龙肝、苏梗、竹茹、车前草、生姜。

● **纳呆**：生薏苡仁、砂仁、白扁豆、石菖蒲。

● **腹泻**：煨葛根、泽泻、山药、黄芩、五味子。

● **尿少**：竹叶、桑白皮、白花蛇舌草、泽兰、冬瓜皮子。

●**黄疸**：茵陈、金钱草、板蓝根、姜黄、生栀子、黄柏。

●**溃疡**：白及、川贝母、百草霜、白矾。

●**调经**：益母草、鸡血藤、伸筋草、蛇床子、女贞子、泽兰、川续断、生杜仲、桑寄生。

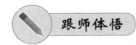

腹痛是临床上极为常见的一个症状，腹部内居肝胆、脾胃、肾、大小肠、膀胱、胞宫等脏腑，并为手足三阴、足少阳、足阳明、冲任带脉等经脉循行之处，发病涉及脏腑与经脉较多，病理因素主要有寒凝、火郁、食积、气滞、血瘀，病理性质不外寒、热、虚、实四端。如涉及肠腑，可伴有腹泻或便秘；寒凝肝脉痛在少腹，常牵引睾丸疼痛；膀胱湿热可见腹痛牵引前阴，小便淋沥，尿道灼痛；蛔虫作痛多伴嘈杂吐涎，时作时止；血瘀腹痛常有外伤或手术史；少阳表里同病腹痛可见痛连腹背，伴恶寒发热，恶心呕吐。

治疗腹痛多以"通"字立法，正如《医学真传》说："夫通则不痛，理也。但通之之法，各有不同。调气以和血，调血以和气，通也；下逆者使之上行，中结者使之旁达，亦通也。虚者，助之使通，寒者，温之使通，无非通之之法也。若必以下泄为通，则妄矣。"实者攻之，饮食积滞者，用枳实导滞丸加减，消食导滞止痛；虚者补之，如中虚脏寒证，用小建中汤加减，温中补虚止痛；热者寒之，如湿热壅滞证，用大承气汤加减，泄热通腑导滞；滞者通之，如肝郁气滞证，用柴胡疏肝散加减，疏肝理气止痛。随症加减，或寒热并用，或攻补兼施，灵活遣方用药。

30 结肠炎的灌肠法

结肠炎可分过敏性和溃疡性两种，常常见左下腹痛，腹泻或便带黏冻脓血，经久难愈。一般口服药难达病所，是临床治疗的难题。如果采用辨证中药保留灌肠，则可取得显效。辨证分脾虚和湿热两类。

● 脾虚证

腹痛隐隐，便带黏冻，纳差气短，苔薄白，舌质淡，脉沉细。投以健脾的异功散加减。

炒白术 15g	云 苓 15g	陈 皮 15g	白参 3g^{另煎}（党参 15g）
生杜仲 15g	炒白芍 15g	炙甘草 10g	木 香 10g
煨葛根 15g	仙鹤草 15g	生地榆 30g	乌 梅 15g

● 湿热证

左下腹痛，便前更著，便带脓血，纳呆恶心，舌苔黄腻，脉象滑数。投以清里的葛根芩连汤加减。

煨葛根 30g	川黄连 15g	黄 芩 10g	木 香 10g
生薏苡仁 15g	延胡索 10g	生地榆 30g	马齿苋 30g
蒲公英 15g	苦 参 30g	川楝子 10g	

以上两方均浓煎 2 次，取汁 200mL 左右。每晚灌肠 1 次，每次 100mL，肛管插入 15cm 处（结肠部位），保留 3 小时以上，保留时间越长疗效越好。10 次为 1 个疗程。

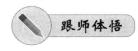

跟师体悟

结肠炎缠绵反复，经久难愈。一般口服药难达病所，而中药保留灌肠可直达病灶，疗效较好。

（1）灌肠疗法：结肠炎为什么要采用灌肠疗法？因为结肠炎是一种慢性的非特异性的结肠炎症，疗程较长，不易治愈。结肠炎这种病看似是小病，可是危害却非常大，不仅患者左下腹痛，腹泻或便带黏冻脓血，而且如果治疗不及时，还可能引发结肠癌。如口服汤剂，一者长时间使患者依从性降低，二者会加重肝脏负担，三者不能直达病所，所以要采取灌肠疗法。中药灌肠能使药物直达病灶，提高肠内局部用药的浓度，同时由于大肠的吸收能力很强，药物经灌肠后可混合于直肠腺体的分泌液中，透过黏膜后经直肠上、中、下静脉和直肠淋巴系统而被吸收，可以使药物的利用得到充分的发挥，所以灌肠是治疗结肠炎较佳的治疗方法。

（2）用药特点：灌肠药物除采用沈师辨证脾虚证用异功散和湿热证用葛根芩连汤加减外，还可根据不同病证选择使用以下药物。黄连、蒲公英、败酱草、白花蛇舌草能清热解毒，清除结肠表面的溃疡；白及、三七粉有高度的黏性，具有保护创面，促进黏膜修复的作用。便脓多者，可加锡类散、西黄丸以增强化浊解毒之力；便血多者，加云南白药以增强止血之功。慎用补涩药，如五味子、乌贼骨等。暴泻不可骤涩，恐闭门留寇也。而久泻虽缠绵时日，久泻多虚，常理也。但久泻原因复杂，在病程中寒热夹杂、虚实互见者常常有之，万万不可以久泻必虚，或急于求成，忙于补涩。若夹他邪，则恐"炉烟虽息，灰中有火也"，恐变为他证，影响治疗。

31 吐泻之治"抓虚实两纲""辨寒热两性""追痰滞两因""纠阴阳两伤"

　　吐泻急作也称暴吐暴泻,是常见的急重症。暴吐者系胃气上逆,胃内容物突然涌出,反复发作,多见于急性胃炎、幽门痉挛或梗阻、急性胆囊炎、妊娠恶阻、中枢神经系统疾患及神经性呕吐;暴泻系气机升降失司,突然暴泻如倾,频繁多水,伴有腹痛肠鸣,随之气脱津损,出现失水形证,多见于急性肠炎、痢疾、秋季腹泻及食物中毒。

　　《黄帝内经》提出呕吐的病因:"寒气客于肠胃"(《素问·举痛论》),"火郁之发"(《素问·六元正纪大论》),"诸逆冲上,皆属于火……诸呕吐酸……皆属于热""太阴之复,湿变乃举"(《素问·至真要大论》)。

　　《伤寒论》将呕吐列作脾胃主症,用半夏、生姜为主药,共组方21首(见方药篇)。

　　《金匮要略》设专篇详述呕吐和哕,并组建10首效方(见方药篇)。

　　《金匮要略》还第一次提出"胃反"证,并认为有时呕吐是一种保护性反应,不应止呕,"呕家有痈脓,不可治呕""病人欲吐者,不可下之"。可见张仲景在《伤寒论》和《金匮要略》中对呕吐的寒热虚实之辨十分详尽,并创组数十首效方,有的至今仍沿用,对后世医家有较大的示范价值。

　　《古今医统大全》认为:"猝然而呕吐定是邪客胃腑,在长夏暑邪所干,在秋冬风寒所犯。"《仁斋直指方》则将呕吐分成胃寒、胃热、痰水、宿食、脓血、气攻和风邪七类。《景岳全书》则以虚实来分辨,而且提出相应的治法:实证者"或暴伤寒凉,或暴伤饮食,或因胃火上冲,或因肝气横逆,或因痰饮水气聚于胸中,或以表邪传里聚于少阳、阳明之间",

"治当和胃降逆";虚证者"此既无邪,必胃虚也","如胃阳不振宜温中,如胃阴不足则滋养","凡胃气本虚而或停滞不行者,是又虚中有实,不得不暂以清理,然后可以培补;又或虽有停滞,而中气虚困不支者,是又所急在虚,不得不先顾元气而略兼清理。"

暴泻也首载于《黄帝内经》。《素问·气交变大论》记有"注下""飧泄""骛溏"等病名。病因病机方面《素问·生气通天论》曰风:"春伤于风,邪气留连,引为洞泄";《素问·金匮真言论》曰寒:"长夏善病,洞泄寒中";《素问·阴阳应象大论》曰清气在下:"清气在下,则生飧泄"。《难经》称谓"五泄"。《难经·五十七难》曰:"胃泄者,饮食不化,色黄。脾泄者,腹胀满,泄注,食即呕吐逆。大肠泄者,食已窘迫,大便色白,肠鸣切痛。小肠泄者,溲而便脓血,少腹痛。大瘕泄者,里急后重,数至圊而不能便,茎中痛,此五泄之要法也。"张仲景则统称"下利"。在《金匮要略》中设有专篇,分为虚寒、实滞和气利三类,并提出实滞者应当通因通用,气利者应当利其小便。《三因极一病证方论》提出情志致泄论,曰:"喜则散,怒则激,忧则聚,惊则动,脏气隔绝,精神夺散,必致溏泄。"《丹溪心法》把泄泻归纳为湿、火、气虚、痰积、食积五因。《景岳全书》主张:"泄泻之本,无不由于脾胃","泄泻之因,惟水火土三气为最","以利水为上策"。《医宗必读》提出治泄九法:提升、清凉、疏利、甘缓、酸收、燥脾、温肾、固泄和淡渗。《类证治裁》强调"脾虚不运"。

综上可见,历代医家治泄俱分虚实。虚者健脾升提,实者"通因通用","利小便以实大便",沿用至今,仍是止泄良策。临床归纳吐泻的证类有三个。

● 暑湿证

寒热吐利,吐物带酸,泄泻水样,头重胸懑,周身困楚,脘腹作痛,口黏肠鸣,苔薄白腻,脉象濡软。治当芳香清暑法,藿香正气散为主方。芳香用藿香、苏梗、厚朴,和胃用苍术、二陈汤,分利用大腹皮。

● 伤食证

暴饮暴食,嗳腐吞酸,吐物酸臭,带有宿食,泻物奇臭,如败卵味,吐泻反畅，得食愈甚，脘腹痞满，不思饮食，舌苔厚腻，脉象滑实。治当消食导滞，保和丸为主方。消食用神曲、山楂、鸡内金、莱菔子，导滞用木香、厚朴，和胃用二陈汤，清热用连翘。

● 肝热证

情绪激动，食入即吐，吐物酸苦，泻下急迫，黄褐而臭，泻而不爽，肛门灼热，口渴且臭，烦怒胁胀，舌苔黄腻，脉象弦数。治当清肝化湿，左金丸合葛根芩连汤为主方。辛开用吴茱萸、木香，苦降用黄连、黄柏，化湿用厚朴。

吐泻急作，来势骤急，变化多端，最易气脱水失。故应先急救后辨证。急救法如下。

● 暴吐者

灌肠姜汁或鲜姜擦舌。针刺或指针内关、太冲、公孙，耳针取胃穴、枕穴。内服玉枢丹或藿香正气胶囊、黄连素（小檗碱，下同）片。用纱布折成 9cm 长布条束于两肘髎穴，服药吐缓，可以松开。

● 暴泻者

针刺或指针天枢、合谷、足三里，耳针取大肠穴、小肠穴、交感穴，也可服玉枢丹、藿香正气胶囊、黄连素片。

吐泻缓解后就应辨证，抓四个环节。

● 抓虚实两纲

吐泻的虚实之别，病之初起属实证，多与胃肠有关。病之后期属虚证，多与脾肾有关。六腑以胃为本，五脏以肾为本。故治实证应以和胃为大法，治虚证应以固肾为大法。和胃以平胃散为主方，尤其应用法半夏和生姜。固肾以肾气丸为主方，尤其应用制附片和炒白术。虚实两纲是急性吐泻的基本辨证。实者通因通用，切勿止涩；虚者补摄固脱，切勿通利。

● 辨寒热两性

吐泻有寒热之分，寒者吐物清涎，下物清利，热者吐物酸臭，下物浊臭；寒者脘腹得温则舒，热者脘腹连及肛门灼热不安；寒者畏寒，手足不温，甚至厥逆，热者喜冷恶热，心烦掌汗；寒者苔白腻，脉弦迟，热者苔黄腻，脉弦数。"寒者温之"，重用干姜、紫苏，"热者寒之"，重用黄连和蒲公英。

●追痰滞两因

吐泻的病机总因升降失司，即清阳不升，浊阴不降，产生浊阴上逆而吐，清阳下陷而泻。升降之中枢在于脾胃，此即"生痰之源"，故升降失司必酿痰浊。升降乃气机也，失司者气滞多见。吐泻病因多种，病机多样，但总以痰滞两因为主。凡临诊见苔腻，脘腹胀满便是痰滞的主证，其治以祛痰行滞为宜。祛痰者，祛无形之痰浊，用温胆汤最贴切，以竹茹、竹沥水、云苓、半夏、陈皮为主药。如热化苔黄酌加连翘、黄芩，如寒化苔白酌加桂枝、桔梗。行滞者，清肝疏肝为要，用丹栀逍遥散、左金丸最适合，以黄连、栀子、川楝子为主药，可酌加佛手、代赭石、伏龙肝、青皮、生龙骨、生牡蛎。

●纠阴阳两伤

暴吐暴泻的后果，势必造成伤阳损阴，产生阳衰及阴竭，应当及时加以纠正，否则变化多端，甚至危及生命。阳衰者，面白肢冷，形寒神疲，喜温恶寒，尿少浮肿，苔薄白质淡胖，脉沉细尺部弱。宜温补脾肾，用附子理中汤，主药是制附片、干姜、白术、参类。阴竭者，五心烦热，脱水皮陷，口干咽燥，苔净或镜面舌，质红少津，脉细数无力。宜滋养阴津，用增液汤，主药是生地黄、麦冬、玄参、西洋参。阳衰可加静滴参附针，阴竭加参麦针或生脉针。阳衰还可灸神阙、关元、足三里，阴竭还可针三阴交、太溪、血海。

为提高止吐泻的疗效还应"注重随症加减和勿忘善后调理"。加减法有 11 条。

●升降
蝉蜕、升麻、桔梗、川牛膝、生龙骨、生牡蛎、桑白皮。

●分利
车前草、马齿苋、姜汁、伏龙肝、白花蛇舌草。

●风寒
荆芥穗、竹柴胡、防风、桂枝、苏叶。

●**七情**

菖蒲、郁金、香附、佛手、川楝子。

●**幽门痉挛**

钩藤、白蒺藜、菊花、焦栀子、枳壳。

●**胃肠炎**

肉豆蔻、蒲公英、木香，小儿还可加鲜芦根、鲜石斛。

●**痢疾**

黄连、煨葛根、秦皮、金银花炭。

●**胆囊炎**

茵陈、姜黄、金钱草、沉香、板蓝根。

●**中枢性**

胆南星、川芎、珍珠母、牛黄、丹参、菖蒲、葛根、天麻。

●**妊娠**

黄芩、苏梗、炒白术、桑寄生、陈皮。

●**食物中毒**

绿豆汁、生甘草、金银花。

暴吐暴泻虽止，但肠胃气机升降的康复非易，为巩固疗效，防止复发，要配以善后调理，其法有三：一是以保和丸在每餐后服 15 粒或香砂养胃丸早晚各服 2g，连服 1 个月，调整好肠胃功能；二是按摩内关、足三里，每次 10 分钟，每天 1 次，连用 1 个月，调理保健；三是食疗调养，可常服锅巴米加焦三仙水煮食、薏苡仁粥调姜汁、鲜马齿苋做包子或凉拌食，还可用绿豆汤、莲子汤、藕粉、梨汁、荸荠汁、鲜芦根汁等清养胃阴。

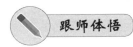 跟师体悟

暴吐暴泻门诊少见，急诊多现。中医不是慢郎中，在本病的治疗中具有独特优势。沈师的治疗思路如下。

（1）首辨虚实：属实证者，多见食积胃肠，治以消食导滞，多用保和丸化裁；属虚证者，多见脾虚伤食，治以健脾消食，多用香砂和胃丸化裁。

（2）调理善后：待暴吐暴泻稳定后，宜清淡饮食，纠正电解质失衡，适量进糖盐水，口服补液，加服香砂和胃丸或藿香正气散。

（3）辨治禁忌：不可盲目止吐止泻，以防闭门留寇，宜升清降浊，使邪去而正安。

32 痢无止法通有 7 则

　　痢疾以腹痛，里急后重，痢下赤白脓血为主症，常流行于夏秋之季。《黄帝内经》名为"肠澼"，《金匮要略》名为"下利"，《济生方》名为"滞下"，《丹溪心法》首次提出"疫痢"。《医宗必读》确立的治痢大法颇具临床价值，曰："如因于湿热者，去其湿热；因于积滞者，去其积滞；因于气者调之；因于血者和之。新感而实者可以通因通用；久病而虚者可以塞因塞用。"《局方发挥》以有无里急后重和脓血便来鉴别泄泻和痢疾，很有临诊意义。《医学心悟》创制的"治痢散"至今仍有效：以葛根为君，提胃气上行；陈茶、苦参为臣，清利湿热；麦芽、山楂为佐，清消宿食；赤芍、陈皮为使，行血调气。

　　历代医家对痢疾共有 13 种命名。

　　● **白痢**

　　湿热滞于气分，痢下色白，黏冻如鱼脑。

　　● **赤痢**

　　湿热滞于血分，痢下纯血，又叫"血痢"。

　　● **赤白痢**

　　肠中气滞，肠络损伤，下痢脓血相杂。

　　● **疫痢**

　　毒入营血，病急症重，高热寒战，腹急剧痛，痢下脓血稠黏，甚则斑疹昏迷。

　　● **寒痢**

　　炎热贪凉，过食生冷不洁，寒伤脾阳，下痢色白，质稀气腥，苔白脉迟，又叫"冷痢"。

● **风痢**

内伏风邪，伤于脾胃，先泻后痢，肠鸣腹痛或纯下鲜血而后重，脉沉细弦。

● **暑痢**

夏季感受暑热，内夹积滞，腹部绞痛，下痢赤白，发热面垢，呕逆汗多，烦渴尿少。

● **气痢**

一则湿热郁滞，气机不畅，腹胀排气，粪如蟹冻，稠黏臭秽。二则中气下陷，肠虚不固，腹胀排气，粪随气下。

● **久痢**

脾肾虚衰，日久不愈，常带黏血，排便无力，腹部隐痛，纳差形瘦，甚则脱肛，又叫"迁延痢"。

● **休息痢**

痢发初起，止涩太过，肠中积热未尽或饮食失节，或过服寒凉而脾肾阳虚，下痢屡发屡止，日久不愈。

● **水谷痢**

脾胃气虚，消化不良，腹部微痛，粪夹食渣脓血，纳少肢倦。

● **噤口痢**

湿热结肠，损伤胃气，胃降受劫或久病脾胃两伤，胃失和降，下痢纳呆或呕不能食。常见于疫痢、湿热痢的危重阶段。

● **五色痢**

肠中滞热未尽，早用止涩或痢后脾肾两虚，下痢脓血，杂以多色。

痢疾的证治有四类。

● **湿热证**

下痢赤白脓血，肛门灼热，里急后重，小溲短赤，苔腻质红，脉象滑数。宜清热化滞，主方葛根芩连汤。

●**疫毒证**

急病壮热，腹部剧痛，下利脓血鲜紫，烦渴，苔黄燥，质红绛，脉滑数。宜清热解毒，主方白头翁汤。

●**寒湿证**

腹痛绵绵，常有下坠，下痢色白，黏如鱼脑，白多赤少，头身困重，脘满纳呆，小溲清长，舌苔白腻，脉来迟濡。宜温中化滞，主方胃苓汤。

●**虚寒证**

腹部隐痛，久痢白黏，口淡食少，神疲肢凉，腰酸畏寒，苔白质淡，脉沉细弱。宜温肾固涩，主方真人养脏汤。

治痢大法：初痢宜通，所谓"痢无止法"；久痢宜涩，所谓"不固不止"。

初痢多为实证，热证，忌用收涩止泻之品，立法"通因通用"，其通有七则。

●**清热**

葛根、黄连、黄芩、大黄、蒲公英、马齿苋。

●**化湿**

白头翁、秦皮、苍术、厚朴、生薏苡仁、玉枢丹。

●**导滞**

木香、槟榔、山楂、神曲、枳壳、二陈汤。

●**镇痛**

白芍、甘草、川楝子、延胡索、香附。

●**凉血**

生地榆、赤芍、牡丹皮、生地黄、连翘、金银花炭。

●**息风**

钩藤、僵蚕、蝉蜕、生石决明、羚羊角粉、防风炭。

●**开窍**

水牛角、菖蒲、郁金，偏于清热解毒，豁痰开窍用安宫牛黄丸，偏于清热镇痉用紫雪散，偏于开窍镇痉用至宝丹。

久痢多为虚证、寒证，其治一方面要温补脾肾，用四君、理中、附桂之类，如选附片、白术、桂枝、干姜、炮姜炭、党参；另一方面要收涩固脱，选用诃子、补骨脂、赤石脂、肉豆蔻、乌梅炭，尤应留意湿热的留滞不尽，仍应佐入黄连、黄芩之类。

因痢好发于夏秋，此时暑湿最盛，故治痢常佐清暑之品，如选藿香、佩兰、荷叶、薄荷、生薏苡仁、六一散，香薷、白芷、苏叶之类。痢疾最易复发，尤其是"食复""劳复"，痢止后可再服一段时间香砂六君子丸及香连丸，以防复发。

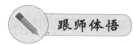
跟师体悟

痢疾是夏秋季常见的肠道传染病，治疗及预防痢疾，应注意以下六点：一是痢疾的病位在肠，与脾胃有密切关系。是以痢下赤白脓血，腹痛，里急后重为临床特征。主要病因是外感时疫邪毒，内伤饮食不洁。病机为湿热、疫毒、寒湿结于肠腑，气血壅滞，脂膜血络受损，化为脓血，大肠传导失司，发为痢疾。二是临床辨证，要抓住主证，分析兼证，分清寒热虚实。治疗要掌握行血则便脓自愈，调气则后重自除的基本原则，用芍药、当归、甘草行血和营，以治脓血，用木香、槟榔、大黄行气导滞，以除后重。三是初痢多为实证、热证，忌用收涩止泻之品，立法"通因通用"；久痢多为虚证、寒证，其治一方面要温补脾肾，用四君、理中、附桂之类，另一方面要收涩固脱，选用诃子、补骨脂、赤石脂、肉豆蔻等。四是痢疾多发于夏秋季节，正如《景岳全书·痢疾》说："痢疾之病，多病于夏秋之交……皆谓炎暑火行，相火司令，酷热之毒蓄积为痢。"此时暑湿最盛，故治痢常佐清暑之品，如选藿香、佩兰、荷叶、薄荷、生薏苡仁、六一散、香薷、白芷、苏叶之类。五是注意饮食卫生，既不过食生冷不洁及变质之物，又要注意饮食节制。适量食一些蒜瓣，对痢疾有一定的预防作用。六是痢疾患者以清淡饮食为宜，忌食辛辣刺激油腻荤腥之品。

33　退黄之要在于利湿

　　"黄疸"之名始见于《黄帝内经》。《素问·平人气象论》云："目黄者，曰黄疸。"黄者指目、身、小便之"三黄"也。疸者，胆也，系胆汁外溢而致黄。黄疸跟西医称谓相同，多见于肝炎、肝硬化、肝癌、胆道疾患、溶血性黄疸及钩端螺旋体病。

　　《素问·六元正纪大论》首载黄疸的病因系"湿热相交"。黄疸的阴阳之别源于《伤寒论》："瘀热在里，身必发黄"，兼见"小便不利"，"茵陈蒿汤主之"（类于"阳黄"，见238条）；"寒湿在里不解故也"，"身目为黄"，"此为不可下也，于寒湿中求之"，但张仲景没有组方（类于"阴黄"，见260条）。直至元代的《卫生宝鉴》方建立阳黄、阴黄的辨证论治体系。张仲景在《金匮要略》中专有黄疸篇（第十五篇），提出其总因为湿，"黄家所得，从湿得之"。其治则为"但利其小便"。而且首创"五疸"之名（黄疸、谷疸、酒疸、女劳疸、黑疸）。"急黄危候"始记于《诸病源候论》，曰："热毒所加，故卒然发黄，心满气喘，命在顷刻，故云急黄也。"《圣济总论》也有急黄之称。急黄相当于西医的急性黄色肝萎缩。胆黄之机源于《景岳全书》，曰"胆伤则胆气败，而胆液泄"，故名胆黄。张介宾还提出"阳证多实，阴证多虚"，"阳证利小水，阴证培正气"的治黄原则。瘟黄之名最早见于《沈氏尊生书》，曰："天行疫疠，以致发黄者，俗称之瘟黄，杀人最急。"瘀血发黄记于《张氏医通》，曰"腹胁胀块，大便必黑"，投桃核承气汤，"下尽黑物则退"。《临证指南医案》对阳黄、阴黄的证治更明确，曰"阳黄之作，湿从火化"，"黄如橘子色，阳主明，治在胃"，以清胃利湿为主；"阴黄之作，湿从寒化"，"色如熏黄，阴主晦，治在脾"，以健脾化湿为主。

黄疸应当辨别阳黄、阴黄。其鉴别有六点。

● **病机**

阳黄平素胃火偏旺，湿从热化；阴黄平素脾阳不振，湿从寒化。

● **病性**

阳黄多急性，病程短，属热证、实证；阴黄多慢性，病程长，属寒证、虚证。

● **病证**

阳黄色黄鲜明，尿脓赤，便秘结，口苦且干，初有寒热，苔黄腻舌质红，脉滑数；阴黄色黄晦暗，尿淡黄，便不实，口淡无味，伴有神疲，苔白腻舌质淡，脉细软。

● **病类**

阳黄热重于湿或湿重于热，热毒炽盛，多见急性黄疸型肝炎、钩端螺旋体病；阴黄脾虚寒湿或瘀血内停，气虚血亏，多见慢性肝炎、慢性胆囊炎、胆结石、肝硬化。

● **治方**

阳黄清利退黄，茵陈蒿汤为主方。从表解用麻黄连翘赤小豆汤，从中解用栀子柏皮汤，从里解用茵陈蒿汤。

阴黄温中退黄，茵陈术附汤为主方。轻者用茵陈五苓散，重者用茵陈四逆汤。

● **转化**

阳黄失治或误用苦寒，损伤脾阳，转成阴黄；阴黄过用温燥，伤阴化燥，转成阳黄；阴黄重感外感，湿热内蒸，转成阳黄。

综上所述，可见黄疸均不离湿邪为患，故退黄之要在于利湿。要重用茵陈，一般用15g，宜后下，因其活性成分怕热。湿邪之去有四条：从汗泄，选用杏仁、桔梗、菖蒲、蝉蜕；从土燥，用苍术、法半夏、川厚朴、藿香；从尿渗，选用薏苡仁、云苓、猪苓、车前草、泽泻、竹叶、蔻仁、六一散；从便排，选用大黄、全瓜蒌、枳壳、桃仁、大腹皮、草决明、莱菔子。利湿者，一是重用茵陈，二是分利两便，三是分辨寒热，阳黄属热加栀子、黄柏，阴黄属寒加附片、白术。

退黄还需要有对症加减之配合。

● 胆道被阻，气机不畅者兼见胁痛引背，便白溲赤，如属蛔虫梗阻加乌梅、川楝子、槟榔、使君子，属胆石梗阻选加柴胡、金钱草、郁金、川楝子、延胡索、姜黄、生鸡内金。

● 胆热及胃升降失司兼见脘胀纳呆恶心，选加苍术、法半夏、竹茹、枳壳、神曲、生鸡内金、川黄连、大腹皮、木香。

● 瘀阻日久，腹胀结块，肝脾肿大，腹筋显露，面黑肌错，选加鳖甲煎丸、丹参、夏枯草、生牡蛎、莪术、海藻。

● 热入营血，动血扰神兼见高热神昏，斑疹显露，选加安宫牛黄丸、黄连、栀子、连翘、金银花、大青叶、牛黄粉、羚羊角粉。

● 黄疸日久，必有虚象，选加生黄芪、党参、生杜仲、桑寄生。

● 中西医配合，酌加药理作用之品。

降酶、絮——野菊花、白花蛇舌草、板蓝根、败酱草、金银花、白茅根。

转澳抗阳性——生黄芪、当归、黄精、枸杞子、沙参、女贞子、大枣、首乌。

消脂肪肝——泽泻、生山楂、首乌、柴胡、郁金、草决明、黄精。

软化肝硬——鳖甲、穿山甲、丹参、郁金、生牡蛎、夏枯草、海藻、莪术。

退肝硬腹水——白术、莱菔子、大腹皮、桑白皮、桔梗、生黄芪、玉米须。

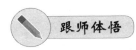

跟师体悟

黄疸病机关键是湿，退黄之要在于利湿。

（1）病因病机：黄疸是以目黄、身黄、小便黄为主要症状的病证，其中，目睛黄染为本病的重要特征。病因有外感和内伤两个方面，外感多属湿热疫毒所致，内伤常与饮食、劳倦、病后有关。黄疸的病机关键是湿，由于湿邪困遏脾胃，壅塞肝胆，疏泄失常，胆汁泛溢而发生黄疸。

（2）辨证要点：黄疸的辨证应以阴阳为纲。阳黄属热，由湿热疫毒所致，治疗以清热利湿为主，并可配以清热解毒之法，加栀子、黄柏，清热燥湿，凉血解毒；阴黄属寒，属脾虚寒湿所致，治疗以健脾温化寒湿为主，加白术、砂仁，益气健脾，散寒除湿。同时要注意有无血瘀或血虚表现，配合活血或补血之法，用丹参、当归等养血活血之品。

（3）治疗大法：论治遵"化湿邪、利小便、通腑气"的治疗大法。化湿邪，包括清热化湿和温中化湿。清热化湿选用茵陈、栀子、大黄、蒲公英、滑石等，温中化湿选用附子、干姜、白术、草果等。利小便，主要是通过淡渗利湿，以达到湿去黄退的目的，选用薏苡仁、云苓、猪苓、车前草、泽泻、竹叶、蔻仁、六一散。通腑气，主要是泻下秽浊之物，以排出蕴结在六腑中的浊气，除湿而退黄，选用大黄、全瓜蒌、枳壳、桃仁、大腹皮、草决明、莱菔子。仲景早在《金匮要略·黄疸病脉证并治》篇中即指出"诸病黄家，但利其小便"；"治湿不利小便非其治也"；"一身尽发热而黄，肚热，热在里，当下之"。但临床见证若黄疸难退者，可考虑为瘀血发黄，在清热祛湿的基础上加入活血的药物如赤芍和牡丹皮。

（4）除湿主方：黄疸的病理因素以湿邪为主，如《金匮要略·黄疸病脉证并治》指出："黄家所得，从湿得之。"病位主要在脾胃肝胆，基本病机为湿邪困遏，脾胃运化失健，肝胆疏泄失常，胆汁泛溢肌肤。肝脾失调，气机阻滞，血行瘀滞发为黄疸，正如《金匮要略·黄疸病脉证并治》首条所云：黄疸湿邪偏盛，即湿热黄疸之湿重于热证。湿重于热黄疸伴见倦怠，食少，脘闷腹胀，舌苔白腻等，这些征象反映出湿阻热伏，脾胃不和，肝胆疏泄失常，膀胱气化不利的病机，方用茵陈五苓散主之。方药组成：茵陈、白术、泽泻、猪苓、茯苓、桂枝。方中茵陈清热利湿退黄，桂枝温化水湿，猪苓、茯苓、泽泻甘淡渗湿，白术健脾祛湿，为治疗湿重黄疸的代表方。《金匮发微》曰："五苓散可利寻常之湿，不能治湿热交阻之黄疸，倍茵陈则湿热俱去矣。"因此利湿要重用茵陈。茵陈苦泄下降，性寒清热，善清利脾胃肝胆湿热，使之从小便而出，为治黄疸之要药。一般用 10～15g，宜后下，因其含有挥发油，久煎活性成分丧失。

34　通便大法寒热虚三要

"便秘"是临床常见症。便秘有三种含义：一是大便干燥，3～5日或5日以上才排便1次，《伤寒论》名为"不更衣"；二是次数正常，但粪坚难排，名曰"燥矢"；三是时有便意，粪质并不干燥，但排出艰难，系气虚不能化津，肠枯所致，名作"脾约"。历代尚有七个别称。

● **阳结**

邪热入胃，大便燥结的阳明腑实证，又称热结。

● **阴结**

脾肾虚寒，多日不解，虽有便意，难于排出，腹无胀满。

● **寒结**

阴寒凝滞，常伴肠鸣腹痛，尿清口淡，苔白，又称"冷秘"。

● **燥结**

病邪化热，结于肠胃，灼伤津液，常伴潮热，腹胀且痛，尿赤，苔黄燥，又名"胃家实"。

● **风秘**

风热外感，大肠燥结或中风患者，肠胃积热而见便秘。

● **气秘**

忧愁思虑，久坐少动，气机郁滞，传导失职，脘腹胀满，便秘自发。

● **热结旁流**

阳明腑实证的另一种表现，泻出黄臭粪水而不见燥屎。

《黄帝内经》没有直接道明"便秘"的证情，把排便的功能归于大肠和肾："大肠者，传导之官，变化出焉"，"水谷者，常并居于胃中，成糟粗而俱下于大肠"，"肾开窍于二阴"。对"便秘"详尽辨治者，要数医圣张仲景，在《金匮要略》中组建3张效方：治"气秘"的"厚朴三物汤"（小承气汤加大厚朴用量）。治"冷秘"的"大黄附子汤"（后被《普济本事方》发展成"温脾汤"，成为治疗冷秘的主方）。治"虚秘"的"麻子仁丸"（后被《温病条辨》发展成"增液汤"，成为治疗阴虚便秘的主方）。在《伤寒论》中组建承气汤类，成为寒下法的代表方（250条、218条、213条）。还首创外导通便法，如肠枯津亏用蜜煎导，兼有热者用土瓜根及猪胆汁导（235条）。至《医学心悟》以实、虚、热、冷四纲对"便秘"的诊治描述详尽：阳明胃实而闭，"小承气汤下之"；老弱产妇，肠胃不润虚闭，"四物汤加松仁、柏仁、苁蓉、枸杞子、人乳之类以润之，或以蜜煎导而通之，若气血两虚，则用八珍汤"；阳结热闭，"宜用清药及攻下之法，三黄枳术丸主之"；阴结冷闭，"理中汤加归芍主之"。

大凡通便之法，抓寒、热、虚三要。便秘最多见者系阳结热秘，面红身热，口臭唇疮，小溲黄赤，舌黄质红，脉象滑数，属里实热证，常投寒下法，用大黄、玄明粉，尚须佐引气下行药如枳实、厚朴、全瓜蒌、青皮。阴结寒秘，便涩尿清，面白肢冷，腹中冷痛，喜暖恶冷，苔白质淡，脉象沉迟，属里实寒证，常投温下法，用附片、干姜、肉桂、法半夏，也须佐引气下行药如厚朴、乌药、莱菔子、肉苁蓉。虚秘者，大便努挣难下，面白心悸，舌淡脉细，常投养血润肠法，用生地黄、当归、桃仁、麻仁、柏子仁、郁李仁，也须佐引气下行药如枳壳、川厚朴。另外还须依虚伍药，如气虚血亏伍当归、人参（名黄龙汤），阴虚伍生地黄、玄参、麦冬（名增液承气汤）。也可用蜂蜜、甘油外导；番泻叶泡饮，生首乌、白菊花、全当归煎服，黑芝麻、核桃、杏仁、松子仁研碎蜂蜜调服。

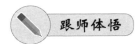

跟师体悟

便秘患者不仅痛苦异常，而且还会引发其他疾病，甚至导致死亡。临床通便之法，除抓寒、热、虚三要外，绝不可忽视实秘，而应针对不同的病因采取相应的治疗方法。

（1）**峻下通便**：峻下通便适用于里热积滞实证，临床以痞、满、燥、实四症为主要特征。因为实热内结，胃肠气滞，腑气不通，故大便秘结不通、频转矢气、脘腹痞满胀痛；燥屎结聚肠中，则腹痛拒按、按之坚硬，从而导致大便干结难下。因此，临证常用大承气汤峻下通便，解除病痛。方中大黄苦寒通降，泄热通便，荡涤胃肠实热积滞；芒硝咸寒润降，泄热通便，软坚润燥，以除燥坚；而枳实苦微寒，破气以消胸脘之痞块；厚朴辛苦寒，下气以除脘腹之胀满。诸药合用，峻下热结，急下存阴，釜底抽薪。注意中病即止，以免耗伤正气。本方为泻下峻剂，凡气虚阴亏、燥结不甚者，以及年老、体弱等均应慎用；孕妇禁用。

（2）**通便效方**：当归、白菊花、莱菔子、草决明四味，是沈师通便效方，其中当归合白菊花是叶心清先生治疗阴血亏虚、肠燥便秘的有效药对。当归补血润肠通便，用治血虚肠燥便秘；白菊花入肝经，既能疏散肝经风热，又能清泄肝经实热，调畅气机以利通便；莱菔子，味辛行散，消食除胀，降气化痰；草决明性味甘咸寒，入大肠经而能清热明目，润肠通便，用于内热肠燥，大便秘结。四药合用，共奏降气消胀、润肠通便之功。

35　湿温难治

　　清·薛生白著《湿热病篇》是"湿温"的代表作。其病因为"太阴内伤，湿饮停聚，客邪再至，内外相引，故病湿热"，由外感湿热，内伤湿困脾胃，内外合邪而致的一种外感热病。好发于夏秋之间，相当于西医的伤寒、副伤寒等病。

　　薛氏云："湿热病属阳明太阴者居多，中气实则病在阳明，中气虚则病在太阴。病在二经之表者，多兼少阳三焦，病在二经之里者，每兼厥阴风木。"阳明者胃也，水谷之海，太阴者脾也，湿土之脏。此外，"膜原者外通肌肉，内近胃腑，即三焦之门户，实一身之半表半里也。邪由上受，直趋中道，故病多归膜原"。因为"湿温"以湿邪为主，病变涉及脾胃，多以中焦脾胃为中心，纵然在表，亦多归膜原，所以"湿温"既别于"伤寒"，又异于"温病"，为特殊的外感热病。湿邪重浊腻滞属阴邪，与热蕴蒸不化而胶黏难解，故"湿温"病缓程长，缠绵反复，尤其久留气分阶段，湿温难治。

　　"湿温"有阶段性。薛氏云："湿热证，始恶寒，后但热不寒，汗出，胸痞，舌白，口渴不引饮。""湿温"初起，困遏卫阳，故也见卫分证（恶寒，身热不扬，头重如裹），但为时短，且伴湿邪蕴脾的气分证（身重肢倦，胸闷脘痞，大便先干后溏，苔腻脉软），呈现卫气同病，表现为湿中蕴热的湿重于热证。

　　表证消失后（恶寒除）便进入漫长的气分阶段。此时发热渐增，朝轻暮重，稽留不退，湿邪蕴脾也更明显。分为湿重于热证（偏于脾），主症身热不扬，身重肢倦，便溏；热重于湿证（偏于胃），主症高热，纳呆，脘痞，呕恶；或湿热并重证。此阶段还可弥漫三焦，如郁蒸肌腠而外发"白"（"湿温病"的特殊体征，多发于颈项胸腹皮肤，为细白的水泡，状如水晶，破之流淡黄色浆液，也称"晶"。治常加薏苡仁、竹叶渗湿透热。如色白如枯称"枯"，为气液枯竭，难治）。如内蕴肝胆可见黄疸，上蒙清窍则生神迷，下注膀胱引发尿闭。如气分湿热蕴久不解，必化燥化火，此时同于一般温病的传变。如热在气分，多燥热伤津或胃肠腑实，热在营血可见斑疹、血证和昏厥。最易损伤肠道血络，多发便血，甚至造成气随血脱的危证。

"湿温"后期，顺者，一为余热正虚而气阴不足；二为胃纳未振；三为脾虚不运。逆者，阳气受损，出现肾虚水停的变证，所谓的"湿胜则阳微"。

"湿温"总的治则有 3 要。

● **三法化湿**

宣透化湿，湿从汗解；畅中燥湿，湿从燥解；淡渗利湿，湿从溲解。

● **偏重论治**

湿重于热，化湿为主，湿去热孤而退；热重于湿，清热为主，兼以化湿；湿热并重，化湿清热兼施。

● **阶段治则**

初期卫气同病，以化湿为主；入气分按偏重论治；化燥化火后，按一般温病论治；后期顺证，关键是醒胃健脾，逆证当温阳利湿。

"湿温"病七个证类的诊治。

【湿遏卫气证】

● **主证**

身热不扬，体表初扪不太热，扪之稍久有灼手感，恶寒少汗，头重如裹（卫分证），身重肢倦，胸闷脘痞（湿邪蕴脾），舌苔白腻，脉象软濡。

● **鉴别**

其与伤寒表证均见发热恶寒，头痛少汗，但其有五点相异。

其一，病因不同。湿温以湿邪为主，热蕴湿中，是表里同病；伤寒以寒邪为主，纯属表证。

其二，寒热不同。湿温恶寒轻，为时短，属身热不扬；伤寒恶寒较发热重。

其三，痛楚不同。湿温头身痛不著，以胀沉昏晕为主；伤寒头身痛明显，以痛为主。

其四，兼证不同。湿温伴胸闷脘痞；伤寒不伴湿阻证。

其五，舌脉不同。湿温苔白腻，脉濡软；伤寒苔薄白，脉浮紧。

● 立法

化湿为主（开上、宣中、渗下）。

● 方药

表湿重者用藿朴夏苓汤，湿中蕴热用三仁汤，开肺利气（杏仁），畅中燥湿（蔻仁、法半夏、厚朴），淡渗利尿（薏苡仁、泽泻、云苓、猪苓），解表湿（藿香、豆豉），泄湿热（竹叶、滑石）。

● 三忌

忌辛温发汗，易上蒙清窍而神昏；忌攻下过早，易伤脾胃阳气而洞泄；忌滋腻阴柔，易湿滞不化而病缠。

【邪伏膜原证】

● 主证

寒甚热轻，身痛有汗，手足沉重，呕逆胀满，苔白厚腻，脉软而缓。

● 鉴别

证见寒重热轻，头身疼痛，苔白而类乎伤寒太阳证。但以有汗湿阻（胀满呕逆），苔腻而可鉴别。

● 立法

宣透膜原。

● 方药

《时病论》雷氏方。宣化（藿香、法半夏、生姜），疏利（厚朴、槟榔、草果），清化（黄芩）。

● **注意**

性偏温燥，一旦湿化热透，热邪偏重应及时转为清化立法。

【湿郁中焦证】

● **主证**

湿热并重，交蒸郁中，发热渐高，汗出不解，朝轻暮重，渴而少饮，痞闷呕恶，便溏溲赤，舌苔黄腻，脉象滑数。

● **立法**

化湿清热。

● **方药**

王氏连朴饮。化湿（厚朴、法半夏、菖蒲），清热（黄连、栀子、豆豉、芦根）。

【湿热蕴毒证】

● **主证**

发热口渴，胸腹痞胀，肢倦身黄，咽肿尿赤，舌苔黄腻，脉象滑数。

● **立法**

化湿解毒。

● **方药**

甘露消毒丹。化湿（藿香、蔻仁、菖蒲、滑石、茵陈），解毒（黄芩、连翘、射干、贝母、薄荷）。

【痰蒙心包证】

● **主证**

湿热证兼见神识昏蒙谵语。

● **鉴别**

与热闭心包均见神志证，但有三点不同：其一，神志程度不一。湿痰以昏蒙为主，程度较轻，谵语时作时休；热闭以昏迷为主，程度较重，谵语不休且妄。其二，兼证不一。湿痰有湿热兼证，以湿阻为显（身热暮重，胸脘痞满）；热闭有热陷心营兼证，以热重为显（灼热肢厥）。其三，舌象不一。湿痰苔黄腻；热闭质红绛。

●**立法**

清热豁痰开窍。

●**方药**

菖蒲郁金汤。清热（栀子、连翘、菊花、牡丹皮、竹叶、滑石、牛蒡子），豁痰（菖蒲、郁金、竹沥水、生姜汁），开窍（玉枢丹），热重（至宝丹），湿重（苏合香丸）。

【下注膀胱证】

●**主证**

湿热中阻证兼见小便不利。

●**立法**

淡渗分利。

●**方药**

茯苓皮汤。化湿（茯苓皮、猪苓、大腹皮、生薏苡仁），清热（竹叶、通草）。

【热重于湿证】

●**主证**

热盛阳明（胃）兼见湿蕴太阴（脾），壮热烦渴，身重脘闷，苔薄黄腻，脉象滑数。

●**立法**

清气化湿。

●**方药**

苍术白虎汤。清气（生石膏、知母），化湿（苍术、生薏苡仁）。

湿温病有三个变证宜妥加处置，以防生变。

● **化燥便血**

灼热烦躁，便血色鲜，舌质红绛。急宜凉血止血，投犀角地黄汤加地榆炭、金银花炭、侧柏叶。

● **气随血脱**

便血不止，面白肢冷，汗出舌淡，脉来微细。急宜益气固脱，独参汤救急，黄土汤温阳止血。温脾阳（附片、白术、伏龙肝），养血（生地黄、阿胶），清余热（黄芩）。

● **湿胜阳微**

形寒心悸，面浮肢肿，小便不利，苔白质胖，脉象沉细。急宜温阳利水，用真武汤。温阳（制附片、生姜），健脾（白术、云苓），敛阴（白芍）。

湿温病要注意善后收功：身热虽退，但仍有余邪，气机不畅，胸腹微痞，知饥不食，苔薄黄腻，脉象细软。应清理余邪，醒脾和胃，方用五叶芦根汤。清理余邪用芦根、冬瓜仁，醒脾和胃用五叶（藿香、薄荷、荷叶、枇杷叶、佩兰）或以芦根、菊花、乌梅煎水送保和丸，或针刺内关、足三里。

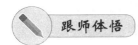

跟师体悟

湿温一病，系由湿热二邪胶结而成。湿温病发病缓、传变慢、病程长、缠绵难愈，我们不仅要清楚湿温病的临床特征、辨证要点、治法方药，还要掌握湿温病的传变规律、病变中心以及治疗湿温病的思路。

（1）**湿温病变规律**：湿温病传变是由表入里，由浅入深，湿由重变轻，热由轻变重。湿热病邪多由口鼻侵入，直犯脾胃，影响卫和气的功能，形成表里同病。卫阳不能行使温分肉、充皮肤、肥腠理、司开阖的功能，则出现卫分表证，如恶寒、身重、头痛、无汗等。由于湿邪重浊黏腻，热化较慢，所以湿恋气分时间较长。湿易困脾，热易伤胃，故湿热以脾胃病变为主，表现为运化受滞，气机不畅证候。由湿重于热向湿热并重，热重于湿逐渐转化，病程较长。湿热郁蒸，蒙蔽于上，清窍壅塞，则引起昏昧不省人事；湿热下注膀胱，则小便不利。

（2）辨别湿温轻重：湿温之为病，首先要辨别湿热孰轻孰重（表35-1），这对治法的确定和方药的选择，以及疗效的提高都将起到决定性的作用。

表35-1　湿温不同类别的证候

证候	湿重于热	湿热并重	热重于湿
热象	身热不扬	发热、汗出不解	壮热
面色	色白	面黄而灰	面赤
渴饮	口不渴或渴不欲饮、饮则喜热	渴而少饮	口渴喜凉饮
胸腹	胸闷脘痞腹胀	胸闷脘痞	胸脘满闷
二便	大便稀溏、小便浑浊	便溏溲赤	大便成形、小便短赤
舌脉	舌苔白腻、脉软濡	舌苔黄腻、脉濡数	苔薄黄腻、脉滑数

（3）脾胃病变中心：湿热最易伤中阳，脾胃症状明显。正如章虚谷说："胃为戊土属阳，脾为己土属阴，湿土之气，同类相召，故湿热之邪，始虽外受，终归脾胃也。"无论是病在卫气营血，或邪在上中下三焦，或多或少，或轻或重，均可见典型之脾胃证候，如胸闷脘痞、腹胀纳呆、肢体倦怠、苔腻、脉濡缓等。脾胃乃中州，升清降浊，畅达四方，为气机升降之枢纽，湿温整个病程中，环环紧扣脾胃，故临证中应处处重视脾胃。"以治脾为主，必使气机得畅，中州得调，则脾胃自复。"若施以重浊滋润、甘酸腻浊之类，其阴柔之性与湿邪相合，病势相因，遂成痼结不解之势。故非轻清芳香之味、宣气畅中之品，无以"宣气化湿，畅中和脾"，脾升胃降，浊化气畅，气化则湿亦化，湿化则气亦畅，三焦气化得司，湿热方能上下分消。此证重在运脾，常用运脾化湿之法，如太子参、苍术、陈皮、木香、茯苓、砂仁、薏苡仁等，使脾健运则湿自化。

（4）化湿必合行气：由于湿性重浊黏腻，易阻气机，不易骤化。临床上常表现为身热不扬、脘痞纳呆、腹胀等症状。治疗上清热必先化湿，化湿必合行气，所谓"气行则湿化"，即在除湿时必加入行气之品。在临床应用时，根据其部位的不同，行气之品亦有差异。湿在上焦者，以清宣化湿为主，常配桔梗、枳壳，因桔梗虽为宣肺化痰之品，但它性主升，可行上焦之气；而枳壳性主下降，行气宽中，一升一降，气机得以直通，上焦之湿自能化也。湿在中焦者，以芳香化湿为主，同时配伍木香、枳壳、陈皮等。木香、枳壳行气宽中，陈皮行气和胃兼以化湿，使气行则湿化。湿在下焦者，以淡渗利湿为主，同时常配乌药、大腹皮等。乌药温化寒湿，行下焦之气，大腹皮可通畅三焦气道及水道，既行下焦之气，又化下焦之湿。

（5）治法湿去热孤：湿去热孤就是分解湿热，先祛湿，热就会慢慢消退。清代温病学家王士雄曰："热得湿而愈炽，湿得热而愈横。湿热两分，其病轻而缓，湿热两合，其病重而速。"由于湿与热结合，热在湿中，湿不去则热不清，所以治疗重点在于祛湿。治当以分解湿热为宜，常选用渗利之品通阳化湿，使湿去热孤则热势自愈。而通阳的关键有两个，一个是调畅气机。用香薷、藿香、薄荷、佩兰等芳香化湿，使湿热之邪从肌表而出，亦可加桔梗、紫苏叶、白芷等宣肺行气。另一个则是"导湿邪外出"。所谓"导湿邪外出"，常用茯苓、猪苓、通草、薏苡仁、大腹皮、泽泻等，淡渗利湿，使湿热之邪从小便而解，所以说"通阳不在温，而在利小便"。

36　肝炎诊治不可只顾湿热

中医学认为肝炎系湿热为患，大都从湿热论治，投用茵陈蒿汤。殊不知，肝炎的证类绝非单一的湿热证，有的夹痰瘀，有的脾胃失健，有的肾亏失调，故诊治肝炎不可只顾湿热，只有辨证论治方可提高疗效。

【痰瘀互结证】

● 主证

胁满头重，纳呆口黏，面暗肤糙，肝掌明显，舌苔黄腻，质紫有斑，脉象不畅。

● 治法

祛痰化瘀，清利湿热。

● 方药

血府逐瘀汤合温胆汤。

泽　泻 10g	竹　茹 10g	枳　壳 10g	茵　陈 15g_{后下}
云　苓 10g	陈　皮 10g	莱菔子 15g	丹　参 30g
桃　仁 10g	赤　芍 10g	野菊花 10g	车前草 30g
菖　蒲 10g	郁　金 10g		

【脾胃失健证】

● 主证

神疲乏力，心悸气短，纳差便溏，胁脘微胀，舌苔薄白，脉象沉细。

●**治法**

健脾和胃，清利湿热。

●**方药**

香砂六君子汤。

| 炒白术 10g | 云 苓 10g | 陈 皮 10g | 人参 3g^{另煎兑服}（党参 15g） |

炒白术 10g　　云　苓 10g　　陈　皮 10g　　人参 3g^{另煎兑服}（党参 15g）

生黄芪 10g　　木　香 10g　　砂　仁 10g　　川楝子 10g

延胡索 10g　　当　归 10g　　金钱草 15g　　炒白芍 10g

【肾亏失调证】

●**主证**

腰酸头晕，精神不振，形寒或烦热，纳谷不香，胁区隐痛，苔薄质淡，脉沉细弱。

●**治法**

调肾阴阳，清利湿热。

●**方药**

杞菊地黄汤。

枸杞子 10g　　白菊花 10g　　生地黄 10g　　当　归 10g

黄　精 15g　　泽　泻 10g　　牡丹皮 10g　　山　药 10g

蛇床子 10g　　泽　兰 10g　　川续断 15g　　生杜仲 10g

桑寄生 10g　　丹　参 30g　　连　翘 10g　　板蓝根 30g

生鸡内金 15g　　白花蛇舌草 30g

总之，肝炎诊治，在急性期虽以清利湿热为主，但不要疏忽痰瘀互结的存在。清利湿热应重用茵陈、板蓝根和车前草。祛痰主药是莱菔子、竹茹，化瘀宜投丹参、桃仁。慢性期湿热已非主要，出现脾肾之虚，要重视扶正，健脾调肾之法，以便提高免疫力，增强体力，方能排除病毒，此乃"扶正以祛邪"矣。健脾重用参、芪、白术，调肾以滋为主，用枸杞子、生地黄、当归等，佐以"阳中求阴"，选用蛇床子、生杜仲、桑寄生等。肝炎诊治的这套新思路，对各类肝炎，特别是乙肝转阴乃获效之良策。

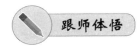 跟师体悟

慢性肝炎的病理特点是"湿热未尽兼血瘀，肝郁脾肾气血虚"。因此，治疗慢性肝炎，当先重视顾护脾胃，清热利湿，益气养血，活血化瘀，同时兼顾调理肝脾肾。具体来说应注意以下四点。

（1）**顾护脾胃**：在肝病治疗中，谨记"见肝之病，当先实脾"的原则，治疗中应侧重调理脾胃；同时在使用苦寒药时，谨防损伤脾阳，以使脾胃健运，水谷之精微得以运输转化为气血津液。原因是，第一，湿热邪毒易困阻脾胃；第二，清利湿热之品多苦寒，恐伤脾胃；第三，根据张仲景"见肝之病，知肝传脾，当先实脾"，防病为先；第四，人以胃气为本，故得谷者昌，如食欲不振则元气难复。

（2）**利胆通络**：肝脏疾患容易形成肝内胆汁淤积，使黄疸持续时间长，常见皮肤瘙痒、大便色白等症状及血清胆红素升高（以直接胆红素升高为主要特征）。病机特点为痰湿瘀结，肝胆络脉阻滞。因此，治疗要利胆通络，常加炮山甲、广郁金、金钱草、路路通、鸡内金、赤芍、莪术等药物。

（3）**活血化瘀**：湿热毒邪内伏，久病入络，久病必瘀，阻滞气血运行而成血瘀因素。因此，针对血瘀因素予活血化瘀，必要时佐加软坚散结之品如鳖甲。临证多选用当归、丹参、白芍、赤芍等活血且养血之品，使活血而不伤正。

（4）**滋补肝肾**：湿热毒邪久羁，耗伤肝肾之阴，久病必虚，形成肝肾亏损之证。肝宜养不宜伐，故不能使用峻猛破血之品，以免伐肝伤正。从滋补肝肾入手，"夫肝之病，补用酸"，多选用山萸肉、白芍、乌梅、山楂等酸性之品以滋补肝肾。

37 肾炎不能单纯健脾温肾

大凡肾炎之治，框于健脾温肾之中，大多投"肾气丸""真武汤"之类。殊不知，肾炎的中医证类绝非单纯的脾肾阳虚，在急性期，风水束肺有之，在慢性期湿热下注更有之。守法轻证，法证不符，焉能奏效？故肾炎之治不能单纯健脾温肾。

【风水束肺证】

● 主证

风水束肺，影响升降，水邪停滞而见头面浮肿，尿少腰酸，头晕且沉，苔薄白腻，脉浮紧滑。大多见于急性肾炎、肾病综合征急性期。

● 治法

开鬼门，洁净腑，宣肺利尿法。

● 方药

越婢加术汤。

宣肺：桔梗、白菊花、蝉蜕、桑白皮、葶苈子^炒。

利尿：车前草、白术、泽泻、冬瓜皮、云苓。

升降：川芎、川牛膝。

【湿热下注证】

● 主证

尿频量少，脘胀纳差，头重肢肿，时有腰酸，苔腻，脉滑。

● **治法**

清利湿热。

● **方药**

滋肾通关散合四妙丸。

黄　柏 10g	知　母 10g	肉　桂 3g	生薏苡仁 15g
川牛膝 15g	车前草 30g	泽　泻 10g	泽　兰 10g
海　藻 10g	丹　参 30g	炒苍术 10g	白花蛇舌草 30g

治疗肾炎不论何种证类均应配以利尿解毒和活血化瘀两法，这是增效良策。

利尿解毒常选用车前草、白花蛇舌草、桑白皮、泽泻、生薏苡仁、云苓、冬瓜皮、冬瓜子。活血化瘀常选用丹参、益母草、王不留行、川芎、地龙、泽兰、生山楂、三七粉。

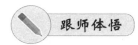
跟师体悟

肾炎病因多变，病理变化复杂，累及脏腑众多，因此，正确辨治尤为重要。

（1）水肿慎用攻下逐水：水肿妄用攻下之剂，虽然能使水肿快速得到减轻，腹胀松动，但由于攻下后常见腹痛、泄泻、恶心呕吐等症，使脾阳大伤，正气更虚，往往加重病情。特别是由于肺、脾、肾三脏俱虚，三焦气化不利，攻下虽然水肿暂时减退，但不久肿势又起，甚至反剧。即使再想施用攻下，不但正气不能支持，而且多次攻伐，也不能再使尿量增加，肿势减退。因此，消退水肿，仍以宣肺发汗，通阳利水，健脾温肾等法为主，这样虽然肿势消退较慢，但疗效稳定，不易反复。

（2）活血化瘀贯穿始终：水湿为有形之邪，水肿日久，水邪壅阻经隧，经脉不利，瘀阻水停，则水肿每多迁延不愈，出现四肢或全身浮肿，以下肢为主，皮肤瘀斑，腰部刺痛，或伴血尿，舌紫黯，苔白，脉沉细涩等症，而血瘀亦可出现水肿，《金匮要略·水气病脉证并治》曰："血不利则为水。"对于此类水肿，单纯采用发汗、利水、行气、温阳之法，往往水肿难除，水肿既久应活血化瘀消肿，瘀血去水自消。正如沈师指出，治疗肾炎水肿不论何种证类，均应配以活血化瘀，这是增效良策。临证选方，对湿热瘀积之水肿，用四妙丸合桃红四物汤加减，清热利湿，化瘀利水；对寒湿瘀结之水肿，用滋肾通关散合桃红四物汤加减，散寒除湿，化瘀消肿；气虚阳微，瘀水互结之水肿，用调肾阴阳方合桃红四物汤加减，温阳益气，化瘀利水；肝肾阴虚之水肿，用六味地黄丸合桃红四物汤加减，滋阴养血，化瘀行水，常选用桃仁、红花、赤芍、王不留行、泽兰、益母草、丹参、三七等活血化瘀之品。现代药理研究证实，这些活血化瘀药物能改善微循环，降低血黏度，调节免疫功能，增加肾脏血流量，改善肾小球基底膜的通透性，从而加快水液代谢，减轻水肿。

（3）血尿、蛋白尿当控制：肾炎的病因不外乎内因、外因两端。内因即患者的体质因素，先天禀赋不足，素体脾肾亏虚或肝肾阴虚，或素体热盛；外因为风邪、湿毒、药毒等外邪侵袭，或过食辛辣炙煿之品。内外合邪则循经入里，引动内热，热入血分，迫血妄行。"阴络伤则血内溢，阳络伤则血外溢"，血溢于肌肤则见皮肤瘀点、瘀斑；邪热灼伤肾络，或热毒日久伤阴，阴虚火旺，虚火灼伤络脉则见血尿；外感风热或风湿之邪，化火成毒，深入下焦，扰动肾络，封藏失职，精微外泄，或脾主升清降浊失司，清气下陷，精微物质下泄，则见蛋白尿。治疗除辨证论治外，尿血明显者，加白茅根、大蓟、小蓟、侧柏叶、益母草，凉血活血，使止血不留瘀，从而消尿中红细胞；蛋白尿者，加金樱子、芡实、山萸肉、玉米须、生黄芪、灵芝，补气益肾，除尿中蛋白。

38   血证的分部辨治

    血证又称亡血，指血不循经运行而溢出脉外的病证，包括咳血（又称咯血、痰血、唾血），吐血（又称呕血），衄血（齿衄、鼻衄、大衄、舌衄、肌衄、倒经），尿血（溲血、溺血、血淋），便血（后血、血泄、圊血、远血、近血），宫血（崩漏、崩中、漏下、血崩）。

    《黄帝内经》分析了血证的病因病机："心主血""肝藏血""脾统血""胞移热于膀胱，则癃溺血"（《素问·气厥论》）、"怒则气逆，甚则呕血"（《素问·举痛论》）、"结阴者，便血一升，再结二升，三结三升"（《素问·阴阳别论》）、"阳络伤则血外溢，血外溢则衄血；阴络伤则血内溢，血内溢则后血"（《灵枢·百病始生》）。《伤寒论》指出"亡血家"，"衄家"均应禁汗，否则生变证（《辨太阳病脉证并治》）。《金匮要略》创组四首效方："吐血不止者，柏叶汤主之"，"下血，先便后血，此远血也，黄土汤主之"，"下血，先血后便，此近血也，赤小豆当归散主之"，"心气不足，吐血、衄血，泻心汤主之"（《惊悸吐衄下血胸满瘀血病脉证治》）。朱震亨治血证以四物汤为主方。"阳常有余，阴常不足"，血证系阴虚阳盛之因，故以四物汤加减通治血证。《济生方》立"血热妄行"论。《景岳全书》以"火"和"气"论治血证，曰："血动之由，惟火惟气耳。故察火者，但察其有火无火；察气者，但察其气虚气实。"《先醒斋医学广笔记》提出治血三诀："宜行血不宜止血"以使血循经络而不瘀；"宜补肝不宜伐肝"，以免损肝之体而血不藏之；"宜降气不宜降火"，气有余便是火，降气即可降火。唐容川的专著《血证论》主张治血四法："惟以止血为第一要法，血止之后，其离经而未吐出者是为瘀血"，"故以消瘀为第二法"，

"又恐血再潮动，则须用药安之，故以宁血为第三法"，"去血既多，阴无有不虚者矣"，"故又以补虚为收功之法"。

综历代之说，血证的诊治归为四类。

● **血虚内热，血热妄行证**

五心烦热，血色鲜红，苔净质红，脉象细数。清热凉血法，用犀角地黄汤。

● **心血不生，脾不统血证**

面白气短，心悸纳差，血色淡红，舌苔薄白，脉象沉细。益气摄血法，用归脾汤。

● **瘀血阻络，血不归经证**

刺痛定痛，血色瘀暗，舌见紫斑，脉来细涩。祛瘀生新法，用桃红四物汤。

● **命门火衰，阳虚及阴证**

形寒浮肿，血色淡稀，苔薄白质淡胖，脉沉细尺弱。温阳涩血法，用黄土汤。

见血不可单纯止血，更不能一味投炭。首要者，分清其因，分辨其证，分析其性，辨证论治方可奏效。一般寒象多虚证，可投益气收摄之品，如选生黄芪、参类、当归、阿胶、大枣、仙鹤草、赤石脂、乌梅炭、伏龙肝、乌贼骨等；热象多实证，可投凉血生新之品，如选地黄炭、牡丹皮、赤芍、侧柏叶、茜草、旱莲草、白茅根、生栀子、大黄炭、小蓟、丹参、血余炭、花蕊石、三七粉等。

根据不同的出血部位，依证配伍是止血的重要治法，直接关乎疗效，此即血证的分部辨治。

【咳血】

● 肺主卫，外邪常先犯肺，如兼见发热咽痒，舌苔薄黄，脉象浮数。应佐清肺祛风的桑叶、菊花、金银花、连翘、橘红、防风炭、杏仁、炙枇杷叶。

●肺为娇脏，久咳伤阴，如兼见五心烦热，咽燥盗汗，舌质红，脉细数。应佐润肺敛阴的百合、麦冬、贝母、白芍、五味子、生牡蛎、白薇。

●木火刑金，如兼见胁痛易怒，苔黄质红，脉象弦数。应佐清肝泻肝的黛蛤散、栀子、桑白皮、黄芩炭、地骨皮、白茅根、藕节炭。

●咳血同咳痰关系密切，止血先止咳，止咳先祛痰，如用止血粉（川贝母、三七、花蕊石、蛤壳粉研末装胶囊，每次服3g，每天3次）。

●肺与大肠相表里，肺热可以移肠，如兼见大便较干，可选加润肠的全瓜蒌、草决明、大黄炭、莱菔子、桃仁、白菊花和当归，利于增加止血之力。

【吐血】

●胃主纳，以降为顺，应注意胃热气逆，如兼见脘胀，泛有食渣，舌苔黄腻，脉象滑数。应佐以泻胃降逆的大黄炭、川黄连、生石膏、生代赭石、竹茹、焦三仙、陈皮炭。

●胃热的来源常有两个：一是肝火犯胃属实，兼见胁疼口苦，舌绛脉弦。应佐清肝的龙胆草、夏枯草、牡丹皮、栀子、黄芩炭。二是阴虚火旺属虚，兼见五心烦热，腰酸口渴，舌红脉细。应佐滋肾的地黄炭、天冬、怀牛膝、女贞子、旱莲草、枸杞子。

●应注意酗酒过度而生痰湿和饮食不节而致食滞。应佐祛痰消导的云苓、木香、莱菔子、生鸡内金、连翘、焦三仙、蛤壳粉、生龙骨、生牡蛎。

●吐血同呕吐关系密切，止血先止吐，可选投陈皮、竹茹、伏龙肝、生代赭石或针内关、太冲。

【鼻衄】

●鼻为肺窍，如兼见鼻燥息热，苔黄质红，脉数。应佐清肺的桑白皮、黄芩炭、金银花炭、炙枇杷叶、沙参、玄参、阿胶。

●肺合大肠，如兼见便干肠燥，舌苔黄燥，脉象细滑。应佐通腑的全瓜蒌、大黄炭、桃仁、枳壳、莱菔子、草决明、白菊花和全当归。

●肝火迫血，如兼见眩晕躁怒，苔黄质红，脉象弦数。应佐泻肝的龙胆草、栀子、野菊花、牡丹皮、夏枯草。

【齿衄】

●龈属胃络，如兼见龈肿引饮，苔黄质红，脉象弦数。应佐清胃的生石膏、知母、川黄连、茅根、天花粉、石斛。

●齿为骨余，如兼见五心烦热，腰酸眩晕，苔净质红，脉象细数。应佐滋肾的黄柏、知母、地黄炭、麦冬、山药、牡丹皮、泽泻、枸杞子、女贞子。

【舌衄】

●舌为心窍，如兼见口疮，尿赤，舌尖红，脉来数。应佐导赤的竹叶、车前草、连翘、知母、黄柏、肉桂、白茅根、小蓟。

●瘀血阻络，如兼见舌质紫斑，心区刺痛，心悸不宁，脉象弦数。应佐活血的丹参、蒲黄炭、血余炭、栀子、三七粉。

【肌衄】

●脾主四肢肌肉，如兼见乏力纳差，舌淡苔白，脉象沉细。应佐健脾的生黄芪、参类、云苓、当归（气血关系）、银柴胡、青皮炭（土木关系）、阿胶珠、地骨皮、知母（肺脾关系）、附片、白术、伏龙肝（火土关系）。

●心主血脉，如兼见心悸失眠，舌质紫暗，脉象弦细。应佐养心化瘀的地黄炭、当归、赤芍、白芍、川芎、三七粉、炒酸枣仁、云苓、麦冬、仙鹤草、琥珀粉。

【尿血】

●心热移肠，如兼见口疮，舌尖红，脉细数。应佐清心导赤的竹叶、小蓟、车前草、生地黄、六一散、琥珀粉。

●膀胱湿热如兼见尿频、尿急、尿痛,舌苔黄腻,脉象滑数。应佐以清利湿热的连翘、赤小豆、泽泻、生薏苡仁、苍术、茵陈、黄柏、川牛膝、海金沙。

●心肾不交,如兼见五心烦热,腰酸失眠,舌尖红,脉细数。应佐以交通心肾的川黄连、肉桂、知母、黄柏、地黄炭、旱莲草。

●气化失司,兼见尿血色淡,尿频畏寒,腰酸神疲,舌质淡,脉沉细。应佐温肾固涩的菟丝子、杜仲炭、金樱子、生龙骨、生牡蛎、赤石脂、肉桂炭。

【便血】

●大肠湿热如兼见大便不爽,血下污浊(脏毒)或鲜血如注(肠风),舌苔黄腻,脉象数软。应佐清肠导湿的地榆、葛根、木香、黄芩炭、黄柏、生薏苡仁、炒苍术、苦参、金银花炭。

●阳虚气陷,如兼见便溏畏寒,舌淡,脉细。应佐温阳升提的伏龙肝、附片、白术、阿胶、白芍、升麻炭、炮姜炭、生黄芪、白及。

●肺热移肠,如兼见便干鼻燥,舌红,脉弦。应佐清肺润肠的全瓜蒌、黄芩炭、大黄炭、荆芥炭、炙枇杷叶、桑白皮、侧柏叶。

●传导之官,热毒瘀结兼见便血紫暗,污臭难闻,纳呆腹胀,舌苔黄腻,舌质红燥,脉象滑数。应佐化瘀解毒的槐角、赤小豆、马齿苋、三七粉、白花蛇舌草、木香。

【宫血】

●以肝为本,如兼见胁胀易怒,舌红,脉弦。应佐疏肝清肝的银柴胡、生栀子、牡丹皮、黄芩炭、薄荷炭、香附、川楝子、菖蒲、郁金。

●天癸与冲任有关,如兼见腰酸背寒,烘热神疲,舌淡,脉细。应佐调理冲任的女贞子、菟丝子、桑寄生、补骨脂、蛇床子、金樱子、鹿角霜、河车粉、肉桂炭。

●胞宫畏寒，如兼见宫血色淡，腹凉喜暖，阵阵隐痛，苔白，脉迟。应佐暖宫收涩的芡实、炮姜炭、肉桂炭、赤石脂、乌梅炭、乌贼骨、乌药、香附、生黄芪、党参。

●胞宫多瘀，如兼见宫血紫块，腹痛拒按，腹部肿块，舌质紫斑，脉象细涩。应佐祛瘀生新的益母草、丹参、三七粉、红花、当归、炒橘核、鸡血藤、焦山楂、茺蔚子、泽兰、川牛膝、桂枝。

●下病上取，如兼见阴挺乏力，舌淡，脉细。应佐补中升提的生黄芪、阿胶、当归、升麻炭、荆芥炭、薄荷炭。

●宫血要抓经前调气，选用柴胡、木香、香附、炒橘核、牡丹皮、白芍、川楝子、菖蒲、郁金。

根据中药的现代药理学，分部止血还可酌加下列止血药：咳血（阿胶珠、仙鹤草），吐血（白及、侧柏叶），鼻衄（黄芩炭、大黄炭），齿衄（白茅根、生石膏），肌衄（地黄炭、银柴胡、牡丹皮、茜草），尿血（小蓟、连翘、琥珀、血余炭），便血（地榆、槐角、荆芥炭、伏龙肝），宫血（益母草、茜草、藕节炭、乌贼骨），提升血小板（水牛角、仙鹤草、当归、白芍、肉苁蓉、女贞子、菟丝子、石韦、鸡血藤、商陆），增加毛细血管抵抗力（槐米、白茅花、板蓝根、连翘、秦艽）。

选用炭药。现代药理研究发现，并非一切炭药均能增加止血之力。如侧柏叶、地榆炒炭，其止血力反而减弱。血证据其寒热分别选用下列炭药则可增强止血之力：炮姜炭、肉桂炭、杜仲炭、艾炭、地黄炭、金银花炭、黄芩炭、大黄炭、藕节炭、栀子炭、山楂炭、血余炭、陈皮炭、蒲黄炭。

血证除分部辨治外还应注意以下三要。

一要根据升降之理，用好上提下导法：血上溢于口鼻齿肌，应佐下导之品，如川牛膝、赤石脂、滑石、竹叶、大黄炭；血下泄于二阴，应佐上提之品，如升麻炭、薄荷炭、荆芥炭、生黄芪。上提者量宜轻，下导者量宜重。

二要防止血瘀。古人有训"宜行血不宜止血"。一味止血，血虽止但必致瘀。为防血止后的血瘀,可用两法:①在止血方中稍佐和血药如川芎、丹参、鸡血藤、三七粉,或稍佐行气药,如郁金、木香、陈皮、柴胡等。②止血后以四物汤加减善后。如血止后见虚象可用熟地黄、砂仁、当归、白芍、5g以下的川芎,选加何首乌、大枣、生黄芪、党参、丹参、三七、木香、陈皮,以养血为主,佐以行气和血。如血止后见实象,则用生地黄、当归尾、赤芍、10g的川芎,选加三七、枳壳、青皮、木香、川牛膝、鸡血藤,以行气和血为主,佐以养血。

三要避免伤胃。见血一味追求凉血,血虽止势必伤胃气。因此古人有训"宜降气不宜降火"。为防止伤胃有四个措施:①投用苦寒凉血药要适可而止,掌握用量和疗程。②应用热性反佐,如加一味肉桂炭、干姜炭、炮姜炭、艾炭等。③少用凉血药,多用降气药,如选沉香、降香、青皮、川牛膝、白菊花、珍珠母、生龙骨、生牡蛎等。④加用和胃药,如选焦三仙、生鸡内金、云苓、砂仁、芦根、乌梅炭、陈皮炭等。

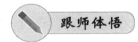 跟师体悟

血证又称亡血,指血不循经运行而溢出脉外的病证,包括咳血、吐血、衄血、尿血、便血、宫血等。

(1)血证治疗三原则:治疗血证,要根据各种血证的病因病机及损伤脏腑的不同,结合证候虚实及病情轻重而辨证论治。《景岳全书》曰:"凡治血证,须知其要,而血动之由,惟火惟气耳。故察火者,但察其有火无火;察气者,但察其气虚气实。知此四者而得其所以,则治血之法无余义矣。"概而言之,对血证的治疗可归纳为治火、治气、治血三原则。治火,实火当清热泻火,虚火当滋阴降火。治气,实证当清气降气,虚证当补气益气。治血,应凉血止血、收敛止血或祛瘀止血。

(2)血证慎用三法则:一是慎用炭类止血药。元代葛可久《十药神书》所载十灰散治疗肺病咯血,所用药物全部烧炭存性,疗效显著。可见中医炭药止血的理论是前人实践经验的总结。但临床应用炭类止血药要适

可而止，不宜久用；现代药理研究证实某些止血药炒炭后会降低疗效。二是慎用辛燥苦寒药。无论血证新发或迁延日久，多为营阴不足或血中有伏热之邪，辛香温燥之药如半夏、胆南星等易耗血动血，使血络不宁。苦寒药虽可用于血热妄行之出血证，但用之不当或寒凉太过反可使血寒凝涩，血行不畅，日久反而易形成瘀血；或苦寒之药损伤中焦阳气，导致气失统摄，加重出血。三是慎用汗、吐、下三法。出血之证多由于血热或是由于气虚，出血日久常致营血不足，津液亏耗。汗、津、血同源，发汗则伤津耗血。麻黄、桂枝等辛温发汗之方药，不但辛散动血，而且耗伤阴血或阳气，故仲景反复告诫衄家不可发汗，亡血家亦不可发汗。《先醒斋医学广笔记·吐血》曰："吐血三要法：宜行血不宜止血。血不行经络者，气逆上壅也，行血则血循经络，不止自止。止之则血凝，血凝则发热、恶食，病日痼矣……"下法不仅不能止血，还可加重出血。

39　五类痹证诊治

"痹"者闭也。因气血不畅而引发筋骨、肌肉、关节处的疼、酸、重、麻、木。涉及颈项痛、腰背痛、肩痛、肘痛、手痛、膝痛、足痛和身痛各部，包括风湿、类风湿及肌肉风湿症。其名及病因首记于《黄帝内经》。《素问·痹论》有云："风寒湿三气杂至，合而为痹也。其风气胜者为行痹，寒气胜者为痛痹，湿气胜者为着痹也。"《金匮要略》称为"历节"，主张寒湿者用"乌头丸"，风湿者用"桂枝芍药知母汤"。金代李东垣、元代朱震亨称为"痛风"，主张"薄桂味淡者，独此能横行手臂"。《济生方》以虚立论，曰："皆因体疏，腠理空疏，受风寒湿气而成痹也。"

"痹证"有五类，其诊治分述于下。

【痛痹】

●主证

寒重痛著，阴天加重，着凉更甚，得温则舒，形寒肢凉，苔薄白，舌质淡，脉象沉细小弦。

●立法

散寒活络。

●主方

附子细辛汤。

细　辛 3g	桂　枝 15g	鹿角霜 15g	制川乌 10g
制草乌 10g	伸筋草 10g	威灵仙 10g	五加皮 10g
赤　芍 10g	白　芍 10g	丹　参 30g	云南白药 1g[冲]

【湿痹】

●主证

关节肌肉酸胀肿麻，沉板不展，晨起加重，稍动缓解，纳差口黏，神疲肢困，苔腻脉滑。

●立法

利湿活络。

●主方

茵陈四逆散。

柴　胡 10g	枳　壳 10g	生薏苡仁 15g	茵　陈 15g后下
木　瓜 10g	防　己 10g	海桐皮 10g	赤　芍 10g
白　芍 10g	豨莶草 10g	路路通 10g	

【热痹】

●主证

筋骨关节红肿热痛，冷敷则缓，甚则红斑结节，口渴尿黄，苔薄黄，舌质红，脉弦数。

●立法

清热活络。

●主方

苍术白虎汤。

炒苍术 10g	生石膏 30g	知　母 15g	生薏苡仁 10g
忍冬藤 30g	车前草 30g	地　龙 10g	黄　柏 10g
秦　艽 10g	络石藤 15g		

【瘀痹】

●主证

关节肿胀畸形，活动受阻，刺痛固定，苔薄白，质紫斑，脉弦涩。

● 立法

化瘀活络。

● 主方

活络效灵丹（《医学衷中参西录》）。

丹　参 30g　　　当　归 10g　　　红　花 10g　　　苏　木 10g

片姜黄 10g　　　川　芎 10g　　　乳　香 10g　　　没　药 10g

郁　金 10g　　　三七粉 6g^冲　　水蛭粉 3g^冲

【久痹】

● 主证

酸楚隐痛，劳累加重，晨起缓解，入暮明显，缠绵反复，体虚神疲，心悸乏力，舌苔薄白，脉象沉细。

● 立法

补虚活络。

● 主方

独活寄生汤。

生黄芪 15g　　　当　归 10g　　　生杜仲 10g　　　桑寄生 10g

鸡血藤 15g　　　桂　枝 10g　　　白　芍 10g　　　天　麻 10g

川续断 15g　　　老鹳草 10g

治"痹证"还要随症加减。

● 止痛

野木瓜、延胡索、牡丹皮、松节、寻骨风、徐长卿、蚕沙、五灵脂。

● 除麻

泽兰、海风藤、丝瓜络、路路通、土鳖虫、赤芍、陈皮。

● 退热

青蒿^{后下}、地骨皮、银柴胡、白菊花、竹叶、白薇、秦艽、车前草。

● 降血沉

忍冬藤、车前草、黄柏、生薏苡仁、秦艽、川牛膝、鸡血藤、生黄芪、苍术、防己。

● **降抗"O"**

金银花、连翘、生甘草、马勃、玉蝴蝶、蝉蜕、板蓝根、僵蚕。

治"痹证"要善用引经药，使药到病所。

● **颈椎**

葛根、升麻。

● **胸腰椎**

狗脊、川续断。

● **上肢**

桑枝、羌活。

● **下肢**

牛膝、独活。

● **足跟**

骨碎补、鹿角霜。

现录家传 6 则效方，供临证参考。

● **痹证急性发作方**

炒苍术 10g	银柴胡 10g	秦　艽 10g	茵　陈 15g^{后下}
生栀子 10g	防　己 10g	枳　壳 10g	车前草 30g
陈　皮 15g	赤　芍 10g	威灵仙 10g	三七粉 6g^{冲}

● **肾虚腰痛方**

蛇床子 10g	女贞子 10g	生杜仲 10g	桑寄生 10g
补骨脂 10g	肉苁蓉 10g	鸡血藤 15g	老鹳草 10g
五加皮 10g	青　皮 10g	川续断 15g	

● **足跟麻痛方**

生地黄 10g	当　归 10g	生白芍 15g	川　芎 10g
鸡血藤 15g	伸筋草 10g	骨碎补 10g	鹿角霜 15g
陈　皮 15g			

●**骨刺方**

生白芍 60g   威灵仙 30g   川续断 30g   木　瓜 15g

炙甘草 10g

浓煎饭后服。

●**痛风方**

野菊花 10g   生薏苡仁 15g   泽　泻 10g   野木瓜 10g

天　麻 10g   车前草 30g   延胡索 10g   白　芷 10g

牡丹皮 15g   石　韦 10g

●**药酒方**

桂　枝 10g   赤　芍 10g   白　芍 10g   生黄芪 10g

制川乌 10g   制草乌 10g   当　归 10g   威灵仙 10g

松　节 15g   木　瓜 10g   黄　柏 10g   狗　脊 15g

生杜仲 10g   桑寄生 10g   鸡血藤 15g   陈　皮 30g

牛　膝 15g   桑　枝 30g

泡酒 5 斤（2500g），15 天后，每次服半两至 1 两（25 ～ 50g）。

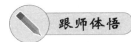 跟师体悟

痹证是由于风、寒、湿、热等邪气闭阻经络，影响气血运行，导致肢体筋骨、关节、肌肉等处发生疼痛、重着、酸楚、麻木，或关节屈伸不利、僵硬、肿大、变形等症状的一种疾病。

（1）**沈师辨治，证分五类：**第一是寒痹。以痛为主，大多发生在北方地区，易在寒冷冬天发病，用附子细辛汤散寒活络，主药是鹿角霜、桂枝、威灵仙。第二是湿痹。以湿为主，特点不是痛，而是关节肌肉酸胀肿麻，沉板不展，晨起加重，稍动缓解，用茵陈四逆散利湿活络，主药是茵陈、柴胡、生薏苡仁、木瓜、汉防己。第三是热痹。以关节红肿热痛为特征，用苍术白虎汤清热活络，主药是生石膏、知母、生薏苡仁、忍冬藤。第四是瘀痹。关节肿胀畸形，血瘀为主，用活络效灵丹化瘀活络，主药是

苏木、鸡血藤。第五是久痹。酸楚隐痛，劳累加重，用独活寄生汤补虚活络，主药是独活、杜仲、桑寄生。

（2）**善用引经，药到病所**：治痹证善用引经药。①颈椎：葛根、升麻，舒筋通络，祛风止痛。②胸腰椎：狗脊、川续断，滋补肝肾，强腰止痛。③上肢：桑枝、羌活，通达经络，祛风胜湿。④下肢：川牛膝、独活，胜湿止痛，引药下行。⑤足跟：骨碎补、鹿角霜，补肾强骨，活血止痛。两膝关节肿胀，或有积液者，可用木瓜、土茯苓、生薏苡仁清热利湿，消肿止痛。

（3）**虫类止痛，值得借鉴**：沈师认为虫类药属异体蛋白，易致人体过敏，又含有毒性，临床应用较少。但痹证久病入络，抽掣疼痛，肢体拘挛，在其他药物疗效不佳时，可酌加虫类药以止痛。虫类药搜风止痛，深入经络，可攻剔痼疾之痰瘀，以通经达络止痛，常用药物有全蝎、蜈蚣、地龙、水蛭、乌梢蛇等。这些药物多偏辛温，作用较猛，也有一定毒性，故用量不可太大，不宜久服，中病即止。

（4）**丹溪妙方，除湿通络**：《丹溪心法》中所载的"上中下通用痛风丸"，有祛风除湿、清热化痰、活血通络之效，用该方加减治疗痛风、类风湿关节炎等疑难疾病，疗效满意，介绍于此，仅供参考。痛风、类风湿关节炎属风寒湿热侵袭骨节，痰瘀痹阻经络，病邪较杂，不能截然划分，选用朱丹溪的通用痛风丸化裁，可提高疗效。方中桂枝温经通络，兼治其寒，且能引诸药上行；汉防己下行，除湿热，止痛痹；羌活上行，通周身，走关节；龙胆草性苦降，下行泻火，能引诸药下达足胫；威灵仙通行十二经，祛风除湿，宣痹止痛；苍术燥湿，黄柏清热，天南星燥湿化痰祛风，桃仁、红花活血祛瘀，川芎为血中之气药；用神曲者，既能防止诸药损伤胃气，又有助于脾胃运化，以杜生痰生湿之源。全方诸法并施，故能兼顾风寒、湿热、痰瘀诸因。

40 六郁者木郁为先初实久虚

　　"郁"者，滞而不通。朱震亨创"六郁"之说，计有气、血、痰、湿、热、食六郁，方组"越鞠丸"治之。其实六郁中以木郁为先，指情绪抑郁而造成的气滞证。《黄帝内经》首创"木郁达之"说（《素问·六元正纪大论》），成为后世治疗郁证的重要指导思想。《金匮要略》组建 3 首治郁效方："百合病"的百合地黄汤，"脏躁证"的甘麦大枣汤，"梅核气"的半夏厚朴汤。《景岳全书》专有"郁证篇"，认为各种病变中均可出现气滞肝郁证，曰："凡五气之郁，则诸病皆有，此因病而郁也。至若情志之郁，则总由乎心，此因郁而病也。"《证治汇补》认为郁证"皆因气之不周流"，故提出"治当顺气为先"。《临证指南医案》强调郁证的"意疗"，曰："郁证全在病者能移情易性。"

　　"气滞"是五郁之所生，肝郁为其本，治郁所谓"木郁达之"就是要治重疏肝理气法，尤以柴胡为解郁主药。"木郁达之"计有六法。

　　● **疏肝法用于气滞**

　　柴胡、香附、木香、郁金、枳壳。

　　● **平肝法用于肝阳**

　　钩藤、天麻、草决明、珍珠母、川芎。

　　● **柔肝法用于肝虚**

　　当归、白芍、何首乌、黄精、大枣。

　　● **清肝法用于肝热**

　　牡丹皮、栀子、黄芩、川楝子、夏枯草。

●泻肝法用于肝火

龙胆草、大黄、青黛、黄柏、黄连。

●温肝法用于肝寒

乌药、茴香、肉桂、吴茱萸、沉香。

郁证初起，以实为主，常见气滞证。但日久往往致虚，有以下三类。

●伤神

"悲哀愁忧则心动"，主要伤心血，心失所养，神失所舍而心神不宁。

●伤脾

"木郁克土"，损伤脾气，气血双亏。

●伤阴

木郁水亏，既损肾阴又动虚火。

久郁致虚，但仍有木郁之象，故理虚方中不可不加解郁之品，然理气药每多香燥伤正，应入平和之品，如佛手、木香、郁金、香附、菖蒲、陈皮等。

郁证的虚实之辨关键在于舌诊。苔薄腻质暗紫，属气滞为实，可以逍遥散为主方，抑木为主，佐以扶土，虑及气滞则血瘀，宜选加活血的丹参、红花、川芎、苏木、郁金、牛膝等。木郁能犯胃，宜选加和胃的温胆汤，尤其加菖蒲，既解郁又和胃。苔薄质淡属气虚，可以香砂六君子汤为主方，扶土为主，佐以抑木。虑及益火生土，宜选加温补的菟丝子、补骨脂、淫羊藿、肉苁蓉、鹿角胶。此称"塞因塞用"，不少虚胀证用此法取效。

诊治"郁证"要关注病因和脏腑上的联系。

【病因】

●气郁可致血瘀

以痛为主，心悸胸憋，舌紫斑，脉不畅。宜理气活血，投柴胡疏肝散。要选加活血的川芎、赤芍、当归尾、丹参、红花、苏木等。

●气郁可致痰凝

见梅核气，胸闷头重，舌苔白腻，脉象弦滑。宜理气祛痰，投半夏厚朴汤。要选加祛痰的法半夏、竹茹、生姜、胆南星、瓜蒌、贝母等。

● **气郁可致火炎**

性躁易怒，口干而苦，头痛目赤，苔黄质红，脉象弦数。宜理气清火，投丹栀逍遥散。要选加清火的牡丹皮、栀子、龙胆草、黄芩等。

● **气郁可致湿阻**

脘满纳呆，呕恶腹泻，舌苔黄腻，脉象滑数。宜理气化湿，投半夏泻心汤。要选加化湿的二陈汤、藿香梗、车前草、木香、薏苡仁等。

● **气郁可致食停**

脘腹胀痛，拒按食臭，厌食嗳腐，舌苔厚腻，脉象滑实。宜理气消导，投保和丸。要选加消导的焦三仙、生鸡内金、莱菔子、大腹皮等。

● **气郁可伤心神**

精神恍惚，心神不宁，悲忧欠伸，苔薄白，舌质淡，脉弦细。宜养心解郁，投甘麦大枣汤、百合地黄汤。要选加宁神的炒酸枣仁、柏子仁、云苓、琥珀、夜交藤、当归等。

● **气郁可伤脾运**

多思善虑，心悸胆怯，失眠纳差，苔白质淡，脉象沉细。宜健脾解郁，投归脾汤。要选加健脾的参类、白术、山药、扁豆、云苓等。

● **气郁可伤肾阴**

五心烦热，易怒少寐，腰酸遗精，月经不调，苔净质红，脉象细数。宜滋阴解郁，投六味地黄汤。要选加滋阴的生地黄、黄精、山茱萸、杜仲、枸杞子、女贞子、知母、龟板、牡蛎、牛膝等。

【脏腑】

● **木郁克土**

一则影响胃纳，造成肝胃不和，宜疏肝和胃，投左金丸；二则影响脾运，造成肝脾不调，宜抑木扶土，投逍遥散（肝滞脾湿），或扶土抑木，投香砂六君子汤（肝滞脾虚）。

● **木火刑金**

造成肺阴不足，干咳带血，宜清肝润肺，投黛蛤散、牡丹皮、栀子、百合之类。

● **肝胆湿热**

造成中、下焦湿阻，黄疸，尿赤。宜泻肝利湿，投龙胆泻肝汤。

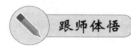 跟师体悟

郁证是由于情志不舒、气机郁滞所致，以心情抑郁、情绪不宁、胸部满闷、胁肋胀痛，或易怒喜哭，或咽中如有异物梗塞等症为主要临床表现的一类病证。其病机表现以气郁为主，气郁日久，变生多端，可引起多种症状，久病亦可伤血耗气，由实转虚，成本虚标实之证，出现脏腑阴阳功能失调，病情更加缠绵难愈。因此，在临床治疗上需辨清虚实，辨证论治，方能取得较好疗效。

（1）注重意疗：郁证属情志所伤，肝气郁结，如《丹溪心法·六郁》指出："气血冲和，万病不生，一有怫郁，诸病生焉，故人身诸病，多生于郁。"《灵枢·口问》曰："悲哀愁忧则心动，心动则五脏六腑皆摇。"注重意疗，努力解除致病因素，使患者正确认识和对待自己的疾病，增强治愈疾病的信心，保持心情舒畅，避免不良的精神刺激，对促进疾病的好转乃至痊愈都甚有裨益。

（2）随证遣药：疏肝解郁的常用药，以柴胡、郁金、香附、合欢皮为主。若疏肝理气，可配合香橼、佛手、橘叶、枳壳、青皮、陈皮等药。若疏肝养血，可配合当归、芍药、川芎、丹参等药。若疏肝和胃，常配合山楂、神曲、谷芽、麦芽、鸡内金等药。若疏肝止痛，常配合川楝子、延胡索、木香等药。若清其郁火，常配合黄芩、生栀子、夏枯草等药。若兼湿郁，配砂仁、蔻仁、苍术、厚朴等药。若夹痰者，配半夏、茯苓、贝母等药。若气逆者，配旋覆花、代赭石、沉香等药。若兼脾虚，配党参、白术、生黄芪等药。若兼阴虚，配沙参、玉竹、天冬、麦冬、生地黄等药。

（3）**用药审慎**：郁证一般病程较长，用药不宜峻猛。在实证的治疗中，应注意理气而不耗气，活血而不破血，清热而不败胃，祛痰而不伤正；在虚证的治疗中，应注意补益心脾而不过燥，滋养肝肾而不过腻。所以在疏肝解郁时，除用柴胡、郁金、青皮等行气药之外，亦常酌情配伍夏枯草以清肝火；白芍、生地黄以养肝血，滋肝阴。肝之阴阳协调平衡，才能更好地发挥疏泄功能，使气机调畅，诸郁自除。若只用行气、破气之品，势必燥伤阴血，反不利于疾病的恢复。而香橼、佛手等，其性和平，理气而不伤阴，无论新恙久病均可选用。

41 十五种汗证及止汗五则

汗为心液，由阳气蒸化津液，出于体表而成。出汗是祛邪的方法，汗证多见于自主神经功能紊乱、甲亢、风湿热、结核、一时性低血糖、某些传染病和休克。病理性汗证有以下15种。

- **表汗**

卫阳虚弱，肌表不固的表虚常见汗证。外感风热证，风性开泄，热性升散，也可见汗证。在表中还以有汗、无汗来分辨太阳中风证和伤寒证。

- **自汗**

肺气不足，卫阳不固，白天不因劳动、厚衣、发热而汗，时出不止，动则更甚，并伴气虚、阳虚证。

- **盗汗**

阴虚火旺迫汗外泄，入睡汗出，醒后即止，伴阴虚证。

- **大汗**

阳明实热，迫汗蒸之，伴大热、大渴、脉大证。

- **漏汗**

发表太过，阳气受伤，汗漏不止，既伤阳又耗阴，伴尿少、肢挛证。

- **绝汗**

又名脱汗。阳气欲脱，病情垂危，汗出淋漓，如珠如油，伴亡阳、亡阴证。

- **战汗**

邪正分争，恶寒战栗而后汗出。汗出热退，脉净身凉，为邪去正安；汗出而烦，脉来疾急，为邪胜正衰的危象。

● **黄汗**

风水湿热交蒸，汗出沾衣，色黄染衣，伴湿热证。

● **头汗**

一是阳明兼血瘀或湿热郁蒸而仅头部出汗；二是病后或老年喘息而头额出汗。如果重病末期，虚阳上越，津随气脱而突然头额出汗，属危象。

● **半身汗**

风痰、风湿阻滞经脉，营卫不和，气血不周，身体上下、左右、偏侧出汗。

● **手足心汗**

阴虚内热或心包、肾经郁热则手足汗出如淋。

● **心汗**

思虑过度，劳伤心脾则心胸部汗多。

● **阴汗**

下焦湿热则见外生殖器及其周围汗出腥臭。

● **热汗**

风邪化热或内热蒸迫，汗出热不退而复热，伴热证。

● **冷汗**

平素阳虚，卫气不足，畏寒肢冷而汗出，伴寒证。

止汗法有分辨表里、慎用敛汗、注重养心、调理气阴及救治脱汗五则。

● **分辨表里**

表证见汗，以调和营卫为治，桂枝汤最宜；里证见汗，要区分虚实。虚者又有"气""阴"之别，治"气"以玉屏风散为主方，尤重生黄芪；治"阴"以知柏地黄丸为主方，尤重知母、黄柏。实者则有"热""湿"之异，清热以白虎汤为主方，尤重生石膏；化湿以茵陈五苓散为主方，尤重茵陈。

● **慎用敛汗**

敛汗药有浮小麦、麻黄根、煅龙骨、煅牡蛎，常常视作治疗汗证的主药，治疗因虚汗证确有效。汗证不辨寒热虚实，单纯用敛汗药，常难以奏效，如见实热或湿热汗证，反而留邪，汗出更甚，故应慎用敛汗。

● **注重养心**

心神得宁，常常利于止汗，故每每佐入宁心法。针对虚实，宁心各异。虚者用养心的当归、琥珀、柏子仁、云苓、五味子、炒酸枣仁；实者用清心的竹叶、黄连、连翘、知母、炙远志、车前草、丹参。

● **调理气阴**

汗证必致伤气耗液，后期汗出虽止，但仍应调理气阴。常投生脉散收功或选佐山药、黄精、天花粉、芦根、石斛、云苓、乌梅、麦冬等。

● **救治脱汗**

脱汗危象，阳不敛阴，气随汗脱而阴阳俱亡，急宜回阳救逆，重投参附汤，并兼四佐：一是重用生黄芪固表，至90g以上；二是麦冬、五味子、白芍、乌梅敛阴；三是煅龙骨、煅牡蛎、浮小麦敛汗；四是艾灸神阙、关元固脱。

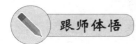

跟师体悟

汗由津液化生而成，在汗证的诊疗中应注意以下几点。

（1）汗证虚实有别：虚者因气血阴阳不足，表虚腠理疏松，不能固涩津液；实者，多因湿热郁结于内，蒸迫津液外出，故临证时须当仔细分辨，随证治之，灵活化裁。虚者益脾胃，温肾气，疏肝郁，升降相合，津循常道，卫气充实，腠理固密，自然汗解；实者开鬼门，洁净腑，疏利气机，通畅三焦，前后分消给邪出路，令湿去气通，汗症自除。切勿见汗止汗，以防闭门留寇之弊。

（2）把握止汗五法：

①分辨表里：表证见汗，以调和营卫为治，桂枝汤最宜；里证见汗，要区分虚实。虚者又有"气""阴"之别，治"气"以玉屏风散为主方，治"阴"以知柏地黄丸为主方。实者则有"热""湿"之异，清热以白虎

汤为主方；化湿以茵陈五苓散为主方。

②注重养心：心神得宁，常常利于止汗，故每每佐入宁心法。虚者用养心的当归、柏子仁、云苓、五味子、炒酸枣仁；实者用清心的竹叶、黄连、连翘、知母、炙远志、车前草。

③益气养阴：汗证必致伤气耗液，后期汗出虽止，但仍应益气养阴。常选用生黄芪、党参、五味子、山药、黄精、天花粉、芦根、石斛、云苓、乌梅、麦冬等。

④慎用敛汗：汗证不辨寒热虚实，单纯用敛汗药，常难以奏效，如见实热或湿热汗证，反而留邪，汗出更甚，故应慎用敛汗。

⑤救治脱汗：脱汗危象，阳不敛阴，气随汗脱而阴阳俱亡，急宜回阳救逆，重投参附汤，并兼四佐：一是重用生黄芪固表，用量30g以上；二是以麦冬、五味子、白芍、乌梅敛阴；三是以生龙骨、生牡蛎、浮小麦敛汗；四是艾灸神阙、关元固脱。

（3）**局部汗症用药**：在辨证论治的基础上，可根据汗出部位选择用药，如头部汗出多选用桑叶、菊花、生石膏、知母；手足心汗出多选用桑叶、生地黄、竹叶、通草；心胸汗出多选用生地黄、麦冬、五味子、牡丹皮；半身汗出多选用桂枝、生龙骨、生牡蛎、生白芍；阴部汗出多选用苍术、肉桂、黄柏、知母、浮小麦。为增强疗效，可用等份的五倍子、乌贼骨研为粉末，外敷涌泉穴和患处以止汗出。

42 淋证辨治之要在乎虚实之异

"淋"者，淋沥也，指小便频数短涩，刺痛牵引腰腹。淋证计有石淋、气淋、血淋、膏淋、劳淋五种，合称"五淋"。多见于泌尿系感染、结石、肿瘤、前列腺疾患、乳糜尿、性病。

《素问·六元正纪大论》最早记有淋证，认为土气不和于下"甚则淋"，气热相交则"其病淋"。《伤寒论》提出"淋家禁汗"，否则徒伤其阴而有便血之变。《金匮要略》专设"消渴小便利淋病脉证并治"篇并以"小便如粟状"（形容尿涩痛或排石）来描述淋证，而且认为淋证的主要病因是"热在下焦"。《诸病源候论》则认为其因系"肾虚则小便数，膀胱热则水下涩"，而且提出"热淋"说，系"三焦有热，气搏于肾，流入于胞"所致，补充了"五淋"的不足。《备急千金要方》主张"热结下焦"而致淋，并描述各淋的特点，曰："气淋之为病，溺难涩，常有余沥。石淋之为病，茎中痛，溺不得卒出。膏淋之为病，尿似膏自出。劳淋之为病，劳倦即发痛，引气冲下。热淋之为病，热即发，甚则尿血。"《证治汇补》告诫淋证忌补，曰："气得补而愈胀，血得补而愈涩，热得补而愈盛。"《景岳全书》专有"淋浊"篇："淋之初病，则无不由乎热剧，无容辨矣"，"淋久不止，乃痛涩皆去，而膏液不已，淋如白浊者，此惟中气下陷，乃命门不固之证也"。

淋证绝非纯实证。初起虽然责之于"膀胱湿热"，属实，治宜清利，用车前草、竹叶、知母、黄柏、栀子、石韦、通草、白花蛇舌草等。然后期并非实证，责之于脾气下陷，肾气不固或肾阴亏损，治重固涩，用山萸肉、补骨脂、五味子、菟丝子、生龙骨、生牡蛎、芡实、鹿角胶等。

故曰淋证辨治之要，在乎虚实之异。在分辨虚实的基础上，"五淋"分类证治。

【气淋】

●主证

脾肾气虚者，少腹坠胀，尿有余沥，苔薄白，舌质淡，脉沉细。气郁化火者，下腹至阴囊胀痛，尿涩滞，尿后痛，苔薄黄，舌质红，脉弦数。

●主药

车前草、海金沙、青皮、川楝子、郁金、白花蛇舌草。

【石淋】

●主证

初则湿热下注，尿道热涩刺痛。久则阴虚火旺，脐腹拘急，两腰酸楚，阵发绞痛，连及小腹、阴部，小便不畅频痛，苔薄黄腻，脉象弦细。

●主药

滑石、海金沙、金钱草、鸡内金、冬葵子、石韦、泽泻。

【血淋】

●主证

属湿热下注或阴虚火旺，尿频尿痛，血尿短赤，苔薄黄腻，脉象弦细。

●主药

萹蓄、瞿麦、石韦、白茅根、车前草、生薏苡仁。

【膏淋】

●主证

湿热下注或下元不固，尿混如泔，溲时不畅，溲感热痛，苔薄黄，脉细数。

●主药

萆薢、萹蓄、白花蛇舌草、土茯苓、生薏苡仁。

【劳淋】

●主证

脾肾两虚，尿行淋沥，尿后阴部隐痛，遇劳即发，苔薄白质淡，脉沉细尺弱。

●主药

云苓、泽泻、炒白术、生黄芪、生杜仲、桑寄生、车前草。

淋证随症加减疗效常可倍增。

●心热移肠，口疮口苦，心烦舌红。应选加栀子、甘草梢、竹叶、大黄、琥珀。

●血热妄行，尿血色鲜，舌红脉数。应选加小蓟、牡丹皮、赤芍、生地黄、茜草、藕节炭、蒲黄、旱莲草、野菊花、白花蛇舌草。

●阴虚津亏，五心烦热，口渴舌红。应选加生地黄、玄参、芦根、龟板、女贞子。

●瘀阻癥积，淋久尿血夹块，面黑肿块，苔薄黄，质紫暗，脉弦涩。应选加红花、白花蛇舌草、王不留行、泽兰、丹参。

●气虚阳衰，气短腰酸，食纳不振，舌淡脉细。应选加生黄芪、当归、苁蓉、山药、蛇床子。

根据中药的近代药理研究，也可按西医的各种病理，在不违背辨证论治的前提下酌加，这也是增效的手段。

●止尿红细胞

猪苓、仙鹤草、小蓟、白茅根、蒲黄、石韦、车前草、琥珀、三七、生黄芪、石斛。

●止尿白细胞

连翘、赤小豆、生薏苡仁、海藻、益母草、竹叶、瞿麦、萆薢、金银花、冬瓜皮、泽泻。

● 前列腺炎

生薏苡仁、王不留行、赤小豆、乌药、炒橘核、木香、丹参、红花。

● 消乳糜尿

萆薢、生薏苡仁、丹参、川牛膝、车前草、黄柏、蒲黄。

● 排结石

金钱草、海浮石、滑石、瓦楞子、海金沙、冬葵子。

淋证忌汗忌补。淋证常因湿热熏蒸而畏寒发热，状如表证而实异。此时如投辛散发表，不仅难以退热，反而劫营伤阴，有动血之虑。故有淋家忌汗之戒。但如淋证由外感诱发，证见恶寒发热，仍当表散外邪，表里同治，这就不在忌汗之列，但也要慎用汗法。两者之别，一看舌脉。湿热者苔腻脉滑，纯表证者苔薄脉浮。二看主证。湿热者汗出身热不退，阵阵畏寒，纯表证者无汗咳痰。

淋证初期，绝对忌补。因此时的病因以湿热为主，补之有益疾之弊。病入后期，转为虚证，此时则以益气升陷，补肾固涩为治，无忌补之说。在施补时仍应顾及湿热之本而佐清利之品。

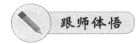
跟师体悟

沈师治疗淋证，常用四妙丸合滋肾通关丸加减。湿热下注于带脉与前阴，则致带下臭秽或下部湿疮。四妙丸合滋肾通关丸是专治下焦湿热的主方。黄柏，味苦性寒，入肾与膀胱经，取其苦以燥湿，寒以清热，其性沉降，为泻肾家治火，清下焦湿热的良药。《珍珠囊》云："黄柏之用有六：泻膀胱龙火，一也；利小便结，二也；除下焦湿肿，三也；痢疾先见血，四也；脐中痛，五也；补肾不足，壮骨髓，六也。"《药品化义》谓其"专泻肾与膀胱之火"。苍术，辛散苦燥，长于健脾燥湿。薏苡仁，长于渗湿健脾。川牛膝，长于引药下行。知母味甘，质地柔润，能滋阴润燥，既防热邪伤阴，又防苦燥伤阴，可使邪去而正安。肉桂调膀胱之气化，亦制约知母、黄柏之寒凝，使不利者能通，不约者能制。主要作用：其一，温肾元阳，复少火，温阳化气；其二，反佐之用，防苦寒太过损伤脾肾阳气；其三，引药入下焦，引火归原之意；其四，温阳化湿。现代药理研究表明，肉桂有改善血液循环、镇静、抗菌、抗炎、抑制细胞增殖的作用。

43 虚劳取效讲究九种兼证的处置

虚劳补之，此乃常法，无可非议，然临诊所见并非单纯虚证，常常脏腑间虚证夹杂，如不处理好常见的九种兼证，势必影响疗虚之效。

● **心肺气虚证**

益气药大多可补心肺之气，如生黄芪、党参、白术等。还应加入特效之品，如补心的肉桂、炙甘草，补肺的阿胶、山药；还宜加引经药，入心经的炙远志、琥珀、生龙骨、生牡蛎，入肺经的桔梗、紫菀、全瓜蒌；宜加重镇安神药，如云苓、磁石、炒酸枣仁、五味子。

● **心肾阳虚证**

除投温阳药之外，还要两配：一是通阳以散寒，如干姜、薤白、桂枝；二是健脾以利水，如白术、泽泻、生薏苡仁、五加皮、葶苈子、生黄芪。还宜加宁心药（菖蒲、琥珀、麦冬、五味子），加下行药（川牛膝、生龙骨、生牡蛎、路路通、全瓜蒌）。

● **心脾两虚证**

以气血双补为主（参类、黄芪、白术、当归、大枣），再加心经引药（炙远志、云苓、炒酸枣仁、琥珀），醒脾药（陈皮、木香、砂仁、鸡内金）。

● **心肾不交证**

一方面引火归原，用川黄连、肉桂，另一方面清心，用黄芩、连翘、赤芍、阿胶。

● **肺肾气虚证**

投纳气之品，如五味子、补骨脂、核桃仁、人参、蛤蚧。再加收涩的煅龙骨、煅牡蛎、白芍、乌梅，另佐健脾祛痰（二陈汤），益肺滋润（紫菀、川贝母）。

● **肺肾阴虚证**

润肺用百合、沙参、麦冬、紫菀，清肺用炙枇杷叶、桑白皮、地骨皮、黄芩。佐滋阴降火（知母、黄柏、女贞子、旱莲草、菊花），柔肝生金（当归、白芍）。

● **肝肾阴虚证**

养血柔肝用当归、白芍、何首乌、女贞子、枸杞子、麦冬，平肝潜阳用珍珠母、菊花、天麻、钩藤、夏枯草。再佐导下药如川牛膝、车前草、桑寄生、木瓜。

● **肺脾气虚证**

补脾即可补肺，但要加入肺经引药，如桔梗、沙参、麦冬。配温化痰湿的二陈汤、干姜、细辛、五味子。

● **脾肾阳虚证**

温脾用参类、白术、干姜、扁豆，佐利尿的车前草、桑白皮、陈皮、路路通、赤小豆。还要加温阳涩肠的补骨脂、肉豆蔻、五倍子、赤石脂、乌梅，应配寒性反佐（黄柏、蒲公英）。

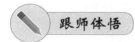

跟师体悟

虚劳又称虚损，是以脏腑亏损，气血阴阳虚衰，久虚不复成劳为主要病机，以五脏虚证为主要临床表现的多种慢性虚弱证候的总称，辨证应以气、血、阴、阳为纲，五脏虚证为目。由于气血同源，阴阳互根，五脏相关，故应同时注意气血阴阳相兼为病及五脏之间的相互影响。除按照"虚则补之"治疗虚证的基本原则外，还应注意以下三点：一是重视补益脾肾在治疗虚劳中的作用。脾胃为后天之本，气血生化之源，脾胃健运，五脏六腑、四肢百骸方能得以滋养。肾为先天之本，寓元阴元阳，为生命的本元。重视补益脾肾，先后天之本不败，则能促进各脏虚损的恢复。二是对于虚中夹实及兼感外邪者，当扶正祛邪，虚实兼治。一方面扶正以复其虚，另一方面求因以治其病。邪去亦可起到促进正气恢复的作用，防止因邪恋而进一步耗伤正气。三是虚劳一般病程较长，多为久病痼疾，往往涉及多脏甚至整体，症状逐渐加重，短期不易康复。总之，患者应保持情绪稳定，舒畅乐观，有利于虚劳康复。

44 月经病调治大法

　　月经病系妇科的主要内涵。中医诊治妇科疾患富有优势，颇具特色，而且源远流长。《黄帝内经》创第一首妇科血枯腹痛方"四乌鲗骨一芦茹丸"，芦茹即为茜草。《金匮要略》专设妇人三篇：第二十篇专论妊娠诊断及孕期腹痛诊治；第二十一篇专论产后腹痛；第二十二篇为杂病，主要是月经病及带下病等。《备急千金要方》卷首列妇人病处方约540首，讨论月水不调、赤白带下、崩漏等证因方药。《外台秘要》有妇人病2卷85门，列480余方，详论子痫、难产等病证。《经效产宝》为第一部妇科专著，上卷论安胎、食忌、难产等，中下卷列产后病及方约260首。《妇人产育保庆集》论产科杂病和妊娠调养法。《卫生家宝产科备要》汇集了宋代以前的产科资料，论及妊娠胎产及新生儿护育法。《妇人大全良方》为妇产科名著，分调经、求嗣、妊娠、难产、产后等9门，每门列病证并分述病因、证治，较有临证参考价值。《济阴纲目》分门别类，有纲有目，引录诸家之说，选方实用，分5卷，卷1调经、赤白带下等，卷2虚劳、积块、浮肿等疾，卷3求子、胎前，卷4、卷5临产、产后乳病。《女科证治准绳》搜集明代以前诸家学说，引录资料，注明出处，有论有方，参考价值较大，共6卷，卷1治法通论，卷2、卷3杂病，卷4、卷5胎前，卷6产后。《女科经纶》分月经、嗣育、崩淋、带下、胎前、产后、杂证七门，列病证约163种，录各家论述7000余条，详于论治，略于方药。《傅青主女科》上卷带下、血崩、调经、种子等，下卷妊娠、难产、产后等，共77篇80证，83方，处方平正而实用，处方顾及气血和脾胃，主张攻补兼施，不专事攻伐。《妇人规》系《景岳全书》第五种，分总论、经脉、胎孕、产后带浊、乳病等 10 类。《妇科心法要诀》属《医宗金鉴》，论述胎、产、经、带四大证的病因、证候、诊治。《妇科玉尺》属《沈氏尊生书》，卷 1 求嗣、月经，卷 2 胎前，卷 3 临产、小产，卷 4 产后，卷 5 崩漏、带下，卷 6 杂病。每病有总论、治法，并录各家学说和附方。以上是妇科病包括月经病的主要参考医著，可供临证阅览，利于继承。

月经病的调治，注重以下四个大法。

● 必先理气

"百病皆生于气"。妇人多郁善怒，情志变化最显，气结则血亦结，故"调经而不理气，非其治也"。理气有行气、破气、补气三法。行气多选用柴胡、香附、木香、乌药、佛手、陈皮、炒橘核；破气多选用青皮、枳壳、大腹皮、川厚朴、沉香；补气多选用生黄芪、党参、白术、黄精、仙鹤草、太子参、山药、扁豆衣、大枣。

● 调养脾胃

"脾胃为气血生化之源"。妇人以阴血为主，月经失调者大多有脾虚之证，如纳差便溏，面浮肢肿，故"脾气一旺，胃气自兴，精微敷布，新血化生，月经自调"。调养脾胃有醒脾、健脾二法。醒脾常选用木香、砂仁、鸡内金、山楂、神曲；健脾常选用党参、白术、云苓、干姜、扁豆。

● 固本培精

"肾气为天癸之本"。肾气充则主宰有力，月事以时下，肾气衰则施泻无度，月事不调。固本培精有滋阴填精二法：滋阴可选用生地黄、枸杞子、女贞子、黄精、玄参、何首乌、鸡血藤；填精可选用阿胶、龟板、鳖甲、紫河车粉。

● 兼养心血

"妇人百病，皆自心生"。心不生血则失养于脾，脾运失健则生化乏源而致阴血愈虚。兼养心血有补气、养心、宁神三法：补气则选投莲肉、云苓、山药、生黄芪、仙鹤草；养心则选投龙眼肉、大枣、酸枣仁、柏子仁、当归、桑椹；宁神则选投琥珀、川芎、夜交藤、五味子、生龙骨、生牡蛎、磁石。

月经病还要阶段论治。

【 经前调气 】

有反应始，如胀、烦、肿、痛者作为经前期。因反应不同而分两类。

● 肝郁

乳胀胁满，少腹引痛，烦怒不安，舌苔薄黄，脉象弦细。宜疏肝为治，投丹栀逍遥散，选用柴胡、白术、赤芍、白芍、当归、鸡血藤、菖蒲、郁金、益母草、蒲公英、川楝子、牡丹皮、生栀子，再加调整内分泌的泽兰、茜草、龟板、鳖甲、川续断、女贞子。

● 宫寒

腹凉下坠，隐痛筋挛，形寒乏力，苔薄白，舌质淡，脉沉细。宜暖宫，投温经汤，选用党参、阿胶、当归、白芍、桂枝、炮姜、炒橘核、乌药，再加调整内分泌的枸杞子、蛇床子、菟丝子、淫羊藿、紫河车粉、鹿角、补骨脂。

【 经期调血 】

见红时便进入经期，有三则四类五加味。

● 三个治则

问量定向（量多者补摄，量少者通利）。

问凉定性（寒者温之，热者凉之）。

必须调肝（女子以肝为本，宜加香附、柴胡、炒橘核等调肝之品）。

● 四类举例

量多腹凉（胶艾四物汤）

熟地黄 10g	当 归 10g	白 芍 10g	阿胶 15g^{烊化}
艾 炭 10g	肉桂炭 10g	生黄芪 15g	党 参 10g
炒橘核 15g	赤石脂 15g	生牡蛎 30g	荆芥炭 10g

量多腹热（栀芩四物汤）

生地黄 10g	当 归 10g	生栀子 10g	黄芩炭 10g
薄荷炭 10g	茜 草 10g	地 榆 10g	乌贼骨 15g
藕节炭 10g	乌梅炭 10g	香 附 10g	牡丹皮 10g

量少腹凉（八珍汤）

生黄芪 15g	当 归 10g	党 参 10g	桂 枝 10g
川 芎 10g	牛 膝 15g	柴 胡 10g	炮 姜 10g
鸡血藤 15g	云南白药 1g^{冲}		

量少腹不凉（桃红四物汤）

生地黄 10g	当归尾 10g	赤 芍 10g	川 芎 10g
丹 参 30g	桃 仁 10g	红 花 10g	泽 兰 10g
香 附 10g	茺蔚子 10g	三七粉 3g^{冲}	

● 五个随症加味

腹痛——延胡索、郁金、蚕沙、五灵脂、地龙、益母草。

便溏——生龙骨、生牡蛎、炒白术、山药、煨葛根、禹余粮、补骨脂、金樱子、五倍子。

浮肿——防风、防己、桑白皮、生黄芪、泽泻、冬瓜皮、云苓、车前草。

腰酸——鸡血藤、老鹳草、狗脊、桑寄生、川续断。

不孕——蛇床子、菟丝子、金樱子、肉苁蓉、黄柏、川楝子、龟板、泽兰。

【平时调胃】

经净后至反应前属平时阶段，利用肾的阴阳互根，交替服用两种丸药为一组加以调肾。

通用——白凤丸、八珍益母丸、六味地黄丸、杞菊地黄丸。

偏寒——配艾附暖宫丸、女金丹。

偏热——配加味逍遥丸、得生丹。

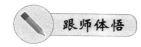
跟师体悟

月经病多种多样，病证寒热虚实错杂，临证治疗月经病应全面掌握其治疗大法，还要根据月经周期不同阶段的阴阳转化和气血盈亏的变化规律进行分析，辨证治疗。

（1）月经病注重调畅气机：月经不调虽然是经血病变，但其发病无不和气密切相关。气虚、气郁、气滞、气逆都是月经病常见发病因素。在月经病治疗时既要注重调血，还应注意理气，总以气血协调，五脏安和，经脉通畅为目的。情志不遂可引起肝郁气滞，气滞可致血瘀，导致经期时先时后愆期不定、经行不畅、经来腹痛、月经闭止，甚或积聚癥瘕。此时在选取治法方药时，就不能一味活血化瘀，而应充分考虑调气、理气、行气于其中。气虚既可因气血不足而经量少、经色淡，又可因气不摄血而月经量多，甚或崩漏不止。此时治法绝不可见血治血，一味凉血止血，而要益气摄血。"调经莫先于养血，养血莫先于调气"。气机调顺，阴血循经而行，月经自调，诸病不生。

（2）月经病调理肝脾肾三脏：月经病常与肝、脾、肾三脏密切相关。肝郁气结，血为气滞，经脉不畅，可引起月经愆期、痛经、经闭等证。疏肝在于通调气机，以开郁行气为主，佐以养肝柔肝，使肝气得舒，肝血得养，血海蓄溢有常，则经病可愈。用药不宜过用辛香燥烈之品，以免耗津伤阴，损伤肝血。脾胃失调则化源不足，或月经量少色淡，或月经闭止。如脾虚失其统摄，则血不归经，或月经量多不止，或漏下不止。调脾在于益血之源或统血，以健脾益气或健脾升阳除湿为主，脾气健运，生化有源，统摄有权，血海充盈，月经的期、量可正常。用药不宜过用辛温或滋腻之品，以免耗伤脾阴或困阻脾阳。肾主藏精，精血可以互相化生；肾又主生殖发育，妇女肾气充足，冲、任二脉通盛才能保证月经正常来潮。调肾一定要注意温补和滋补的区别，肾阳不足宜温肾助阳，如右归丸、肾气丸；肾阴虚者宜滋肾益阴，如六味地黄丸、左归丸等；若阴阳俱虚宜阴阳同补。

（3）月经病勿忘祛痰利湿：由于生活方式和饮食结构的改变，当今因肥胖而导致月经不调的患者越来越多。肥胖之人多痰多湿，痰湿壅滞，血海不畅，可致经期错后，或者经闭不行。责其原因，多因脾气不足，运化失常，无以生化水谷精微，反聚湿生痰，痰湿阻滞，经闭不行。治疗不能一味补养气血，或理气活血，要注意健脾和胃、祛痰利湿。用《丹溪心法》治湿痰方（苍术、白术、半夏、茯苓、滑石、香附、川芎、当归）出入，使痰去湿化，经脉通畅，月经自调。

（4）月经病不忘温阳散寒：对于寒袭胞宫，经血凝滞所引起的月经后期，经色瘀暗，经来腹痛的情况，单用理气活血之剂往往难以取得预期疗效，而应温阳散寒，活血通经，阴霾得去，阳气通达，经血方能如期而至，痛经、不孕诸疾亦才随之有可愈之机。温阳法不仅可以散寒邪，通经络，而且还可以助气化，化痰湿。阳虚寒凝可用，痰湿凝滞亦可用之。《金匮要略》中的温经汤、桂枝茯苓丸，《医林改错》中的少腹逐瘀汤都是常用的温阳活血通经的有效方剂。至于温阳药的具体选用，一般多选温散之品，且根据不同部位选用不同药物，脐周冷疼、大便稀溏、白带清稀，中焦脾胃寒凉者多选炮姜；少腹冷痛、胀满不适，肝经寒凝者，多选吴茱萸、小茴香等。

（5）月经病调周亦应辨证：月经病既要考虑女性生理周期性的变化，还需要注意每个患者的具体情况，也就是要以辨证的结果为主要选方遣药的依据。譬如月经延后当补肝益肾，但是以补肝血为主，还是以益肾精为主；补肾是以温肾阳为重，还是以填肾精为重，这都要以患者体质状况、具体症状表现来决定。再比如月经提前应当理气、活血，但是应以理气为主，还是以活血为主，都应以辨证结果来决定。正如《实用中医妇科学》中所强调："调周法既有固定的特点，又必须结合个体特征进行，实际上是辨病与辨证相结合，普遍性与特殊性相结合的一种治疗法。"在滋肝养血益肾药中，可少佐香附、柴胡、川楝子等疏肝行气之类，以防过于滋腻。月经期主张采用瞿麦、车前草等清利药物促排卵，清利药可以滑利通窍，改善血运，有利于经间期阴阳的转换，客观上有活血通络促排卵的作用。

45 带下病分色论治

带下为妇科常见病。中医诊治带下颇具疗效优势。止带先辨虚实。实者多见湿热下注，湿热之生，一则在脾，失健而困，二则在膀胱，不渗而留。其治清热利湿，有两法：燥湿选用苍术、黄柏、薏苡仁、椿根皮、苦参、云苓；渗湿选用车前草、萆薢、桑白皮、白鲜皮、猪苓、泽泻、石韦、白花蛇舌草、荆芥炭。虚者脾虚下陷，冲任不固而绵绵如带，所谓"十女九带，十带九虚"。其治健脾举陷，有两法：健脾选用党参、白术、山药、扁豆、云苓、薏苡仁；举陷选用升麻炭、荆芥炭、蝉蜕、生黄芪、竹柴胡。

止带还要抓住风、寒、湿三邪。带下常因六淫所传，风为其首，下部多湿，带色白多，寒证明显。故风寒湿为带下主因，散风者用炒苍耳子，祛寒者用蛇床子，化湿者用地肤子。止带必投三子。带下日久，必伤脾胃，气陷滑脱，故久带宜涩，选用乌贼骨、煅龙骨、煅牡蛎、补骨脂、芡实、金樱子、莲肉、银杏。

带下病分色论治可以提高疗效：白带属脾虚偏湿，治重化湿，以山药、薏苡仁、扁豆为主；黄带湿热偏火，治重泻火，以黄柏、栀子、制大黄为主；赤带热甚入血，治重凉血，以牡丹皮、茜草、水牛角粉为主；黑带阴虚内热，治重滋肾，以生地黄、女贞子、知母为主。

家传止带效方有两首：辨苔分虚实，苔薄者地黄汤化裁（生地黄、黄精、泽泻、云苓、蛇床子、仙鹤草、生杜仲、扁豆衣、鹿角霜）；苔腻者温胆汤加减（竹茹、枳壳、云苓、陈皮、生薏苡仁、生牡蛎、生龙骨、海蛤壳、莱菔子、海藻、泽兰）。

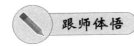 **跟师体悟**

（1）**治带先辨虚实**：一般而论，带下色淡、质稀者为虚寒；色黄、质稠、有秽臭者为实热。实者多见湿热下注，其治清热利湿，用温胆汤加减。虚者脾虚下陷，冲任不固而绵绵如带，其治健脾举陷，选用沈氏家传地黄汤化裁，或用《傅青主女科》完带汤出入。兼有寒湿，小腹疼痛者，加炮姜、盐茴香以温中散寒；腰膝酸软者，加杜仲、续断以补益肝肾；兼有瘀滞者，加茜草、海螵蛸以活血化瘀。带下日久，必伤脾胃，气陷滑脱，故久带宜涩，选用乌贼骨、煅龙骨、煅牡蛎、补骨脂、芡实、金樱子、莲肉、银杏。

（2）**治带分色遣药**：白带属脾虚偏湿，治重化湿，以山药、薏苡仁、扁豆为主；黄带湿热偏火，治重泻火，以黄柏、栀子、制大黄为主；赤带热甚入血，治重凉血，以牡丹皮、茜草、水牛角粉为主；黑带阴虚内热，治重滋肾，以生地黄、女贞子、知母为主。外用：沈师一般用内服药渣，加30粒花椒煎汤，熏洗坐浴；也可用蛇床子散（蛇床子、川椒、明矾、苦参、百部）加减，煎汤趁热先熏，待水温合适后坐浴15分钟左右，每天1次，经期停用，若阴痒溃破，则去川椒。

（3）**治带重视检查**：女性生殖系统炎症是导致带下异常的重要原因，有外来感染与内在病变之分。内在因素如身体虚弱、肿瘤等；外来因素如细菌、滴虫、霉菌、淋菌感染等。因此带下是许多疾病的一种症状，发生于阴道、宫颈、子宫内膜、附件及盆腔的慢性感染，亦有发生宫颈癌等严重病变者，应通过妇科检查和辅助检查，尤其对于带下病日久不愈，带下过多、白带黏稠臭秽或白带夹有血丝者，及时做新柏氏"TCT"细胞学检测或阴道镜下活检等，尽快明确诊断，排除恶性肿瘤。

46　不育与不孕

　　"肾藏精"，男子以肾为本，肾亏是不育的重要病因，故不育症治当补肾。补肾重在调其阴阳，"善补阳者必于阴中求阳"（温阳药中酌加枸杞子、女贞子、杜仲、旱莲草等），"善补阴者必于阳中求阴"（滋阴药中酌加淫羊藿、蛇床子、补骨脂、菟丝子等）。温阳药中要避免温燥的附片、肉桂、仙茅、阳起石等，因为温燥之品虽然利于肾阳之振，但有害于肾阴之损，应当换用温润的淫羊藿、蛇床子、补骨脂、肉苁蓉、巴戟肉等。

　　补肾法以杞菊地黄汤为主方。为提高疗效要配健脾、清心、润肺、清胆、利湿五法。

　　●**健脾**

　　培土益肾法，主方四君子汤，主药党参、白术、黄精、生黄芪、云苓、仙鹤草。

　　●**清心**

　　交通心肾法，主方交泰丸，主药黄连、肉桂、炒酸枣仁、柏子仁、夜交藤、炙远志。

　　●**润肺**

　　清金滋水法，主方百合固金汤，主药百合、紫菀、北沙参、麦冬、桑白皮、白菊花。

　　●**清胆**

　　降火滋阴法，主方知柏地黄汤，主药知母、黄柏、生地黄、黄精、牡丹皮、生栀子、龟板。

● **利湿**

清利湿热法，主方八正散，主药萆薢、土茯苓、野菊花、制大黄、生薏苡仁、车前草。

在补肾法的基础上应随症加味。

● **遗精**

知母、黄柏、莲心、云苓、炒酸枣仁、夜交藤、肉桂少量（3g）。

● **血精**

生栀子、仙鹤草、茜草、王不留行、生牡蛎、炒橘核。

● **精少**

紫河车粉、三七粉、丹参、川楝子、菟丝子、补骨脂、枸杞子、蛇床子、黄柏、龟板。

● **尿疼**

土茯苓、生薏苡仁、萆薢、白花蛇舌草、生甘草梢、泽兰、野菊花。

不育症还同阳痿、早泄直接相关。治愈阳痿、早泄常常是种子的前提。

阳痿论治不能一味追求壮阳，更不能专投温燥的阳起石、锁阳、仙茅等品，仍应辨证论治。阳痿有以下五个证类。

【湿热下注证】

主证：阴囊潮湿，纳差腹胀，苔腻脉软。

主法：清利湿热。四妙丸合滋肾通关丸为主方。

炒苍术 10g	生薏苡仁 15g	黄　柏 10g	知　母 10g
川牛膝 15g	车前草 30g	川楝子 10g	泽　兰 10g
莱菔子 10g	白花蛇舌草 30g		

【肝郁血瘀证】

主证：阴囊胀痛，胁胀忧愁，舌质紫暗，舌下络显，脉来弦涩。

主法：理气活血。少腹逐瘀汤为主方。

柴　胡 10g	延胡索 10g	川楝子 10g	丹　参 30g
赤　芍 10g	炒橘核 10g	红　花 10g	菖　蒲 10g
郁　金 10g	苏　木 10g	王不留行 10g	

【营卫不和证】

主证：背寒囊凉，半侧出汗，舌苔薄白，脉象弦细。

主法：调和营卫。桂枝龙牡汤为主方。

桂　枝 10g	白　芍 10g	生龙骨 30g	丹　参 30g
柴　胡 10g	葛　根 10g	川续断 15g	生牡蛎 30g
小茴香 10g			

【阴阳失调证】

主证：腰酸囊坠，肢凉腿软，心烦失眠，苔薄黄，舌质淡，脉沉细。

主法：调整阴阳。二仙汤为主方。

淫羊藿 10g	知　母 10g	黄　柏 10g	当　归 10g
补骨脂 10g	蛇床子 10g	泽　泻 10g	川续断 15g
白　芍 10g	旱莲草 10g		

【肾阳衰弱证】

主证：形寒腰酸，囊冷且坠，神疲纳差，苔薄白，质淡胖，脉沉细，尺脉弱。

主法：温补脾肾。金匮肾气丸为主方。

蛇床子 10g	菟丝子 10g	生地黄 10g	黄　精 10g
乌　药 10g	桑寄生 10g	川续断 10g	女贞子 10g
肉　桂 5g	生杜仲 10g		

阳痿之治要配合坐浴。上述各方煎两汁分服，加花椒 10 粒再煎第三汁，坐浴 15 分钟。还要辅以针灸，取穴足三里、三阴交、肾俞、命门、气海、关元、秩边、次髎，虚补实泻，虚灸实针。食物宜忌也有讲究，宜

食韭菜、虾仁、花生、菌类、羊肉、狗肉、鞭类、蚕蛹。忌口芹菜、油菜、香菜、棉籽油。

早泄论治也不能一味追求固涩，也应辨证论治。早泄有以下三个证类。

【肝气郁滞证】

主证：精神紧张，能入早泄，忧愁胁胀，苔薄白，质淡胖，脉弦细。

主法：柔肝解郁。逍遥散为主方。

柴　胡 10g	当　归 10g	白　芍 10g	生龙骨 30g
菖　蒲 10g	香　附 10g	丹　参 30g	生牡蛎 30g
五味子 10g	郁　金 10g		

【痰浊闭塞证】

主证：举而不坚，入之便泄，脘胀纳呆，苔腻脉滑。

主法：清化痰浊。温胆汤为主方。

竹　茹 10g	枳　壳 10g	云　苓 10g	陈　皮 10g
生薏苡仁 10g	莱菔子 10g	生牡蛎 30g	芡　实 10g
连　翘 10g	生山楂 10g		

【肾关不固证】

主证：痿软不起，不能入内，碰之即泄，腰酸腿软，苔薄白，质淡胖，脉沉细，尺部弱。

主法：补肾固精。杞菊地黄汤为主方。

枸杞子 10g	野菊花 10g	生地黄 10g	黄　精 10g
菟丝子 10g	生杜仲 10g	桑寄生 10g	补骨脂 10g
金樱子 10g	生黄芪 15g		

"肝藏血"，女子以肝为本，异常的经带是不孕的重要病因。调经止带是治疗不孕的基础，前已详述，不再重复。妇女不孕还可视体态投药，体胖者可用散剂，组方如下：苍术 9g、半夏 6g、陈皮 6g、云苓 12g、神

曲 15g、川芎 6g、鹿角粉 6g、沉香粉 3g，共研细末分 15 包，经前半月起服，每日 1 包，分 2 次冲服或装胶囊吞服，调治 2～3 个月经周期。体不胖者，可据证选用十二个子：菟丝子 10g、蛇床子 10g、金樱子 10g、女贞子 10g、枸杞子 15g、川楝子 10g、车前子 15g、补骨脂 10g、覆盆子 10g、茺蔚子 10g、五味子 5g、香附子 10g。

女子不孕还有家传五法可调。

●调肾法：用于腰酸形寒，性欲冷淡，苔薄白，舌质淡，脉沉细。

蛇床子 10g	金樱子 10g	菟丝子 10g	女贞子 10g
枸杞子 10g	川楝子 10g	五味子 5g	伸筋草 10g
车前子 30g 包			

●和营法：用于月经不调，闭经痛经，苔薄黄，质紫暗，脉细涩。

生地黄 10g	当 归 10g	白 芍 10g	泽 兰 10g
龟 板 15g	香 附 15g	桂 枝 10g	川续断 10g
女贞子 10g	鸡血藤 10g	伸筋草 10g	三七粉 3g 冲

●止带法：用于带下有味，外阴瘙痒，小便不畅，苔薄黄腻，脉象细滑。

炒苍术 10g	黄 柏 15g	生薏苡仁 10g	川牛膝 15g
车前草 30g	土茯苓 15g	萆 薢 10g	蝉 蜕 5g
肉 桂 3g	野菊花 10g		

●开郁法：用于恼怒忧郁，乳块作痛或子宫肌瘤，经前反应重，经后情绪差，苔薄白，脉弦细。

柴胡梢 10g	橘 叶 10g	蒲公英 10g	红 花 10g
夏枯草 15g	石菖蒲 10g	郁 金 10g	桂 枝 10g
云 苓 15g	路路通 10g	山慈菇 10g	三七粉 3g 冲

●化痰法：用于经量渐少，形体见胖，面有黑斑，纳谷不香，舌苔薄腻，脉象细滑。

竹 茹 10g	枳 壳 10g	云 苓 15g	陈 皮 15g
炒苍术 10g	法半夏 10g	蛇床子 10g	泽 兰 10g

川续断 15g   丹　参 30g   莱菔子 10g   全瓜蒌 30g

中医种嗣有疗效优势。这里介绍 1 首家传效方，名为"多子多福金钟丸"。

韭菜子 30g   蛇床子 10g   九香虫 20g   生黄芪 30g

三　七 15g   白人参 5g

男性加桂枝 5g、乌药 10g、王不留行 10g。女性加龟板 15g、香附 10g、当归 15g。共研细末，水泛为丸，梧子大小，每日 3 次，每次 3g，2 个月为 1 个疗程。

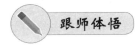

跟师体悟

男子不育最忌一味壮阳，应当重视湿热下注的实证。女子不孕最忌单纯的理气化瘀，应当重视痰浊闭阻证。发挥中医诊治不育不孕的关键在善于调理肾之阴阳，达衡者常获效。

（1）不育解析：男子不育最忌一味壮阳，而应辨证论治才能取得疗效。

①不育重调肾之阴阳：沈师认为男子以肾为本，肾亏是不育的重要病因，故不育症治当调肾。调肾以杞菊地黄丸为主方，主药为枸杞子、菊花、生地黄、黄精 4 味。调肾重在调其阴阳，遵循景岳之训，"善补阳者，必于阴中求阳"，温阳药中酌加枸杞子、女贞子、杜仲、旱莲草等。"善补阴者，必于阳中求阴"，滋阴药中酌加淫羊藿、蛇床子、补骨脂、肉苁蓉、巴戟天等。同时，温阳药中避免用温燥的附子、肉桂、仙茅、阳起石等，因为温燥之品虽然利于肾阳之振，但有害于肾阴之损，应当换用温润的淫羊藿、蛇床子、补骨脂、菟丝子、肉苁蓉、巴戟天等。

②清热利湿治疗不育：临床常见过食醇酒厚味，致使脾胃运化失常，聚湿生热，湿热下注肝肾，宗筋经络失畅而致阴囊潮湿，纳差腹胀，苔腻脉软的不育症。《医林绳墨》曰："痿之一症全在湿热。由乎酒色太过，气血空虚，反加劳碌，筋骨有损，由是湿热乘之。"用四妙丸合滋肾通关丸

为主方清利湿热。正如沈师治疗阳痿忌讳一味壮阳补肾，更不能专投温燥的阳起石、锁阳、仙茅等品，仍注重发挥辨证论治优势，见其证，立其法，投其药，方能奏效。对湿邪所致阳痿不举，法应清热利湿，投"四妙丸"，清利下焦湿邪，改善囊汗的症状，从而改善精子的质量，治疗弱精症、少精症。

③阳痿勿忘疏肝解郁：肝藏血，主宗筋，喜条达而恶抑郁。《素问·痿论》云："思想无穷，所愿不得，意淫于外，入房太甚，宗筋弛纵，发为筋痿。"当今社会，生活节奏加快，竞争日益激烈，工作压力增大，致使人们的精神高度紧张，容易出现情志内伤，欲望不遂，失恋失意，思虑过度，七情失调，肝气郁结所引起的阳痿，即所谓"因郁致痿"。因此，肝郁也是引起阳痿的重要因素，应重视疏肝解郁，调畅情志在阳痿治疗中的重要性。肝经郁闭得以疏通，宗筋得养而强健，则阳痿方能治愈。

④早泄不可一味固涩：早泄的基本病机为肾失封藏，精关不固。虽然病位在肾，但与心脾有关。病机特性虚多实少，虚实夹杂。因此，治疗早泄不能一味追求固涩，应注重辨证论治，虚者补脾肾为主，或滋阴降火，或滋肾填精，或补益心脾，佐以固涩。选用一到两味涩精药，如金樱子、芡实、煅龙骨、煅牡蛎、刺猬皮等，即可以达到涩精止泄的目的。实者清热利湿，清心降火，慎用固涩。并针对早泄患者具有精神紧张的心理特点，以石菖蒲、郁金开窍宁心以缓解精神紧张，共达益气养心、安神定志之效。

（2）**不孕解析**：凡婚后未避孕，有正常性生活，未采取避孕措施，同居 2 年而未受孕者，称为不孕症。不孕症病因病机较复杂，历代医家对治疗不孕症积累了丰富的经验，时下多以温养肾气、填精益血为治疗大法，然则"种子之方，本无定轨，因人而药，各有所宜"，沈氏女科治疗不孕主张在辨证论治的基础上，再配以种嗣，辅以意疗，收效明显。

女子不孕沈氏女科家传五法解析如下。

①调肾法：肾之阳虚或阴虚均可导致不孕症的发生。《圣济总录·妇人无子》云："所以无子者，冲任不足，肾气虚寒也。"肾阳亏虚，命门

火衰，阳虚气弱，则生化失期，有碍子宫发育或不能触发氤氲乐育之气，致令不能摄精成孕。《女科经纶·嗣育门》引朱丹溪语："妇人久无子者，冲、任脉中伏热也……其原必起于真阴不足。真阴不足，则阳胜而内热，内热则荣血枯，故不孕。"沈师认为肾脏有二，寓于水火，阴阳互根，阳衰可及阴，阴损可及阳，不孕症的治疗重在调肾，调肾关键在于阴阳双调。调肾方中蛇床子、菟丝子、金樱子补肾阳，枸杞子、女贞子、五味子滋肾阴，共调肾之阴阳。伸筋草引药入肾，车前子淡渗利尿，兼制肾火，川楝子、香附疏肝解郁。

②和营法：《诸病源候论·无子候》曰："妇人挟疾无子，皆由劳伤血气，冷热不调，而受风寒，客于子宫，致使胞内生病，或月经涩闭，或崩血带下，致阴阳之气不和，经血之行乖候，故无子也。"沈师主张调和营卫，以达到温通经脉、养血和血的目的。主症：月经不调，闭经痛经，苔薄黄，质紫暗，脉细涩。主药：用桂枝、白芍调和营卫，生地黄、当归、白芍养血和血，女贞子、龟板滋肾阴，泽兰、香附、鸡血藤、伸筋草、三七粉活血通经，桂枝、川续断温散冰寒之气以促孕。

③止带法：异常带下是导致不孕的重要病因之一，《诸病源候论·妇人杂病诸候》首先提出了"带下病"之名。《傅青主女科》提道："夫带下俱是湿证。"沈师认为脾湿流注下焦，湿蕴化热，损伤任带二脉，使任脉不固，带脉失约。主症：带下有味，外阴瘙痒，小便不畅，苔薄黄腻，尺脉小滑。主药：炒苍术、黄柏、生薏苡仁、川牛膝、肉桂组成四妙丸合滋肾通关丸方清利湿热，车前草、土茯苓、草薢、野菊花清热解毒、渗湿止带，蝉蜕疏散风热、祛风止痒，川牛膝又能引药下行、利水通淋，与蝉蜕相伍可升降气机，使热清湿除带自止。

④开郁法：《景岳全书·妇人规》曰"产育由于血气，血气由于情怀，情怀不畅则冲任不充，冲任不充则胎孕不受"，亦云"凡五气之郁，则诸病皆有，此因病而郁也。至若情志之郁，则总由乎心，此因郁而病也"。女子以肝为本，肝气郁结日久，以致冲任不能相资，不能摄精成孕。沈师认为"郁"者，滞而不通。虽有气、血、痰、湿、热、食六郁，然只有气

滞方有其余五郁之生，故郁证以气滞为主，治当顺气为先，即所谓"木郁达之"之意。主症：恼怒忧郁，乳块作痛或子宫肌瘤，经前反应重，经后情绪差，苔薄白，脉弦细。主药：柴胡梢、橘叶、蒲公英、夏枯草、路路通疏肝解郁，石菖蒲、郁金清心解郁、利气活血，桂枝温通经脉，又防蒲公英、夏枯草之寒，云苓健脾补中，以消痰源，山慈菇化痰散结，红花、三七粉活血化瘀。

⑤化痰法：《傅青主女科·种子》云："妇人素体肥胖，兼恣膏粱厚味，以致痰湿内生，流注冲任胞脉；或因体脂过盛，壅塞胞脉和胞宫而致不孕。"《景岳全书》云："痰之化无不在脾，而痰之本无不在肾。"脾肾素虚，水湿难化，聚湿成痰，痰阻冲任、胞宫，气机不畅，经行推后或经量渐少；痰阻冲任，脂膜壅塞，遮隔子宫，不能摄精成孕而致不孕。女子不孕应当重视痰浊闭阻证。主症：经量渐少，形体见胖，面有黑斑，纳谷不香，舌苔厚腻，脉象细滑。沈师用温胆汤四味，加全瓜蒌清热化痰，炒苍术、法半夏燥湿化痰，莱菔子降气化痰，蛇床子、川续断补肾调经助孕，泽兰、丹参活血调经，以利化痰。痰湿得化，经调而子嗣矣。

（3）不育不孕治疗注意：

①不孕夫妇双方同调：受孕乃夫妇双方之事，一方有问题，就会影响受孕。因此，尤其要强调不孕夫妇双方同调，以增加受孕概率。如无不良孕产史，在孕前3个月根据不同体质进行调理；如有不良孕产史，则根据不同病证在孕前调理6个月为宜。

②发挥中医药助孕优势：在孕前调经助孕；诱导排卵；提高子宫内膜容受性，促进受精卵着床，提高妊娠率。同时，对人工授孕者可降低西药的毒副作用，提高人工授孕的成功率，对预防和治疗卵巢过度刺激综合征方面具有明显的疗效。

47　十二种妇科病家传效方

余祖上善治妇科病，自明代起相传，积累了丰富的经验，录十二病种的效方，供同人临证参考。

●**保胎先补肾，补肾先滋阴**

胎动不安跟肾气衰损的关系最为密切。肾气充盈者，胎气必安。补肾立法，少投温燥，应遵古训"胎前宜清"，多进滋阴清热之品，实为保胎奇法。

枸杞子 15g	黄　芩 10g	炒白术 10g	生黄芪 15g
当　归 10g	黄　精 10g	苏　梗 10g	川续断 15g
生杜仲 10g	桑寄生 10g	补骨脂 10g	

●**妊娠恶阻降中寓安**

恶阻系胃气上逆，胎动不安所致，非降不止，应用辛开苦降法，但降的程度直接影响胎气，甚至可致滑胎，故极宜适度。一者降中焦胃气，忌利下焦两便；二者佐宣肺清肃和柔肝和胃之品以助胃气之降；三者遵"胎前宜清"之训，配安胎之品。

姜竹茹 10g	黄　连 10g	黄　芩 10g	旋覆花 10g^包
佛　手 10g	炒白芍 10g	乌梅炭 10g	当　归 10g
苏　梗 10g	炙枇杷叶 10g		

●**产后节楚以温通立法**

产后保养不慎，感受风寒，骨节酸楚一证最难治愈。除遵古训"产后宜温"以温补气血为治外，不可忽视温通之力，补而不通其楚难除。另外还要动用引经药方能增其药力。

生黄芪 15g	当　归 10g	鸡血藤 10g	老鹳草 10g
桂　枝 10g	生杜仲 10g	秦　艽 10g	川续断 15g
怀牛膝 15g	防　风 10g	防　己 10g	桃　仁 10g
桑寄生 10g	蚕　沙 10g^包	三七粉 3g^冲	

颈部加葛根 10g，上肢加桑枝 30g，下肢加木瓜 10g，腰部加狗脊 15g。

●产后乳痈既补托又活络

产后乳痈近代称乳腺炎，系感染所致，故医者常投清热解毒之品，殊不知清解药常常苦寒，可伤胃气，并致寒中胞宫而后患无穷。产后乳痈少投清热解毒，立法最宜补托活络。

生黄芪 15g	当　归 10g	鹿角霜 15g	蒲公英 10g
炒橘核 15g	丹　参 30g	香　附 10g	赤　芍 10g
路路通 10g	制大黄 10g	青　皮 10g	王不留行 10g

●产后下乳最宜温补

产后 3 天乳汁不下或下之甚少，速投温补之剂，并从脾肾着手，还要三佐：一是佐和血通络，通利乳络；二是寒性反佐以防上火；三是和胃消导以免腻滞。

生黄芪 15g	当　归 10g	蛇床子 10g	菟丝子 10g
炒白术 10g	川　芎 10g	蒲公英 10g	王不留行 10g
炒橘核 15g	路路通 10g	生谷芽 30g	生麦芽 30g

●崩漏宜升提并生新

血崩和淋沥均属经量过多的病证，虽有寒热虚实之辨证论治，但其关键在于升提固脱和祛瘀生新，非此难以止矣。

生黄芪 15g	当　归 10g	仙鹤草 10g	白人参 3g^{另煎兑服}
鸡血藤 10g	山楂炭 10g	三七粉 3g^冲	益母草 10g
姜　黄 10g	升麻炭 5g	血余炭 10g	五味子炭 5g

●痛经应温通并解郁

痛经不论寒热虚实，总以"不通则痛"为基本病机。宫寒和肝郁常是不通的主因，故止痛经常法要抓住温通和解郁。

桂　枝 10g	赤　芍 10g	白　芍 10g	炮　姜 10g
川楝子 10g	延胡索 10g	乌　药 10g	香　附 10g
鸡血藤 15g	柴　胡 10g	三七粉 3g^冲	琥珀粉 3g^冲
蚕　沙 15g^包			

● 外阴白斑熏洗外涂

外阴白斑应当根治，否则有癌变之虑。主要靠外治法，既熏洗又外涂。

| 淫羊藿 30g | 威灵仙 15g | 蝉　蜕 15g | 苦　参 10g |
| 生薏苡仁 15g | 鹤　虱 30g | | |

煎水坐浴熏洗。每天 1～2 次，30 天为 1 个疗程。

| 蛤壳粉 30g | 生黄柏 60g | 生石膏 30g | 冰　片 5g |

共研细末，九华膏调涂患处。

● 外阴瘙痒清利湿热

外阴瘙痒和妇人淋证总由湿热下注造成。应内服坐浴并进。

内服方：

炒苍术 10g	生薏苡仁 10g	生黄柏 10g	土茯苓 15g
制大黄 10g	蛇床子 10g	草　薢 15g	牡丹皮 10g
车前草 30g	白花蛇舌草 30g		

坐浴方：

苦　参 15g	野菊花 10g	生地榆 30g	炒苍耳子 10g
土茯苓 30g	蝉　蜕 5g	草　薢 30g	白鲜皮 10g
川　椒 1g	地肤子 10g		

煎水坐浴，每次 15 分钟，每天 2 次，3 天换 1 剂，连用 30 天。

● 妇人减肥治重燥湿利尿

妇人体重超标达 20% 以上者，称"妇人肥胖"，胖人多湿。"消胖之道，以调为主"，不可一味攻伐，以防伤正，治重燥和渗。

| 炒苍术 10g | 法半夏 10g | 生薏苡仁 10g | 泽　泻 10g |
| 陈　皮 10g | 草决明 30g | 蛇床子 10g | 丹　参 30g |

| 桑白皮 10g | 白菊花 10g | 生山楂 15g | 车前草 30g |
| 冬瓜皮 10g | 沱　茶 10g | | |

●妇人雀斑，内服滋阴降火，外敷祛斑奶

面部黑斑系肾脏阴阳失调，阴虚火旺，故肾色泛于颜面，宜内服外敷并进。

内服丸药缓图：

知　母 60g	黄　柏 60g	生地黄 30g	龟　板 30g
补骨脂 30g	菟丝子 30g	川续断 30g	泽　泻 30g
生薏苡仁 60g	牡丹皮 30g	丹　参 60g	当　归 30g

共研细末蜜丸，每次 6g，每天 3 次。

外敷祛斑奶：

| 大豆汁 60g | 冬瓜汁 60g | 绿豆粉 30g | 薏苡仁粉 30g |
| 珍珠粉 5g | 桃花蕾 30g^打 | | |

和匀，每天外涂 1 ～ 2 次。

●妇人低热甘温为治

妇人低热常以虚证为主，也就是古称的"劳热"，最宜甘温除热法，再佐清退虚热之品。

生黄芪 15g	太子参 15g	当　归 10g	银柴胡 10g
黄　精 10g	炒白术 10g	云　苓 10g	陈　皮 10g
升　麻 5g	白菊花 5g	地骨皮 10g	青　蒿 15g^{后下}

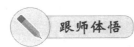

跟师体悟

（1）保胎先补肾，补肾先滋阴解析：妊娠期间出现腰酸、腹痛、小腹下坠，或伴有少量阴道出血者，称为"胎动不安"。《女科经纶》引《女科集略》曰："女之肾脏系于胎，是母之真气，子所赖也。"肾主系胞，为冲任之本，肾虚冲任不固，蓄以养胎之阴血下泄，故阴道少量出血。肾虚胎元不固有欲坠之势，故腰酸腹痛下坠。沈师认为"胎脉系于肾，胎气载

于脾"，故养胎之法，重在健脾固肾，所谓"肾固而胎安，脾健则胎不坠矣"。药投生黄芪、当归、党参、炒白术、桑寄生、生杜仲、川续断、黄精健脾补肾、养血安胎，生黄芪、当归气血双补，黄芩清热安胎，即"妊娠必须清热调血，使血循经，以养其胎"。另入陈皮、苏梗，一则安胎，二则补而不滞。药证相符，胎漏痊愈，胎儿得保。

（2）**妊娠恶阻降中寓安解析**：妊娠早期出现恶心呕吐，头晕倦怠，甚则食入即吐者，称为"妊娠恶阻"，又称"妊娠呕吐""子病""阻病"等。正如《胎产心法》曰："恶阻者，谓有胎气，恶心阻其饮食也。妊娠禀受怯弱，中脘宿有痰饮，便有阻病。"妊娠恶阻之病因有脾胃虚弱、肝胃不和之不同，但病机基本相同，主要是孕后经血不泻，血聚养胎，冲脉之气旺盛，其气上逆，胃失和降所致，治疗以调气和中、降逆止呕为主。一者用姜竹茹、旋覆花、苏梗降中焦胃气；二者佐炙枇杷叶、黄连宣肺清肃，当归、炒白芍、佛手柔肝和胃，以助胃气之降；三者遵"胎前宜清"之训，配安胎之品黄芩、苏梗，乌梅炭酸甘化阴止呕。

（3）**产后节楚以温通立法解析**：产妇在产褥期内，出现肢体或关节酸楚、疼痛、麻木、重着者，称为产后身痛。主要是产后百脉空虚，营卫失调，腠理不密，起居不慎，风寒湿邪乘虚而入，稽留机体、关节，使气血运行不畅，瘀阻经络而痛。治疗养血祛风，散寒止痛。用生黄芪、当归、鸡血藤补气养血，老鹳草、生杜仲、川续断、怀牛膝、桑寄生补益肝肾，桃仁、三七粉活血止痛，秦艽、防风、防己、蚕沙祛风胜湿止痛，桂枝温经通络散寒。

（4）**产后乳痈既补托又活络解析**：产后乳痈近代称乳腺炎，临证时应分期论治，少投清热解毒之品，立法最宜补托活络，方以生黄芪、当归、鹿角霜补益气血、温通经脉为主。丹参、赤芍养血活血，炒橘核、香附、路路通、青皮、王不留行行气通络，蒲公英、制大黄清热解毒、通腑泄热。乳痈初期，选用柴胡、黄芩、佛手、牛蒡子、全瓜蒌、路路通、通草、生牡蛎、浙贝母等，以疏肝清热、通乳散结。酿脓期，选用黄连、黄芩、黄柏、野菊花、连翘、紫花地丁等，以清热解毒、通乳透脓、溃脓期，选用党参、枳壳、橘叶、川芎、生甘草、桔梗、生薏苡仁等，以托毒排脓、调理气血。

（5）**产后下乳最宜温补**解析：产后哺乳期内，产妇乳汁甚少或全无者，称"缺乳"，又称"产后乳汁不行"。早在隋代《诸病源候论》即列有"产后乳无汁候"，认为其病因系"既产则水血俱下，津液暴竭，经血不足"。《妇人大全良方》认为"乳汁乃气血所化"，"乳汁资于冲任"。缺乳的主要病机为乳汁生化不足或乳络不畅，治以调理气血，通络下乳。用生黄芪、当归气血双补，蛇床子、菟丝子温润肾阳，川芎、王不留行、炒橘核、路路通和血通络、通利乳络，蒲公英寒性反佐以防上火，炒白术、生谷芽、生麦芽和胃消导，以免腻滞。

（6）**崩漏宜升提并生新**解析：崩漏是月经的周期、经期、经量发生严重失常的病证，是指经血非时暴下不止或淋沥不尽，前者谓之崩中，后者谓之漏下。《医宗金鉴·妇科心法要诀》总括崩漏为"淋沥不断名为漏，忽然大下谓之崩"。沈师认为血崩和淋沥均属经量过多的病证，虽有寒热虚实之辨证论治，但其关键在于升提固脱和祛瘀生新，非此难以止矣。升提固脱用生黄芪、当归、仙鹤草、白人参、升麻炭、血余炭、五味子炭，祛瘀生新用鸡血藤、山楂炭、三七粉、益母草、姜黄。

（7）**痛经应温通并解郁**解析：痛经不论寒热虚实，总以"不通则痛"为基本病机。宫寒和肝郁常是不通的主因。宫寒：寒凝子宫、冲任，血行不畅，故经前形寒肢冷，经期下腹凉痛。肝郁：妇女多抑郁，使肝的疏泄功能失常，致肝郁气滞，气滞则血瘀，瘀滞冲任血行不畅，经时气血壅滞于胞官而作痛。故痛经止痛，常法要抓住温通和解郁，用桂枝、炮姜、乌药温经散寒，通利血脉；用柴胡、川楝子、延胡索、乌药、香附、鸡血藤疏肝解郁，行气止痛；用赤芍、白芍、三七粉、琥珀粉养血活血，化瘀止痛。蚕沙化湿止痛，是沈师家传止痛经的效药。

（8）**外阴白斑熏洗外涂**解析：外阴白斑是妇科疾病中的常见病、多发病，属于中医"阴痒"范畴。临床表现为外阴奇痒，有时可有灼热、疼痛感。患部皮肤粗糙、呈苔藓样增厚，有抓痕，有时发生皲裂、溃疡等，可向两下肢内侧、会阴及肛门蔓延，但很少侵犯尿道口及前庭。外阴白斑为慢性病，西药治疗效果不佳，且易产生耐药性。中医学认为证多属肾阳亏虚、湿热下注、化毒生风，主要靠外治法，既熏洗又外涂。熏洗用淫羊藿、威灵仙散寒通络、祛风胜湿，蝉蜕疏风止痒，生薏苡仁、苦参健脾渗湿、清热解毒，鹤虱杀虫止痒。外涂用蛤壳、黄柏、生石膏、冰片共研细末，用九华膏调涂患处，有清热燥湿、解毒止痒的功效。熏洗外涂，能有效缓解症状。

（9）外阴瘙痒清利湿热解析：外阴瘙痒和妇人淋证总由湿热下注造成。湿热下注于带脉与前阴，则为带下臭秽，致外阴瘙痒和妇人淋证，治宜内服坐浴并进，清热燥湿。内服用炒苍术、生薏苡仁、生黄柏、土茯苓、萆薢、牡丹皮清热燥湿，渗湿降浊；蛇床子散寒燥湿，杀虫止痒；车前草、白花蛇舌草、制大黄通利二便，泄其湿热。坐浴用苦参、野菊花、生地榆、炒苍耳子、土茯苓、蝉蜕、萆薢、白鲜皮、川椒、地肤子清热解毒，杀虫止痒。内服坐浴，共奏清利湿热、祛风止痒之效。

（10）妇人减肥治重燥湿利尿解析：清代喻嘉言《医门法律》指出"肥人湿多"。痰湿内盛是肥胖的主要病理基础，故治疗肥胖病应从痰湿着手，治当燥湿祛痰，淡渗利尿。用炒苍术、法半夏、陈皮理气祛痰燥湿，泽泻、桑白皮、生薏苡仁、车前草、冬瓜皮渗湿利尿，草决明、白菊花通利大便，丹参、生山楂活血化瘀、痰瘀同治，蛇床子温阳化湿。特别是沱茶有促进人体脂肪新陈代谢，平衡和节制胆固醇的作用。

（11）妇人雀斑，内服滋阴降火，外敷祛斑奶解析：雀斑是常见的一种面部斑点状色素沉着皮肤病，其颜色如同雀卵上的斑点，故名雀斑。据资料统计，有90%～95%的患者有家族史，本病发病机制比较复杂，一般认为与遗传、日晒等因素有关。肾为水火之脏，本应既济以并存。真阴亏虚，相火亢盛而生虚火、虚热，故肾色上泛颜面而见雀斑。沈师用丸药缓图，滋阴降火消斑。用知母、黄柏、生地黄、龟板滋阴降火；补骨脂、菟丝子、川续断温补肾阳，阳中求阴；泽泻、生薏苡仁、牡丹皮利湿而泻肾浊，清肾中虚火；丹参、当归活血化瘀。用外敷祛斑奶以杀菌祛斑，增白泽面。中国有句古话"面如桃花",方中桃花蕾活血祛斑,增白美容。

（12）**妇人低热甘温为治**解析：甘温除热的立法依据来源于《素问·至真要大论》的"劳者温之，损者益之"。古方补中益气汤补中益气，升阳举陷，是"甘温除大热"的代表方。方中黄芪性甘温，补中益气，升阳固表；白术、炙甘草补气健脾；当归益气生血；柴胡、升麻既可升阳又可退热；陈皮理气和胃，使补而不滞。妇人低热常以虚证为主，沈师借用补中益气汤甘温益气而除虚证发热。用生黄芪、太子参、当归、黄精补气养血，炒白术、云苓、陈皮补气健脾，升麻升阳退热，再佐银柴胡、地骨皮、青蒿清退虚热，白菊花清肝泄热。

沈氏女科开创于明代，传至今日已650余年，积累了丰富的临证经验，掌握了可信的取效"绝技"。沈师继承家学，治病救人，而且无私奉献，将祖上善治妇科疾病的十二病种效方公之于世，供同人临证参考，特别是让我们这些弟子们受益匪浅。十二病种效方，医疗简明，便于记忆，而且临床运用，疗效卓著。比如崩漏属经量过多的病证，虽有寒热虚实之辨证论治，但常规治疗一般均以止血为先，而沈氏家传效方的关键在于升提固脱和祛瘀生新，非此难以止矣。沈氏家传妇科十二病种效方，不仅是给我们提供了治疗方法，更重要的是指明了临证的关键所在。

48 更年期综合征的五个分证论治

更年期综合征系内分泌和自主神经功能紊乱的病证，中医属于脏躁、狐惑病等范畴。西医疗效差，中医按五个证类分证论治，颇具疗效优势。

【肝郁化火】

主证：烘热胁胀，头痛易怒，苔薄黄，舌质红，脉弦数。

主法：清肝泻火。

主方：丹栀逍遥散。

生栀子 10g	牡丹皮 10g	夏枯草 15g	制大黄 10g
车前草 30g	薄　荷 10g	当　归 10g	云　苓 15g
柴　胡 10g	川楝子 10g	赤　芍 10g	白　芍 10g

【阴虚火旺】

主证：五心烦热，腰酸腿软，头晕耳鸣，舌净质红，脉象细数。

主法：滋阴降火。

主方：知柏地黄汤。

知　母 10g	黄　柏 10g	生地黄 10g	野菊花 10g
黄　精 10g	肉　桂 3g	当　归 10g	泽　泻 10g
牡丹皮 10g	川牛膝 15g	川续断 10g	车前草 30g

【营卫不和】

主证：背凉畏风，寒热往来，半侧汗多，舌苔薄白，脉象弦细。

主法：调和营卫。

主方：桂枝加龙骨牡蛎汤。

桂　枝 10g	炒白芍 15g	生龙骨 30g	生牡蛎 30g
百　合 10g	葛　根 10g	浮小麦 30g	大　枣 10 枚
桑白皮 10g	防　风 5g	鸡血藤 10g	

【痰湿中阻】

主证：头重胸憋，口黏纳呆，形胖痰多，苔腻脉滑。

主法：豁痰利湿。

主方：温胆汤。

竹　茹 10g	枳　壳 10g	云　苓 15g	陈　皮 15g
生牡蛎 30g	蒲公英 10g	泽　泻 10g	全瓜蒌 30g
车前草 30g	草决明 30g	莱菔子 10g	连　翘 10g

【瘀血阻宫】

主证：经少腹痛，色深有块，周期不准，时有低热，舌紫脉涩。

主法：活血调经。

主方：少腹逐瘀汤。

当　归 10g	赤　芍 10g	川　芎 10g	丹　参 30g
红　花 10g	益母草 10g	牡丹皮 10g	木　香 10g
炒橘核 10g	香　附 10g	鸡血藤 15g	青蒿 15g后下

以上五类为提高疗效应有两个辅佐：一是加调整皮层中枢的石菖蒲 10g、郁金 10g；二是选加调整内分泌功能的蛇床子 10g、女贞子 10g、菟丝子 10g、川续断 10g、龟板 15g、肉苁蓉 10g、芜蔚子 10g、五味子 5g 等。

跟师体悟

（1）肝郁化火解析：更年期综合征系内分泌和自主神经功能紊乱的

病证。由于生活和工作压力较大，女子极易引起情志失常，出现抑郁、愤怒、喜怒无常等表现。肝郁气滞、郁而化火，故烘热，头痛易怒，气滞肝经则胁胀，方用丹栀逍遥散加减清肝泻火。方中牡丹皮、生栀子、夏枯草清肝泻火，清热除烦；柴胡、川楝子疏肝解郁；当归、赤芍、白芍养血柔肝；木郁不达致脾虚不运，以云苓实土以御木侮，且健脾祛湿，使运化有权；薄荷清热，引药入肝，车前草、制大黄分利两便。诸药合用，能有效解除更年期症状，提高患者生活质量。

（2）阴虚火旺解析：女子七七肾气衰而天癸竭，月经渐少而绝；肾精亏虚，肾水不能上济心阴，阴阳失调而致潮热汗出，心烦失眠；水不涵木而致腰膝酸软，手足心热；阴虚阳亢而致头晕耳鸣。沈师根据多年临床观察认为，更年期综合征以阴虚火旺型为多见，治宜用知柏地黄汤加减滋阴降火。方中知母、黄柏滋阴降火；生地黄、黄精、当归、川牛膝、川续断滋补肝肾，肉桂引火归原；泽泻、车前草利湿而泻肾浊；牡丹皮、野菊花清热凉血，以助知母、黄柏降火。全方共奏滋补肝肾、清热降火之功，用于治疗更年期综合征，收到良好效果。

（3）营卫不和解析：营行脉中，卫行脉外，营周不休，内外相贯，营气及其产生的阴津受卫气温煦固摄。虽机体因腠理玄腑内外相通，但汗出有度。若因各种原因导致营卫失和，阴不内守，阳失外固，津液走泄，则出现背凉畏风，寒热往来，半侧汗多。治宜用桂枝加龙骨牡蛎汤化裁，调和营卫，以防汗出。方中桂枝、炒白芍、大枣调和营卫，加入生龙骨、生牡蛎、浮小麦潜阳敛阴、收涩止汗，葛根解肌发表，防风祛风固表，一散一固；百合、桑白皮养阴清热，防治汗出。鸡血藤养血通经、调和气血，方中妙药。

（4）痰湿中阻解析：由于步入中年，面临诸多压力，女子多有情志不遂，肝气不舒，肝郁克脾，脾失健运，痰湿内生，清阳被蒙，而致头重；痰湿内阻，中阳不振，则胸憋，口黏纳呆，形胖痰多。用沈氏温胆汤化裁，方中竹茹、枳壳、陈皮、茯苓豁痰利湿，理气和中；莱菔子行气消痰，使痰随气降；生牡蛎软坚祛痰；蒲公英、连翘清热利湿；泽泻、车前草、全瓜蒌、草决明分利两便。

（5）瘀血阻宫解析：更年期妇女多肝气不舒，气滞血瘀，瘀阻冲任，经脉不利，故月经量少，色深有块，周期不准；肝脉循少腹布胁肋，瘀血阻滞，血行不畅，瘀久化热，故时有低热。用少腹逐瘀汤加减活血调经。方中当归、川芎、赤芍、丹参、益母草养血活血，调经止痛；木香、香附、炒橘核、鸡血藤活血行气，通络止痛；牡丹皮、青蒿同入血分，清热凉血，活血化瘀。

治疗更年期综合征，首先应注重辨证论治，为提高临床疗效还应有两个辅佐措施：一是加石菖蒲、郁金，豁痰开窍、宁心安神。现代药理研究证实石菖蒲、郁金有调整大脑皮质中枢的功能，但汗多者慎用。二是选加蛇床子、女贞子、菟丝子、川续断、龟板、肉苁蓉、茺蔚子、五味子等，燮理阴阳。现代药理研究证实，这些药有调整内分泌的功能。其次，注重调节心理。更年期综合征患者除了躯体症状外，往往情绪波动较大。要给予患者安慰解释，解除其不必要的顾虑，保持情志舒畅。最后，培养家庭和谐氛围。临床中与患者家属沟通，让患者家人了解本病，充分理解和爱护患者，为其营造一个宽容、理解、和谐、愉快的家庭氛围。综合的治疗和调理，可使患者早日康复，提高其生活质量，促进家庭和谐美满。

49　痛经的内服外治法

痛经是妇科常见多发病，也是中医特具优势的病证之一。痛经单纯止痛效果不佳，必须追究病因加以对因治疗为主，止痛为辅，方能奏效而且根治。临床常见病因有寒凝、肝郁和血亏三类，其分证论治如下。

【寒凝胞宫证】

主证：经前形寒肢冷，经期下腹凉痛，得暖稍舒，经行不畅，四肢不温，纳谷不香，苔薄白，脉弦迟。

主法：温经散寒。

方药：温经汤化裁。

桂　枝 10g	白　芍 10g	炮　姜 10g	乌　药 10g
鹿角霜 15g	炙甘草 10g	蛇床子 10g	木　香 10g
砂　仁 10g	艾　叶 5g	高良姜 10g	香　附 10g
川续断 15g	焦三仙 30g		

【肝郁血滞证】

主证：经前胁乳胀痛，心烦易怒，经期腹部剧痛，经行暗块，块下痛缓，经后口苦纳呆，苔薄白，舌质紫，脉弦涩。

主法：疏肝活血。

方药：四逆散化裁。

柴　胡 10g	枳　壳 10g	青　皮 10g	赤　芍 10g
丹　参 30g	川楝子 10g	延胡索 10g	生栀子 10g

莱菔子 15g　　　生山楂 15g　　　　蒲　黄 10g　　　炒橘核 30g

地　龙 10g　　　蚕沙 15g^包

【营血亏损证】

主证：经前神疲气短，精神不振，少言懒动，经期下腹隐痛，连绵不止，经行色淡量少，纳差便溏，心悸失眠，苔薄白，舌质淡，脉沉细。

主法：健脾养血。

方药：归脾汤化裁。

生黄芪 15g　　　当　归 10g　　　　白　芍 10g　　　炙甘草 10g

香　附 10g　　　鸡血藤 10g　　　炒白术 10g　　　生地黄 10g

黄　精 10g　　　葛　根 10g　　　木　香 10g　　　三七粉 3g^冲

生杜仲 10g　　　菟丝子 10g

对于痛经，除内服外还可外敷，按虚实不同来组方。

●虚证

桂　枝 30g　　　鹿角霜 30g　　　山　药 30g　　　白　芍 60g

生黄芪 60g　　　当　归 30g

●实证

丹　参 60g　　　生栀子 30g　　　川楝子 30g　　　延胡索 30g

乌　药 60g　　　乳　香 30g　　　没　药 30g

以上共研细末，陈醋调成厚糊状（过敏者浓茶调），每晚睡前用布敷于神阙、关元、三阴交、涌泉（双侧），晨起去除。

治疗痛经，针灸有效，将在针灸镇痛条目中介绍。痛经发作常常使人心烦意乱，其苦难忍，越烦越痛，要嘱患者放松、转移，"意疗"配合则止痛效果更佳。

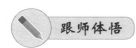 跟师体悟

痛经是妇科常见病，治疗痛经以止痛为要，然而病因不同，治法

各异。

（1）**首辨虚实**：根据疼痛发生的时间、部位、性质、是否喜按或拒按等具体情况，辨其虚实。一般情况下，如果痛在经前、经期，多为实证；痛在经后，多为虚证。痛胀并重且拒按，多为实证；腹痛隐隐、喜按揉，多为虚证。

（2）**分期论治**：痛经之所以伴随月经周期而发，是与经期及经期前后特殊生理状态有关。按照沈师提出的经前调气、经期调血、平时调肾，经前调气重在疏肝解郁以治胀；经期重在调血止痛以治标，及时控制、减缓疼痛；平时辨证求因调肾而治本；标本急缓，主次有序，分期调治。

（3）**以通为用**：治疗痛经，以通为用，通法各异。隐痛属肾虚，选加川续断、生杜仲、桑寄生、巴戟天；灼痛，得热反剧属热，选加葛根、黄芩、牡丹皮、赤芍、生地黄；绞痛、冷痛，得热减轻属寒，选加艾叶、小茴香、肉桂、桂枝、吴茱萸；痛有定处，持续作痛属血瘀，选加三七、没药、三棱、莪术、桃仁、红花、失笑散、益母草；时痛时止，胀闷明显属气滞，选加香附、金铃子散、枳壳。

（4）**不忘调"心"**："心为五脏六腑之大主"；《素问·至真要大论》曰："诸痛痒疮，皆属于心。"唐代王冰有言"心寂则痛微，心躁则痛甚，百端之起，皆自心生"，故在调经止痛的同时，加入莲子心、酸枣仁、合欢皮等宁心之品，心肾相交，坎离既济，经水自调。嘱咐患者保持心情愉悦，睡眠充足，有助于缓解疼痛。

50 胎前产后治则述要

胎前诸病治则有三要。

● **胎前宜凉**

"妊娠必须清热调血，使血循经，以养其胎。"凉药首选黄芩，次用蒲公英、黄连、栀子、竹茹。忌用过凉的龙胆草、秦皮、白头翁等。

● **注意养胎**

"胎脉系于肾，胎气载于脾。"故养胎之法，重在健脾固肾，所谓"肾固而胎安，脾健则胎不坠也"。药投炒白术、桑寄生、川续断、人参、生黄芪、生杜仲、菟丝子、当归、白芍。另入苏梗，一则安胎，二则补而不滞。

● **治法三禁**

"不可汗，不可下，不可利小便。"汗则亡阳伤气，下则亡阴伤血，尿则伤精损液。另外还应注意妊娠药禁。凡峻下、滑利、行血、破血、耗气、散气及一切有毒之品均宜慎用。《黄帝内经》所谓的"有故无殒亦无殒也"，只是指孕妇有病，当以治病为主，不可缩手缩脚，以免影响疗效。但也不可一意猛行，总要顾及胎气，不能病愈而胎伤，得不偿失。

产后诸病，治则亦有三要。

● **产后宜温**

"产后气血骤伤，百脉空虚"，故其治总以温补为先，常用大补的参类、黄芪、当归、阿胶、大枣、龙眼肉等，佐以温通的桂枝、鹿角、炮姜、乌药之类。应当注意补而不滞，温而不燥，滋而不腻，常常配用砂仁、木香、焦三仙、生鸡内金和寒性反佐的蒲公英、连翘、黄柏等。产后如感风寒切忌过汗；如遇忧郁勿专耗散；如有停食，必兼醒脾；如有热象不宜过凉。

●宜重三审

"先审少腹痛与不痛，以征恶露之有无；次审大便通与不通，以征津液之盛衰；再审乳汁行与不行，饮食之多少，以征胃气之充馁。"由此立法行滞、通便和下乳便成产后治则的三个关键。行滞常选用乌药、香附、桔梗、薤白、木香、郁金。通便常选用菊花与当归、草决明、全瓜蒌、莱菔子、桃仁。下乳常选用生谷芽、生麦芽、生黄芪、路路通、蒲公英、炒橘核。

●先消瘀血

"产后必有败血"，如停于脾胃则见腹胀痛、呕吐逆；流注肌肤则见浮肿麻木；留滞关节则见痛楚挛急。当投祛瘀生新之品，如三七、泽兰、益母草、丹参、鸡血藤、地龙等。

调治胎前产后诸病切忌攻伐，亦不能峻补。因为这两个时期是妇女特殊易损之时，过者有害，不足亦有害，以和为妥，求其平矣。

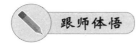

（1）胎前治病与安胎并举：胎前宜凉，使血循经，以养其胎。安胎之法，以补肾健脾、调畅气血为主。补肾为固胎之本，健脾为益血之源，调气以通畅气机，调血以养血和血，佐以清热，使脾肾健旺，气血和调，本固血充，则胎可安。

（2）产后选方用药要谨慎：行气勿过于耗散，化瘀勿过于攻逐，时时顾护胃气，消导必兼扶脾，寒证不宜过用温燥，热证不宜过用寒凉；解表不过于发汗，攻里不过于削伐；掌握补虚不滞邪、攻邪不伤正的原则，勿犯虚虚实实之戒。

（3）胎前产后要注意调护：心情宜轻松舒畅，不宜悲恐抑郁太过，以防情志伤人；饮食宜富含营养而易消化，不宜过食生冷辛辣和肥腻煎炒之品，以免损伤脾胃；居室宜寒温适宜，空气流通，阳光充足，不宜关门闭户；衣着宜温凉合适，以防外感风寒或中暑。

51 儿科治重消导

小儿脾胃幼娇，运化无力，加以父母爱子心切，常常饮食失节，以致食阻是儿科常见的病证。消导法就成了儿科常用、有效的治法。保和丸几乎可以通治儿科诸疾。有以下三案为证。

【小儿发热案】

8岁幼童，李姓，隆冬滑冰汗出当风不慎感冒，是夜发热恶寒，体温39℃，头痛无汗，咳痰难咳，白沫清稀，四肢酸楚，不思饮食，两便尚调，两肺呼吸音较粗无明显啰音，咽不红，血象白细胞不高，胸透肺纹理粗重，系病毒性上呼吸道感染，苔薄白，脉浮紧。风寒束肺，肺失肃降。治当辛温解表，以荆防败毒散合保和丸化裁。

荆芥穗 10g	防 风 5g	桔 梗 10g	苏 子 5g
连 翘 5g	莱菔子 10g	云 苓 10g	陈 皮 10g
川 芎 5g	焦三仙 30g		

温服令出汗，1煎后体温降为37.6℃，咳嗽、头痛大减，能进稀粥。共进3剂痊愈。

【小儿咳喘案】

5岁幼女，张姓，自幼患支气管炎，劳累、着凉、饱食后发作。近年喘息痰涌，作则难以平卧，抬肩鼻扇，纳呆便干。西医诊断为喘息性支气管炎。苔黄腻，脉弦滑。痰浊阻肺，肺气上逆，以清气化痰，平降肺气立法，麻杏石甘汤合保和丸化裁。

蜜麻黄 5g	生石膏 15g	杏 仁 5g	葶苈子 5g^炒
莱菔子 10g	云 苓 10g	全瓜蒌 15g	陈 皮 10g
焦三仙 30g	连 翘 10g	车前草 15g	桑白皮 5g
白菊花 5g	草决明 15g		

上方连进 5 剂，咳痰显减，喘息缓解。共服 3 周 21 剂，喘息控制，咳痰已少，纳增便润，前方去麻黄、石膏、桑白皮，加北沙参 10g、芦根 10g，改为一剂分两晚服以资巩固，嘱服 2 个月，未来复诊。

【小儿风疹案】

10 岁男童，吴姓，欢度中秋饱食月饼、葡萄等食品，入夜脘胀嗳气，转侧难卧，晨起发现周身风疹焮红，奇痒难忍，大便难下。苔黄腻，脉弦滑。食阻中焦，热蕴肌肤。治宜清热消导，犀角地黄汤合保和丸化裁。

生地黄 10g	牡丹皮 10g	赤 芍 10g	丹 参 15g
野菊花 5g	板蓝根 15g	云 苓 10g	陈 皮 10g
莱菔子 10g	连 翘 10g	焦三仙 30g	生鸡内金 30g
防 风 5g	全瓜蒌 15g	地肤子 5g	

服药 7 剂，风疹减退大半，脘胀消失，大便通畅，食纳正常。苔薄黄，脉弦缓。再服 7 剂，风疹全退，纳便正常。

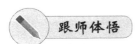 跟师体悟

沈师治疗儿科疾病治重消导，并提供 3 个病案以为佐证。这就是教导我们，在治疗儿科疾病时，首先要重视消导，再者根据不同的疾病证候进行加减治疗。

（1）消食导滞：儿童常见脘腹胀满、嗳气酸馊、泛恶厌食、腹痛泄泻、大便腐臭、夹不消化食物、舌苔厚腻，是由于乳食不节、食滞中脘、积而不消所致。脾喜运而恶滞，乳食积滞，则转运失职，升降失司。因此治疗此证，应和胃运脾，以恢复脾升胃降之性，临证宜用山楂、鸡内金、

神曲、谷芽、麦芽等运脾开胃、化食消积。积重腹胀者，用莱菔子、焦槟榔消食除胀。

（2）温运脾阳：小儿为稚阴稚阳之体。小儿贪饮生冷，或因久泻、久病伤及脾阳。临证可见面色苍白、神疲乏力、畏寒怕冷、脘腹冷痛、食欲不振、口泛清涎、大便溏泄、小便清长、舌质淡、舌苔薄白。脾喜温而恶寒，中土虚寒，阳气不振，失于蒸腾鼓动，水谷无以腐熟转输，治当温运脾阳，以祛阴寒之气，以理中汤为代表方。常用炮姜、肉豆蔻、草豆蔻、砂仁、益智仁等温暖脾阳。

52　中医对恶性肿瘤的认识

【肿瘤的病名】

　　"瘤"的病名始记于前 11 世纪的殷周甲骨文。"瘤"的分类则始记于春秋战国时的《灵枢·刺节真邪》。"癌"字始见于 800 多年前宋代的《卫济宝书》，但当时的描述并非指恶性肿瘤。手术治瘤始记于 7 世纪的《晋书》，曰："初帝目有大瘤疾，使医割之。"以"癌"来论述恶性肿瘤的病名则始记于明代《外科启玄》，专有"论癌发"一节。但近代大多恶性肿瘤的病名在古代医籍文献中无法查及，有的只能从其描述的病情加以类似的对照。虽然仅是类似，但由于是病名的归类，对中医的临床诊治方法就比较容易寻找并遵循而具有实用价值，并非病名的文字游戏。现将常见恶性肿瘤的类似病名对照及最早的文献记载列下。

　　●**胃癌**

　　胃反，翻胃。《金匮要略》曰："朝食暮吐，暮食朝吐，宿谷不化，名曰胃反。脉紧而涩，其病难治。"

　　●**食道癌**

　　噎膈，膈证，噎食，关格。《丹溪心法》曰："其槁在上近咽之下，水饮可行，食物难入……名之曰噎。其槁在下与胃为近，食虽可入，难尽入胃，良久复出，名之曰膈。"

　　●**肺癌**

　　息积，息贲。《素问·奇病论》曰："病胁下满，气逆，二三岁不已……名曰息贲。"《灵枢·经筋》曰："病……甚成息贲，胁急吐血。"

●**肠癌**

积聚。《灵枢·五变》曰："人之善病肠中积聚者，何以候之……皮肤薄而不泽，肉不坚而淖泽，如此则肠胃恶，恶则邪气留止，积聚乃作。"

●**肝癌**

肝积，肝胀，肝着，肝壅，癖黄，伏梁。《诸病源候论·积聚候》曰："诊得肝积，脉弦而细，两胁下痛……身无膏泽，喜转筋，爪甲枯黑，春瘥秋剧，色青也。"《诸病源候论·癖黄候》曰："气水饮停滞结聚成癖，因热气相搏，则郁蒸不散，故胁下满痛而身发黄，名为癖黄。"

●**乳腺癌**

乳岩，妒乳，乳黄，乳硬，乳疿，乳癌。《丹溪心法》曰："疮陷，名曰奶岩，以其疮形嵌凹，似岩穴也。"

●**子宫癌**

石瘕。《灵枢·水胀》曰："石瘕，生于胞中，寒气客于子门，子门闭塞，气不得通，恶血当泻不泻，衃以留止，日以益大，状如怀子，月事不以时下，皆生于女子。"

●**恶性淋巴瘤**

失荣，石疽，恶核。《外科正宗》曰："失荣……多生肩之上，初起微肿，皮色不变，日久渐大，坚硬如石……形容瘦削。"

●**皮肤癌**

黑疔，石疔，青疔，翻花疮。《中藏经》曰："黑疔者，起于耳前，状如疤痕，其色黑……不出三岁，祸必至矣，不可治也。"

●**其他**

白血病（虚劳，血证），骨瘤（骨疽），唇癌（茧唇），舌癌（舌菌）。

【肿瘤的病因】

古代文献论述肿瘤的成因时不单强调精神因素，而且认为是外邪、伤食以及脏腑虚弱的综合作用。正如《圣济总录》所云："有得之于食，有得之于水，有得之于忧思，有得之于风寒。"

● 精神因素

《医学入门》云："郁结伤脾，肌肉消薄，外邪搏而为肿，曰肉瘤。"

《外科正宗》：乳癌由于"忧郁伤肝，思虑伤脾，积想在心，所愿不得志者，致经络痞涩，聚结成核"。

《医学津梁》：噎膈由于"忧郁不开，思虑太过，忿怒不伸，惊恐变故，以致气血并结于上焦"。

《医宗金鉴》：失荣由于"忧思恚怒，气郁血逆，与火凝结而成"。

● 饮食因素

《济生方》曰："过餐五味，鱼腥乳酪，强食生冷果茶，停蓄胃脘……久则积聚，结为癥瘕。"

《医学统旨》曰："酒面炙煿，黏滑难化之物，滞于中宫，损伤肠胃，渐成痞满吞酸，甚则为噎膈，反胃。"

《外科正宗》曰："茧唇……因食煎炒，过餐炙爆……痰随火行，留注于唇。"

● 外邪因素

《灵枢·刺节真邪》曰："虚邪之入于身也深，寒与热相抟，久留而内著……邪气居其间而不反，发为筋瘤。有所结，气归之，卫气留之，不得反，津液久留合而为肠瘤。"

《灵枢·水胀》曰："寒气客于肠外，与卫气相抟，气不得荣，因有所系；癖而内著，恶气乃起，瘜肉乃生，其始生也，大如鸡卵。"

● 机体因素

《景岳全书》曰："噎膈反胃，名虽不同，病出一体，多由气血虚弱而成。"

《外科启玄》曰："癌发……四十岁以上，血亏气衰，浓味过多，所生十全一二。"

《外证医案汇编》曰："正气虚则为岩。"

【肿瘤的病机】

● 重视"脏腑虚弱"的前提

《景岳全书》曰："脏腑虚弱……结聚成块。"

●强调"气滞血瘀"的归宿

《杂病源流犀烛》曰："血气凝涩，渐而入于肠胃，阳不化气，而肠外汁沫迫聚不散，兼多食而不及运化，汁又溢肠外，与血相搏，起居用力过度，络伤血瘀，得寒则食积血积，所必不免，此积之所由成也。"

●提出"痰浊凝滞"的机理

《证治要诀》曰："诸痞塞及噎膈乃是痰为气所激而上，气又为痰所隔而滞，痰与气搏，不能流通。"

●论及"热毒壅结"的因素

《医学正传》曰："小肠热结则血脉燥，大肠热结则不能圊，膀胱热结则津液涸。三阳既结，则前后闭塞。下既不通必反而上行，所以噎食不下。"

●包含"遗传因子"的粗浅认识

《医宗金鉴》曰："胎瘤……胎前孕母积热，以致胞热，更兼血瘀滞结而成。"

【主要治则的演变】

古代文献记述肿瘤的治则占有较大的篇幅，而且争论较多，各有主张，搞清主要治则的演变对目前的临床仍具重要的指导意义。

●"养正气，积自除"

这是主张以补法为主治疗肿瘤的观点，所谓"扶正以祛邪"。

《活法机要》曰："壮人无积，虚人则有之，脾胃怯弱，气血两衰，四时有感，皆能成积。若遂以磨坚破结之药治之，痰须去而人已衰矣！"

扶正法主要是补气、养血、温阳、滋阴四法。

●"攻病邪，正自安"

这是主张以攻法为主治疗肿瘤的观点，所谓"邪去正方安"。

《儒门事亲》曰："岂有病积之人，大邪不出而可以补之乎？"

祛邪法主要是活血化瘀、清热解毒、化痰散结三法。

● **攻补兼施，调理脾胃**

这是主张按具体情况灵活运用攻与补而且顾及脾胃的观点。

《景岳全书》曰："攻补之宜，当于孰缓孰急中辨之，凡积聚未久而元气未损者，治不宜缓，盖缓之则养成其势，反以难制，以其所急在积，速攻可也。若积聚渐久，元气日虚，此而攻之，则积气本远，攻不易及，胃气切近，先受其伤，愈攻愈虚，则不死于积而死于攻矣……故凡治虚邪者，当从缓治，只宜专培脾胃以固其本。"

调理脾胃分脾胃气虚、脾胃虚寒、中气下陷、脾胃阴伤、脾虚生痰、脾虚生湿、肝木侮土、肝气乘胃、食滞中焦、阳明胃热、土不生金、火不生土。

另外，还有下列两点至今仍有临床意义。

● **分期立法**

根据病期制订治法。

《医宗必读》曰："初者病邪初起，正气尚强，邪气尚浅，则任受攻。中者受病渐久，邪气较深，正气较弱，任受且攻且补。末者病魔经久，邪气侵凌，正气消残，则任受补。"

● **外治法**

《外科正宗》的飞龙阿魏化坚膏，《卫济宝书》的麝香膏，《串雅内编》的枯瘤散，《医宗金鉴》的季芝鲫鱼膏，《疡医大全》的冰硼散，《太平圣惠方》的瘿瘤外贴方，《儒门事亲》的系瘤法和枯腐方。

对代表方药加以归类如下。

①扶正培本类：《脾胃论》的补中益气汤，《景岳全书》的右归饮，《医宗必读》的补气运脾丸，《医学心悟》的和中丸，《太平惠民和剂局方》的八珍汤。

主药：人参、党参、黄芪、山药、云苓、女贞子、枸杞子、冬虫夏草、补骨脂、菟丝子、当归。

②活血化瘀类:《伤寒论》的抵当汤，《金匮要略》的大黄䗪虫丸，《医林改错》的血府逐瘀汤，《肘后备急方》的干漆丸，《医宗金鉴》的没

药丸,《中藏经》的治癥瘕方,《外科全生集》的犀黄丸和小金丹,《外科正宗》的蟾酥丸和五通丸。

主药:三棱、莪术、水蛭、土鳖虫、桃仁、红花、丹参、乳香、没药、苏木。

③理气降逆类:《金匮要略》的大半夏汤,《伤寒论》的旋覆代赭汤,《医学入门》的大七气汤,《医宗必读》的香砂宽中汤,《圣济总录》的化气丸。

主药:木香、旋覆花、生代赭石、槟榔、砂仁、香附、青皮、陈皮、半夏。

④清热解毒法:《外科发挥》的仙方活命饮,《外科正宗》的清凉甘露饮。

主药:重楼、土茯苓、天花粉、蒲公英、山豆根、苦参、败酱草。

⑤化痰散结类:《外科精要》的神效瓜蒌散,《千金翼方》的小狼毒丸,《外科正宗》的和荣散坚丸,《证治准绳》的鳖甲丸和黄药酒,《医宗必读》的昆布丸,《医宗金鉴》的海藻玉壶汤,《金匮要略》的鳖甲煎丸,《普济方》的穿瘿丸。

主药:南星、瓜蒌、半夏、葶苈子、鳖甲、昆布、海藻、牡蛎、贝母、山慈菇、夏枯草、礞石、牛黄、皂角刺、黄药子。

⑥攻补兼施类:《脾胃论》的加减痞气丸,《医宗必读》的阴阳攻积丸,《杂病源流犀烛》的十六味流气饮,《医宗必读》的息贲丸和肥气丸,《医学衷中参西录》的参赭培气汤。

【各病种的首选药】

●肝癌

鳖甲、龙葵、斑蝥、莪术、藤梨根、白花蛇舌草、半枝莲、喜树碱、丹参、苦参、川楝子。

●食道癌

瓜蒌皮、威灵仙、生代赭石、急性子、山慈菇、斑蝥、黄药子。

● **胃癌**

藤梨根、白花蛇舌草、莪术、白术、喜树碱、斑蝥、黄药子、肿节风、蛇莓。

● **肠癌**

生薏苡仁、苦参、生地榆、白花蛇舌草、藤梨根、肿节风、喜树碱、马钱子。

● **胰腺癌**

藤梨根、半枝莲、生大黄、三七、马钱子、肿节风。

● **肺癌**

白英、半枝莲、鱼腥草、山海螺、全瓜蒌、马钱子。

● **鼻咽癌**

蛇莓、露蜂房、苍耳子、龙葵、鹅不食草、半枝莲、马勃。

● **甲状腺癌**

黄药子、山慈菇、夏枯草、生牡蛎、海蛤粉。

● **膀胱癌**

白花蛇舌草、龙葵、蛇莓、半枝莲、土茯苓、喜树碱、白英。

● **乳腺癌**

长春碱、山慈菇、露蜂房、黄药子、穿山甲、蒲公英、夏枯草。

● **皮肤癌**

莪术（直接给药 10mL/d）、农吉利（4mL/d 肌内注射）、苦参、马钱子、白花蛇舌草。

● **宫颈癌**

莪术、白英、白花蛇舌草、墓头回、芡实、黄柏、生薏苡仁。

● **淋巴瘤**

长春花、黄药子、夏枯草、半枝莲、鳖甲。

● **白血病**

长春花、青黛、墓头回、山豆根。

●骨肉瘤

露蜂房、龙葵、土鳖虫、补骨脂、马钱子、莪术、穿山甲、三七。

【重视食疗配合】

"毒药攻邪，五谷为养，五果为助，五畜为益，五菜为充，气味合而服之，以补精益气。"

●补阳

胡桃、海参、韭菜子、龟肉。

●补阴

甲鱼、木耳、蘑菇、腐竹。

●补气

花生、莲肉、山药、饴糖。

●补血

桑椹、龙眼、杏脯、红枣。

●忌口

鱼虾等海鲜、羊肉、狗肉、香菜、香椿、茴香、韭菜。

●多食

蘑菇、木耳、菜花、包菜、胡萝卜。

【针灸的辅助作用】

三个辅助作用：增强机体免疫功能和抵抗力；缓解患者症状，特别是止痛和增加食欲；减轻放化疗的毒副作用。

十七种常见肿瘤的主穴：

●颅内肿瘤

百会、风池、悬钟、三阴交。

●鼻咽癌

上星、迎香、列缺、照海。

● **甲状腺癌**

天突、合谷、内关。

● **肺癌**

肺俞、列缺、合谷。

● **食道癌**

膻中、内庭、内关、足三里。

● **胃癌**

梁门、中脘、公孙、足三里。

● **肠癌**

期门、蠡沟、三阴交、痞根（腰椎棘突下旁开 3.5 寸）。

● **胰腺癌**

中脘、丘墟、阳陵泉。

● **膀胱癌**

中极、申脉、昆仑。

● **宫颈癌**

气海、蠡沟、三阴交、子宫（脐下 4 寸旁开 3 寸）。

● **卵巢癌**

大椎、膻中、蠡沟、足三里、膈俞、肝俞。

● **淋巴肉瘤**

曲池、足三里、蠡沟。

● **皮肤癌**

列缺、合谷、足三里。

● **骨肉瘤**

悬钟、三阴交、足三里、曲池。

● **绒毛膜上皮癌**

关元、子宫、三阴交。

● **阴茎癌**

气海、蠡沟、太溪。

● **白血病**

大椎、膏肓俞、膈俞、肝俞。

十四种主症取穴：

● **疼痛**

气滞取气海、膻中、肝俞、风市、风门、风池。

血瘀取膈俞、血海、曲池。

虚寒取中脘、关元、胃俞。耳针取皮质下、心、交感、神门、耳尖，也可杜冷丁（哌替啶）、普鲁卡因耳穴注射。

● **头痛**

热毒取风池、内关。

痰浊取丰隆、中渚。

寒厥取大杼、列缺。

肝火取太阳、侠溪。

血虚取印堂、足三里。

● **发热**

曲池、外关、大椎、合谷及尺泽、委中放血。

● **声音嘶哑**

合谷、大椎、劳宫、照海。

● **吞咽困难**

不容、承满、中脘、落枕（手背第2、3掌骨间，掌指关节后0.5寸）。

● **呕吐**

太冲、内庭、内关、足三里、梁丘。

● **呃逆**

灸中魁，耳穴：交感、神门、皮质下。

● **出血**

咯血：膻中、丰隆、二白（腕上4寸，肌腱内外各1穴）。

吐血：曲池、二白。

尿血：中极、伏兔。

宫血：膈俞、血海、蠡沟、二白、隐白。

● **腹水**

灸关元、水分，或针人中，灸水分。

● **淋巴结肿**

阳陵泉、悬钟、臂臑、曲池、足三里。

● **乳腺肿块**

曲池、阳陵泉。

● **视力下降**

翳明（翳风后1寸）、光明、睛明、养老。

● **耳鸣**

翳风、听宫、外关。

● **昏迷**

人中、中冲、十宣、十二井、素髎。

减轻放化疗反应：

● **胃肠道症状**

中脘、天枢、足三里、内关，或灸中魁，或头针胃区加内关，或耳穴肾、肾上腺、贲门、胃、口、皮质下、枕、神门、内分泌。

● **骨髓抑制**

白细胞下降：大椎、内关、曲池、足三里，先针后灸。

红细胞下降：大椎、膈俞、心俞。

● **神经症状**

头痛：太阳、合谷。

失眠：头维、上星、百会、神门。

尿频：中极、三阴交，或膀胱俞、委阳。

● **口干咽燥**

曲池、委中、廉泉、太溪。

提高免疫功能：大椎、身柱、神道、灵台、筋缩、命门、脾俞、胃俞、中脘、关元、气海，选2～3穴灸法。胃俞、合谷、内关、曲池、足三里、三阴交、肾俞、脾俞、太冲、太溪、太白、悬钟、阳陵泉、神门、外关，针刺补法。华佗夹脊梅花针叩刺。

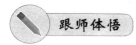

凡是肿瘤不论良性恶性，就瘤体本身而言，皆属实证。其病因是内生厥逆寒气；饮食不当、起居失节、劳伤血络；外中于寒、内伤忧怒等。其病机是气滞、血瘀、痰凝、湿浊、邪毒、寒结等。中医治疗恶性肿瘤的大法，不外祛邪与扶正两端。祛邪，针对其气滞血瘀、痰浊凝滞、热毒壅结等邪实亢盛的病机，采用破血逐瘀、祛痰导滞、清热解毒及以毒攻毒的治法；扶正，针对其脏腑虚弱、气血亏虚、阴阳不足等正气虚损的征象，采用补益脏腑、益气养血、养阴生津以及滋阴温阳的方药。沈师认为，癌瘤难治，但并非不治，其治疗恶性肿瘤，总结起来主要有两点：其一，辨证论治，因人而异；其二，胃气为本，调肾扶正。

（1）调治原则

①攻局部之实：恶性肿瘤为实邪，需用攻法治之。针对气滞、血瘀、痰凝、湿浊、邪毒、寒结等病机，采用理气、化瘀、祛痰、除湿、清热、解毒、温阳、散寒、软坚、散结、消肿等药物辨证择用。如：白英、龙葵、蛇莓、半枝莲、半边莲、生牡蛎、山慈菇、贝母、夏枯草、丹参、全蝎、蜈蚣、白花蛇、南星、半夏、白花蛇舌草等。

②补整体之虚：对于脏腑虚弱、气血亏虚、阴阳不足等正气虚损的征象，采用补益脏腑、补气养血、养阴生津以及滋阴温阳的中药扶正固本，强身保健，提高机体免疫功能，增强抗瘤抑癌能力，总称"扶正"。扶正中尤以补脾肾为最，因人体抗病的正气根源于肾，生化于脾。

③调全身阴阳：正常人体保持阴阳相互协调的动态平衡，是谓健康。这一平衡一旦遭到破坏，导致阴阳偏盛偏衰，就会发生疾病。因此，根据病情及时进行调整至关重要，调治应注意标本逆从、寒热盛衰，目的是达到阴阳平衡，增强机体的抗病能力。

④舒病态心理：人的思想情志等心理活动与机体的生理、病理密切相关，对疾病的发展预后有着重大的影响。肿瘤患者大多忧愁抑郁，甚至消极悲观、丧失治疗信心，医者应从医理上开导劝慰，多方鼓励，增强患者意志，树立信心，主动配合治疗，调动机体积极因素，这对疗效的取得举足轻重。

（2）辨治思路

①先开胃口：恶性肿瘤无论性质为原发、继发或复发，是否发生转移、扩散，是否已做手术或放化疗治疗，中医治疗首先要注重"胃气"，要将开胃纳谷放在首位。苔腻属湿阻中焦，宜化湿和胃，投温胆汤、保和丸化裁，以竹茹、枳壳、云苓、陈皮、半夏、连翘、鸡内金、焦三仙、莱菔子为主。苔薄属脾失健运，宜健脾开胃，投香砂六君子丸、养胃汤加减，以党参、白术、云苓、陈皮、木香、砂仁、芦根、白芍为主。苔净属胃阴不足，宜养阴开胃，投养胃汤或增液汤化裁，以生地黄、玄参、玉竹、石斛、白芍为主。

②后调阴阳：沈师认为，补虚之法，"健脾"不如"补肾"。补肾可调整肾中阴阳、水火，蒸化脾土之运，充养五脏六腑，比健脾更全面，而无补气养血之品炎上和碍胃的弊端。对于恶性肿瘤的治疗，补肾固元，恢复正气，可以提高机体免疫力；遵景岳之训："善补阳者，必于阴中求阳，则阳得阴助而生化无穷；善补阴者，必于阳中求阴，则阴得阳升而泉源不竭。"温补肾阳时，稍配滋阴之品，如枸杞子、女贞子、旱莲草、生杜仲、桑寄生辈。滋补肾阴时，稍佐温阳之品如蛇床子、淫羊藿、菟丝子、肉苁蓉、巴戟天类。

③丸药缓图：患者病情平稳后，一般使用汤剂减半，从1日1剂改为2日1剂，晚服1次，以防止复发。恶性肿瘤受情绪、饮食、劳累等多种因素影响，容易复发，为此，防止复发十分重要。"丸药缓图"也是免于病情复发的重要措施。一般有三种形式：一是以获效的方剂加为5倍药量，共研细末做成水丸或装入Ⅰ号胶囊，每次3g，每天2次，连服2～3个月；二是午餐、晚餐后服加味保和丸各3g，早晚各服杞菊地黄胶囊5

粒，连服 2 ～ 3 个月；三是重新组成胶囊方，如沈氏加味犀黄丸，每天 2 次，每次 3g。

④带瘤生存：即所谓的与肿瘤"和平共处"，指的是肿瘤患者经过有效的抗肿瘤治疗后，常见的癌性症状（如出血、癌痛、咳嗽、吞咽困难等）消失，瘤体缩小，癌细胞不再扩散，病情长期稳定并趋于好转，虽然肿瘤未治好，但患者一般状况良好，可独立工作和生活。对于恶性肿瘤、晚期癌症患者而言，人体正气不足，并发症多，并伴有内脏功能损害，如果采取杀灭、清除癌瘤组织为目的的治疗模式，只会加重病情，甚至有可能出现癌细胞与患者生命"同归于尽"的治疗结果。因此，对于治疗恶性肿瘤，要充分发挥中医辨证论治肿瘤的特色和优势，使机体内经络通畅、气血调和，以改善症状，提高生活质量，延长生存时间，与肿瘤和平共处，从而实现"带瘤生存"的目标。

（3）辨证论治

①痰浊阻滞：头重胸闷，口黏纳呆，苔腻脉滑，用温胆汤化裁治痰浊化热。竹茹清热化痰是为主药；云苓、陈皮健脾祛痰，截断"生痰之源"是为辅药；枳壳理气行滞，利于痰浊的排出是为佐使药；石菖蒲、郁金透窍豁痰，畅行气血，以防痰浊闭窍。痰浊较盛者，以三竹（竹茹、天竺黄、竹沥水）换用；湿浊较盛者，加茵陈、泽泻；顽痰不化者，加三石（生龙骨、生牡蛎、海蛤壳）。

②瘀毒蕴结：面色晦暗，或有肌肤甲错，刺痛，舌紫暗，有瘀斑，脉涩弦紧，用血府逐瘀汤加减活血化瘀，清热解毒。活血化瘀用桃仁、红花、丹参、牡丹皮、赤芍；行气开胸用柴胡、枳壳、桔梗；引血下行用川牛膝；和血养血选生地黄、当归，以便活血而不伤血，逐瘀又能生新。由于瘀血常壅遏化热，故佐以清热解毒之品，如败酱草、连翘、白花蛇舌草。

③肾精不足：腰酸膝软，苔薄不腻，脉沉细，用杞菊地黄汤化裁。枸杞子、野菊花、生地黄、黄精，滋阴清肝；生杜仲、桑寄生，阴阳双补。加蛇床子、菟丝子、淫羊藿、巴戟天，阳中求阴。

④脾气亏虚：纳差便溏，神疲乏力，舌淡苔白，脉缓无力，用香砂六君子汤化裁。主药是党参、白术、云苓、陈皮、木香、砂仁、石菖蒲、郁金、生杜仲、芦根。六君子汤（党参、白术、云苓、陈皮、木香、砂仁）补气健脾；石菖蒲、郁金透行消导，使六君子汤补而不滞，又可调整大脑皮层，有利于肿瘤患者稳定情绪；生杜仲温润肾阳，益火补土；芦根生津养脾阴，可养阴益气，又可防诸药温燥，损伤脾阴。

⑤津液损伤：便秘口渴，舌质干红，脉象细数，用增液汤化裁。玄参、麦冬、生地黄，养阴清热，增液润燥。如见阴虚内热，选加黄柏、知母、银柴胡、地骨皮；如见虚火上炎，加交通心肾的黄连、肉桂；如见大便秘结，选加白菊花和全当归、草决明、全瓜蒌。

（4）综合调治

①艺疗：艺疗，也称"游戏疗法"，属于移精变气或转移注意力的方法。凡是戏剧、舞蹈、书法、绘画、赋诗、答对、种花、养鱼、垂钓等能陶冶性情，培养情趣，寄托情感的方式，肿瘤患者均可采用。但移情不可过分抑制情感，仅仅是改变其指向性；易性不是取消个性，而是要纠正其消极情绪，故要掌握"去忧莫若乐"这个关键。

②体疗："体疗"也就是体育锻炼，或称运动养生。运动养生的要领有三条：首先注意意守、调息和动形的协调统一。"意守"是精神专注，"调息"是调节呼吸均匀，"动形"是形体运动的平衡。特别是意守，只有意念专注，方可宁神静息，导气舒血，所谓"以意领气，以气动形"。其次不宜过量，要循序渐进。最后是持之以恒，坚持不懈。"体疗"不但是身体锻炼，更是意志和毅力的磨炼。

③食疗：根据患者体质阳虚、阴虚、气虚、血虚的差异，令其饮食有所偏重、有所禁忌。如补阳，宜食胡桃、海参、龟肉；补阴，宜食木耳、蘑菇、腐竹；补气，宜食花生、莲肉、山药、饴糖；补血，宜食桑椹、龙眼、杏脯、红枣。所有患者，均宜食蘑菇、木耳、菜花、包菜、胡萝卜、鸡、鸭、猪、牛肉等以增强体质，抗癌抑癌；忌食鱼虾等海鲜、羊肉、狗肉、香菜、香椿、茴香、韭菜等以防复发。

④针灸：针灸治疗肿瘤，关键在辨证取穴。针灸既可以通过经络穴位全身调理，改善症状，也可以在表浅部位肿瘤周围刺局部治疗抑制肿瘤。针灸对于肿瘤的治疗有三个辅助作用：一是缓解患者症状，特别是止痛和增加食欲；二是减轻放化疗的毒副作用；三是可以增强机体免疫功能和抵抗力。

从古到今，肿瘤一直危害着人们的身体健康。中医前辈们，不仅教我们如何认识肿瘤，更重要的是给我们治疗肿瘤提供了有效方剂和药物，还有食疗、针灸等方法。中医治疗肿瘤注重从整体出发，多种疗法有机结合，不是以杀灭癌细胞为终极目标，而是着重于阴阳、气血、脏腑、经络、心身的整体调治，以达到增强机体免疫功能、提高自身抗病抑瘤能力、防止癌瘤复发转移、减轻病痛以及提高生存质量、延长寿命的目的。

53　六首治癌方与十六味抗癌药

经临证实践的探索，一首丸药缓图方、五首常见癌瘤方和十六味常用抗癌药均有一定的疗效，可供临证参考。

【六首治癌方】

●犀黄丸加味

贵重药：

麝　香 5g	牛　黄 5g	西洋参 30g	三七粉 60g^冲
羚羊角 5g	海马粉 10g	熊　胆 5g	冬虫夏草 10g
灵　芝 30g			

一般药：

生黄芪 60g	当　归 30g	生杜仲 30g	桑寄生 30g
云　苓 30g	生薏苡仁 60g	仙鹤草 30g	山　药 30g
丹　参 60g	焦三仙 90g	生鸡内金 90g	炙乳香 30g
炙没药 30g	炒白术 30g	白花蛇舌草 60g	

酌加药：按"各病种的首选中药"项，针对相应病种酌加其药。

贵重药单独研末，一般药和酌加药共研细末，同贵重药粉和匀，装入Ⅰ号胶囊（0.3g），每天 3 次，每次 10 粒。

●胃癌方

党　参 15g	炒白术 10g	生薏苡仁 10g	陈　皮 15g
菖　蒲 10g	郁　金 10g	莪　术 10g	赤　芍 10g
白　芍 10g	芦　根 10g	藤梨根 15g	木　香 10g

白花蛇舌草 30g

● **食道癌方**

生代赭石 30g	清半夏 10g	全瓜蒌 30g	人　参 3g^{另煎兑服}
急性子 10g	丹　参 30g	生鸡内金 30g	白花蛇舌草 30g
威灵仙 10g	仙鹤草 10g	三七粉 6g^冲	生薏苡仁 60g^{包煎}

● **肠癌方**

生黄芪 15g	当　归 10g	生地榆 10g	黄　柏 10g
木　香 10g	生薏苡仁 15g	仙鹤草 10g	马齿苋 30g
焦三仙 30g	苦　参 10g	煨葛根 10g	白花蛇舌草 30g

● **肝癌方**

党　参 15g	丹　参 30g	苦　参 10g	茵　陈 15g^{后下}
醋鳖甲 15g	板蓝根 15g	半枝莲 15g	金钱草 15g
川楝子 10g	延胡索 10g	木　香 10g	郁　金 10g
生鸡内金 30g	全瓜蒌 30g	牡丹皮 10g	

● **乳腺癌方**

竹柴胡 10g	橘　叶 30g	夏枯草 15g	赤　芍 10g
白　芍 10g	路路通 10g	生牡蛎 30g	山慈菇 10g
淫羊藿 10g	香　附 10g	蒲公英 10g	生杜仲 10g

白花蛇舌草 30g

【十六味抗癌药应用】

凡经动物试验表明能影响肿瘤细胞的代谢，抑制肿瘤细胞的增生，这类药物统称抗肿瘤药，也叫抗癌药。临床常用的有长春花、喜树、莪术、农吉利、山慈菇、蜂房、斑蝥、马钱子、黄药子、肿节风、白英、蛇莓、龙葵、白花蛇舌草、藤梨根、半枝莲共 16 味。

● **长春花（《植物名实图考》）**

产于云南，药用全株，提取有效生物碱制成 1mg 针剂，处方名为长春碱、长春新碱。首先用治恶性淋巴瘤、急性淋巴细胞白血病，其次为绒毛膜癌、乳腺癌，兼能降压。毒性为降低白细胞。

● **喜树（《植物名实图考》）**

产于湖南、湖北、广东、广西、云南、贵州、四川，药用根皮、树皮，提取生物碱制成 5mg 针剂，处方名为旱莲木、千张树、南京梧桐、喜树碱。首先用治胃肠道癌症，其次是头颈部腺癌、膀胱癌。毒性为尿血、膀胱刺激征。

● **莪术（《开宝本草》）**

产于江苏、浙江，药用根茎，水煎或提制成针剂、栓剂（5%），处方名为蓬莪术、温莪术，抗癌成分是挥发油。用治宫颈癌、外阴皮肤癌，可癌灶直接给药，又兼治气滞血瘀的闭经、癥积和食滞的腹满。毒性为局部刺激痛和血栓性静脉炎。

● **农吉利（《植物名实图考》）**

产于华东、中南，药用全草，提取甲素制成 50mg 针剂，处方名为野百合、大叶猪屎青。局部用治皮肤癌。全身用药有肝肾损害。

● **山慈菇（《全国中草药汇编》）**

产于云南，药用鳞茎，抗癌成分为秋水仙碱，处方名为毛慈菇、独蒜兰、光慈菇。用治乳腺癌、甲状腺癌、食管癌，兼治瘰疬、痰核。

● **蜂房（《神农本草经》）**

产于各地，药用带蜂蛹的巢，抗癌成分为蜂蜡，处方名露蜂房、马蜂窝。用治乳腺癌、头面部肿瘤，可止癌痛又能消肿解毒。

● **斑蝥（《神农本草经》）**

产于辽宁、江苏，药用去头、足、翅的全虫，含斑蝥素，处方名芫青、斑猫。用治肝癌、食管癌、胃癌，也用于皮肤发泡做免疫试验，对消化道、泌尿道有刺激、毒性，宜饭后服并可用绿茶、甘草解毒。

● **马钱子（《本草纲目》）**

产于印度、东南亚及我国广东、海南，药用种子，含马钱子碱，处方名番木、土木别、士的宁。用治消化道癌、肺癌，兼治跌打痹证、神经麻痹。制用解毒，生用剧毒，轻则口麻牙紧，重则惊厥昏迷。

●黄药子（《开宝本草》）

产于我国东南部，药用块茎，含萜类，处方名黄独金钱吊蛤蟆。用治甲状腺癌、乳腺良恶性肿瘤、消化道癌，可泡酒服。对肝有损害。

●肿节风（《生草药性备要》）

产于我国南方，药用全草，含挥发油，制成 2.5g 片剂，处方名为九节茶、接骨金粟兰、九节风、草珊瑚。用治消化道癌，兼治痹证麻木，抗菌消炎（广谱，革兰阳性球菌和革兰阴性杆菌）。

●白英（《神农本草经》）

产于我国东南部，药用全草，含白英碱，处方名蜀羊泉。用治肺癌、宫颈癌、膀胱癌，兼清热利湿，治疮疡（抗金黄色葡萄球菌、绿脓菌）。

●蛇莓（《名医别录》）

产于辽宁，药用全草，处方名蛇果草。用治胃癌、鼻咽声带癌，兼抗菌消炎，尤其是咽部感染。

●龙葵（《新修本草》）

产于各地，药用全草，含龙葵碱，处方名老鸦眼睛草。用治各种癌，尤消癌性胸腹水。

●白花蛇舌草（《广西中药志》）

产于江南，药用全草，含多种酸、醇类，处方名蛇舌草、水钱草。用治各种癌症，尤其使白细胞计数、网状细胞吞噬能力升高而增强免疫，也可改善肿瘤压迫的尿潴留。

●藤树根（《河南中药手册》）

产于各地，药用根部，含猕猴桃碱，处方名猕猴桃根、阳桃根、猫人参。用治胃肠道肿瘤，兼治痹证、黄疸。

●半枝莲（《江苏植物志》）

产于南方，药用全草，含生物碱，处方名狭叶韩信草、并头草。用治各种癌症，兼广谱抗菌并利尿治肝病。

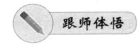 跟师体悟

（1）**抗癌名方犀黄丸**：犀黄丸为清热剂，具有清热解毒、消肿散结之功效。用于热毒壅结所致痈疽疔毒、瘰疬、流注、癌肿等。方中牛黄清热解毒，麝香活血散瘀，佐以乳香、没药消肿止痛，祛邪扶正，达到抗肿瘤的目的。然而并非所有肿瘤患者都能使用犀黄丸治疗，必须辨证治疗，方能奏效。况且服用犀黄丸不仅易致药物性皮疹，而且因犀黄丸中牛黄之性寒凉，恐有更伤脾肾阳气之虞；或有出血倾向的患者，因犀黄丸方中有乳香、没药的成分，具有活血散瘀的功效，加之麝香有助热走窜之性，恐有动血之虞。

（2）**沈师犀黄丸加味**：沈师犀黄丸加味后更贴近临床，既有牛黄、熊胆、羚羊角等清热攻毒，又有西洋参、冬虫夏草、灵芝、仙鹤草扶正抗癌，炒白术、焦三仙、生鸡内金健脾消食，生黄芪、当归、生杜仲、桑寄生等气血阴阳双补，三七化瘀止血，活血定痛。全方既避免了苦寒伤胃及活血动血之虞，又发挥了扶正抗癌之效，这就是沈师犀黄丸加味的奥妙之处。

（3）**抗癌中药的应用**：经过现代药理及临床研究筛选出的一些具有抗癌作用的中药，可以在辨证论治的基础上配伍使用，以期提高临床疗效。虽然使用这些抗癌中药，可以提高疗效，但这类中药，一般都是作用峻猛、性寒味凉的中药，易伤脾胃，还有毒副作用，因此，临床要谨慎使用，少量多次，中病即止。

54 原发性肺癌的中医治疗

原发性肺癌是常见的多发恶性肿瘤，其发病率和死亡率均呈逐年上升趋势。系男子恶性肿瘤里的首位发病者，以云南个旧锡矿发病率最高。据统计，死亡 4 人中有 1 人死于恶性肿瘤病，而每 5 个恶性肿瘤死亡者中就有 1 个死于肺癌。有资料统计 400 例肺癌，其首发症状到死亡时间为 2 周～104 个月，平均 13.8 个月，1 年的自然生存率才 8%，2 年 2%，5 年 1%。

肺癌的病因学有三条较为明确：

●职业因素

目前公认对人类致癌的纯化学物质大部分都能致肺癌。例如炼砷业、镀镍业、炼钢业、金矿业、杀虫剂等含砷物质的致癌性已为流行病学证实，其从业者死亡率比一般居民高出 7 倍，其致癌性主要引发未分化癌，而且发病年龄也轻。电离辐射中的 ^{60}Co、^{199}Au 和氡气都可致未分化癌和鳞癌。石棉业从业者患肺癌较一般人高 15 倍，石棉尘肺约 1/3 可转成肺癌，以鳞癌、未分化癌为主。铬和镍主要引发未分化癌。接触煤焦油和沥青者死亡率为一般人的 5 倍，主要引发鳞癌和腺癌。

●环境污染

据测定，肺癌死亡率同空气中的 3，4- 苯并芘的含量成正相关。主要来源于汽车的尾气。有调查表明污染严重的城市居民每日的吸入量可超过 20 支烟，其发病率要比农村高 8 ～ 11 倍。

●吸烟习惯

据统计，每天吸烟 20 支以上，时间在 20 年以上，肺癌的发病率比不吸烟者高 20 倍以上，称为"三个 20 现象"。如果戒烟后 10 年其发病率则可降到不吸烟者的水平。吸烟主要引发鳞癌和未分化癌。

中医没有肺癌病名，肺癌类似于"肺积"和"息贲"。前者始记于《素问·奇病论》，后者始记于《灵枢·经筋》和《难经·五十六难》。中医论述肺癌的成因亦有三条。

● **正气虚损是主因**

《医宗必读》曰："积之成者，正气不足，而后邪气踞之。"由于肺主气而布津液，贯心脉而司呼吸，一旦肺气不足或肺阴亏损就会造成津液难布，聚津生痰，痰凝肺络而气机失畅，心脉不行而瘀血内生，痰瘀互结，久积成块。

● **忧虑过度，饮食失节是诱因**

《景岳全书》曰："饮食无节以渐留滞者，多成痞积。"久嗜烟酒肥甘，常致热毒、水湿、痰浊内积，加之忧虑气结，更易聚结成块。

● **感受外毒是外因**

古训"肺脏清虚而娇嫩，吸之则满，呼之则虚。"如果邪毒反复内侵肺脏，必然影响其清肃功能，促使积块增剧。

中医治疗原发性肺癌，因收治的患者大多是经西医治疗无效者，处于"晚期中的晚期"，往往是"死马当活马医"。加上医者自身的不足，个案有效者多，尚未形成治疗规律可循，故疗效水平不高，重复性较差，仍需临床探索。但中药治疗可减轻肺癌患者的症状，提高生存质量，延长生命，对放化疗的增效减毒作用已经比较确定。

20世纪70年代，周总理去世，出于感情，中医界掀起攻克肿瘤的研究热潮。当时我在广安门医院受领导指派筹建肺癌病房，主持工作达5年之久。嗣后继续诊治众多患者，探索出点滴经验，归纳起来有三条：发挥辨证论治的优势；"意疗"的关键作用；"食疗"的辅助配合。

【发挥辨证论治的优势】

基本方选用千金苇茎汤加减，主方由生黄芪15g、芦根15g、生薏苡仁10g、白花蛇舌草30g、杏仁10g、鱼腥草30g组成，再按辨证分类加入各证类主药。

● **气虚**

面白气短，纳差乏力，苔薄白，质淡胖，脉沉细。

主药：太子参（人参）、炒白术、云苓。

● **阴虚**

五心烦热，干咳带血，苔净质红，脉象细数。

主药：北沙参、天冬、麦冬、百合。

● **痰湿**

胸憋且痛，纳呆口黏，痰多身重，苔腻脉滑。

主药：全瓜蒌、清半夏、胆南星、天竺黄（竹茹）。

● **血瘀**

胸痛明显，痰血紫块，舌紫脉涩。

主药：丹参、川芎、当归、三七粉、血余炭、桃仁。

● **热毒**

发热口渴，痰黏尿赤，苔黄腻燥，脉象弦滑。

主药：羚羊角粉、黄芩、生栀子、车前草、生石膏、知母、山豆根、苦参。

肺癌有咳痰、咯血、胸痛、发热四个主要症状，中药对症有效可以酌加。

● **咳痰**

应着重于化痰，并辨清寒热。辨痰不在色而在质，黏痰无论黄白均属热多，重用葶苈子，稀痰则属寒多，重用白芥子。热痰寒痰均用苏子、莱菔子。痰多者还可选用胆南星、礞石、蛤壳粉、牛蒡子、竹沥水、蛇胆、陈皮末。干咳者可选用川贝母、紫菀、北沙参、养阴清肺膏、枇杷露等。止咳痰还可用地龙、桔梗煎水雾化吸入。

● **咯血**

以止血粉（花蕊石、川贝母、白及、三七等份研末，装入胶囊）为主，每天 2 次，每次 3g。但不能单纯止血，首先要分清病因。属血热妄行的要加茜草、牡丹皮、栀子。属脾不统血的要加生黄芪、人参、仙鹤草、白扁豆、黄精。属瘀血阻络的要加丹参、三七、血余炭、黄芩炭。止咯血必先止咳化痰，加川贝母、苏子、炙枇杷叶、紫菀、桔梗。

●胸痛

肺癌累及胸膜常有胸痛，持续时间长且难止，可加细辛、徐长卿、川椒、马兜铃根或罂粟壳。也可用细辛 3g、血竭 10g、芥末 10g、冰片 1g 研末调敷痛处。

●发热

退热宜分辨虚实。虚者用人参（太子参）、麦冬、五味子、青蒿、地骨皮、银柴胡。实者用山豆根、苦参、柴胡、竹叶、蒲公英、地丁、野菊花、桑叶、生石膏。

中药可以使放化疗增效和减毒。目前，肺癌的化疗水平仍较低下，分析原因，首先是肿瘤细胞的不均匀性，当敏感群被化疗药杀灭后，另一部分非敏感群却迅速生长，造成临床不久的复发转移并对化疗药呈抵抗性，小细胞未分化癌常常如此。其次是肿瘤在早期阶段倍增时间短（4 天），生长迅速，随着病灶的增大，其倍增时间就延长（90 天），生长减慢，而且当病积过大时，其中心可能由于核酸代谢或细胞死亡，产生多量的胸腺嘧啶聚积，这些原因都能降低对化疗的敏感性而影响疗效。最后由于癌瘤本身加之化疗，引起机体免疫功能下降，易引发感染，造成机体的高凝血状态，发生栓塞及转移，使肺癌死于非肿瘤病的感染、栓塞比例极高。

对放化疗增效的中药：提高免疫功能的生脉针、参麦针、黄芪针、猪苓多糖针以及参类、云苓、枸杞子、菟丝子、女贞子、生黄芪、黄精、仙鹤草等；改善机体高凝血状态的丹参针、川芎嗪针以及三七、鸡血藤、丹参、花蕊石、红花、桃仁等。

对放化疗减毒的中药有以下几类。

●减轻骨髓抑制

生黄芪、枸杞子、鸡血藤、石韦、冬虫夏草、党参、紫河车、鹿茸、人参。

● **减轻胃肠反应**

人参、姜黄、陈皮、云苓、木香、竹茹、莱菔子、焦三仙、生鸡内金。

● **减轻口腔溃疡**

生黄芪、生地黄、玄参、金银花、板蓝根、山豆根、川黄连。

● **减轻肝功能损害**

太子参、党参、丹参、苦参、生鸡内金、郁金、木香、板蓝根、金钱草、姜黄、茜草。

● **减轻静脉炎**

黄柏、大黄、虎杖、苏木、丹参浓煎湿敷。

【"意疗"的关键作用】

中医治疗肺癌"意疗"起到关键作用。患者放下包袱，有强烈的求生欲望，保持情绪饱满，心态平衡，对疗效的取得举足轻重。不少患者精神不振，越恐惧越难生存，其例不胜枚举。

【"食疗"的辅助配合】

肺癌患者的饮食宜忌配合也十分重要。"发物"易致转移，人人皆知。"忌口"应当讲究，尤应忌口鱼、虾、韭菜、香菜、羊肉等。动物食品只能食鸡、鸭、猪肉、牛肉和甲鱼。肺癌患者应当多食菌类（如蘑菇、木耳）、菜花、包心菜、胡萝卜、黄豆及其制品。

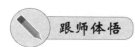
跟师体悟

肺癌已成为20世纪发病率和死亡率增长最快、严重危害人类健康和生命的恶性肿瘤，特别是我国肺癌病死率在城市已居肿瘤死亡首位，尤其青年和女性人群发病率和死亡率迅速增长。治疗肺癌除遵循癌症治疗的基本原则外，还应从以下七个方面着手。

（1）**详审病因，探究病机**：肺癌发病是一个复杂的动态变化过程，由于肺脏本身的生理病理特点，决定了肺癌发展过程中证候变化的多样性和病机变化的复杂性。肺癌是由脏腑虚弱、气血亏虚，邪毒外侵或内生，致痰、瘀、毒、热等留滞于肺，致肺失宣降，气滞痰凝，瘀阻络脉，痰瘀胶结，日久形成积块。《杂病源流犀烛》云："邪积胸中，阻塞气道，气不得通，为痰……为血，皆邪正相搏，邪既胜，正不得制之，遂结成形而有块。"正如沈师论述肺癌的三条病因，一是正气虚损是主因；二是忧虑过度，饮食失节是诱因；三是感受毒邪是外因。肺癌是因虚所致，虚实夹杂，本虚标实之病，虚证以气阴两虚多见，实证则为气滞、血瘀、痰凝、毒聚。病位在肺，但因肝主疏泄，脾主运化水湿，肾主水之蒸化，故与肝、脾、肾密切相关。

（2）**紧扣主体，古方化裁**：沈师认为热毒壅滞，痰瘀互结是肺癌发病过程中的主体特征，因此，清热解毒，痰瘀同治是肺癌临床治疗的基本大法，故用千金苇茎汤化裁组成基本方。主药为芦根、生薏苡仁、白花蛇舌草、桃仁、冬瓜仁、鱼腥草。方中芦根甘寒轻浮，善清肺热，故用以为君；冬瓜仁、白花蛇舌草、鱼腥草清热化痰，利湿排脓，能清上彻下，肃清肺气，与芦根配合则清肺宣壅，祛痰排脓；生薏苡仁上清肺热以排脓，下利肠胃而渗湿，四者均为臣药；桃仁活血化瘀，痰瘀同治，是为佐药。药仅6味，结构严谨，药性平和，共具清热祛痰、化瘀排脓之效。临床中以此方为基础方，如伴有气虚者重用黄芪，加太子参、炒白术、云苓等益气补肺健脾；阴虚者，加北沙参、天冬、百合养阴增液；痰湿者，加全瓜蒌、清半夏、胆南星、天竺黄等清肺化痰；血瘀者，加丹参、川芎、当归、三七粉、桃仁、鬼箭羽活血化瘀。同时，金水同源，久病则伤肾，由阴损阳，致阳气虚衰，组方中加仙茅、淫羊藿、巴戟天、肉苁蓉、补骨脂等温补肾阳之品。

（3）**突出特色，分型论治**：①瘀阻肺络证：多因邪毒犯肺，气机不畅，气滞血瘀，痰瘀互结而致，症见咳嗽，气急胸痛，痛如锥刺，时有痰血，舌红或绛见瘀斑瘀点，苔薄黄，脉弦或细涩。属气滞血瘀，痹阻于肺，用血府逐瘀汤加减行气活血，散瘀消结。②痰湿蕴肺证：多因原有呼吸道疾患，脾虚痰湿、痰热犯肺而致，症见咳嗽，痰多而白黏，胸痛而闷，气急，有胸腔积液，纳呆便溏，神疲乏力，舌黯淡，苔白腻或黄厚腻，脉弦滑或滑数。属脾湿生痰，痰湿蕴肺，用二陈汤合栝楼薤白半夏汤加减健脾燥湿，行气祛痰。③阴虚毒热证：常见于肺癌中晚期，临床表现为咳嗽少痰或痰少而黏，痰中带血，胸痛，心烦眠差，低热盗汗，口干咽燥，大便干结，舌红或黯红，苔薄黄或黄白相兼，脉细数。属肺阴亏虚，热毒炽盛，用沙参麦冬汤合五味消毒饮加减养阴清热，解毒散结。④气阴两虚证：常见于肺癌中晚期或放化疗后，临床表现为咳嗽痰少，或痰稀而黏，气短喘促，神疲乏力，自汗或盗汗，口干，舌质红或淡，脉细弱。属气虚阴伤，肺痿失用，用生脉散合百合固金汤加减益气养阴，止咳化痰。

（4）**根据主症，灵活选药：**肺癌有咳痰、咯血、胸痛、气急、发热五个主要症状。①咳痰：黏痰无论黄白均属热多，重用葶苈子，稀痰则属寒多，重用白芥子。热痰寒痰均用苏子、莱菔子。痰多者选用胆南星、礞石、蛤壳粉、竹沥水、蛇胆、陈皮末。干咳者选用川贝母、紫菀、北沙参、养阴清肺膏等。②咯血：以止血粉（花蕊石、川贝母、白及、三七等份研末，装入胶囊）为主，每天2次，每次3g。属血热妄行的加茜草、牡丹皮、栀子。属脾不统血的加生黄芪、人参、仙鹤草、白扁豆。属瘀血阻络的加三七、赤芍、血余炭、黄芩炭。止咯血必先止咳化痰，加川贝母、苏子、紫菀、桔梗。③胸痛：可加细辛、徐长卿、川椒、香附、延胡索。④气急：加杏仁、桔梗、枇杷叶以肃肺化痰。⑤发热：虚者用人参（太子参）、麦冬、青蒿、地骨皮、银柴胡。实者用山豆根、柴胡、竹叶、蒲公英、桑叶、生石膏。

（5）**脏腑间治，以期提效：**肺与大肠通过经脉的互为络属而构成表里关系，肺主一身之气，主宣发肃降，通调水道，大肠是传化糟粕之腑，大肠传导正常，腑气通畅，气机调顺，则启闭有度；肝主疏泄，主升主动，肝气主左升，肺气主右降，左升与右降相反相成，则有助于肺气的正常宣降。肺癌致宣降失常，从而影响脾胃升降，而见大便秘结或艰涩不畅。通导大肠一方面有利于肺气肃降，肺气顺降，则壅滞易除；另一方面，也可使热毒之邪随大便而出，给病邪以出路，故清热通腑可以和肺。因此，便秘时投清肺药如全瓜蒌、白菊花、葶苈子、桑白皮等，清肺以润肠；肺阴不足时投通便药如草决明、桃仁、莱菔子、制大黄等通便以润肺；还可投泻肝药如生栀子、黄芩、夏枯草、知母等泻肝以润肺。

（6）阳虚寒重，温化可治：《灵枢·百病始生》曰："积之始生，得寒乃生，厥乃成积。"肺癌成因与寒邪密不可分，体内寒气偏胜，损伤阳气，阳虚推动无力，则"阴精"等病理产物积聚。应巧妙配伍温化药物以取疗效。早期正虚邪实，以邪实为主，应用温通之法祛除有形之实邪，兼健运中土，主药用桂枝、半夏；中期阳虚明显，以温补下焦元阳为主，主药用干姜、肉桂；晚期则益气养血，固本培元，主药用黄芪、党参、白术、巴戟天、菟丝子、补骨脂、淫羊藿。肺癌晚期患者往往由于气阴两伤日久，出现阴伤及阳的现象，因此，在采用养阴药的同时，常加入温润补肾的药物，如补骨脂、淫羊藿等，慎用温燥药物。一方面可防止阴伤及阳现象发生，另一方面又可调和诸药，避免养阴助湿，同时，温药有助化解痰湿，促进水液代谢的正常运行。

（7）衷中参西，巧妙配伍：鳞癌选加山豆根、牛蒡子、半枝莲、天冬；腺癌选加山慈菇、龙葵、蛇莓、露蜂房；未分化癌选加徐长卿、黄药子、白花蛇舌草；淋巴结转移者，选加海藻、昆布、猫爪草、山慈菇等软坚散结；骨转移者，用龟板胶、鹿角胶等填精益髓；脑转移者，选加全蝎、蜈蚣、僵蚕；肝转移者，选加柴胡、香附等疏肝解郁之品；胸腔积液者，选加炒葶苈子、槟榔；放化疗所致血细胞减少，用生黄芪、女贞子、补骨脂、阿胶、淫羊藿、鸡血藤等健脾益肾；血小板减少者，选加阿胶、龟甲、胡芦巴、鹿角霜等；减轻胃肠反应者，加人参、姜黄、陈皮、云苓、木香、竹茹、莱菔子、焦三仙、生鸡内金；减轻口腔溃疡者，加生黄芪、生地黄、玄参、金银花、板蓝根、山豆根、川黄连。

55 十种良性肿瘤治验方

中医对良性肿瘤的疗效确切，有明显优势，现择其中的 10 类介绍其特殊验方。

● **乳腺增生治重补肾活络**

枸杞子 10g	女贞子 10g	川续断 10g	蛇床子 10g
补骨脂 10g	橘 叶 30g	蒲公英 10g	路路通 10g
丹 参 30g	山慈菇 10g		

加减：痛重选加川楝子 10g、延胡索 10g、三七粉 3g^冲。经期选加生地黄 10g、当归 10g、赤芍 10g、白芍 10g。苔腻选加菖蒲 10g、郁金 10g、全瓜蒌 30g。脉沉细选加冬虫夏草 10g、生杜仲 10g、肉苁蓉 10g。

● **子宫肌瘤治重调补阴阳**

淫羊藿 10g	巴戟肉 10g	当 归 10g	知 母 10g
黄 柏 10g	桂 枝 10g	云 苓 15g	王不留行 10g
生薏苡仁 10g	泽 兰 10g	炒橘核 10g	三七粉 3g^冲

加减：经量多选加茜草 10g、杜仲炭 10g、仙鹤草 10g。痛重选加炒白术 10g、鸡血藤 10g。腰酸选加桑寄生 10g、川续断 10g、老鹳草 10g、鸡血藤 10g、怀牛膝 15g。

● **附件囊肿治重疏肝透络**

柴 胡 10g	枳 壳 10g	地 龙 10g	赤 芍 10g
白 芍 10g	鸡血藤 15g	川楝子 10g	郁 金 10g
木 香 10g	水 蛭 10g	夏枯草 15g	

加减：少腹痛选加香附 10g、伸筋草 10g、三七粉 3g^冲。月经不调选

加当归 10g、益母草 10g、阿胶珠 15g。白带多选加蛇床子 10g、地肤子 10g、炒苍耳子 5g。

● 肺部炎性假瘤治重清热润肺

芦　根 30g	北沙参 10g	紫　菀 10g	川贝母 10g
炙枇杷叶 10g	薏苡仁 15g	鱼腥草 30g	冬瓜仁 10g
丹　参 30g	全瓜蒌 30g		

加减：咳重选加前胡 10g、桔梗 10g、牛蒡子 10g。痰多选加葶苈子 10g^{炒}、莱菔子 10g、竹茹 10g。胸痛选加赤芍 10g、苏木 10g、三七粉 3g^{冲}。咯血选加仙鹤草 10g、黄芩炭 10g、生牡蛎 30g。低热选加青蒿 15g^{后下}、地骨皮 10g、车前草 30g。

● 脑瘤治重化痰开窍

胆南星 10g	天竺黄 10g	枳　壳 10g	清半夏 10g
云　苓 15g	陈　皮 15g	菖　蒲 10g	郁　金 10g
川　芎 10g	天　麻 10g		

加减：头疼选加延胡索 10g、菊花 10g、白芷 5g。目花选加蝉蜕 10g、薄荷 10g、草决明 30g。闭经选加泽兰 10g、丹参 30g、三七粉 3g^{冲}。

● 肝血管瘤治重清心柔肝

连　翘 10g	当　归 10g	生地黄 10g	赤　芍 10g
白　芍 10g	川楝子 10g	金钱草 10g	黄　精 10g
板蓝根 30g	郁　金 10g	竹　叶 10g	野菊花 10g
丹　参 30g			

加减：胁疼选加木香 10g、沉香粉 3g^{冲}、三七粉 3g^{冲}。舌紫选加炙乳香 10g、炙没药 10g、水蛭 10g、苏木 10g。胃胀纳呆选加莱菔子 10g、焦三仙 30g、砂仁 10g、生鸡内金 10g。

● 海绵状血管瘤外敷清肺凉血

枯　芩 15g	炙枇杷叶 15g	葶苈子 10g	赤　芍 10g
牡丹皮 10g	丹　参 30g	薄　荷 15g	牛蒡子 10g
栀　子 10g	郁　金 10g		

共研细末醋或浓茶调敷患部，晚敷晨取。

●脂肪瘤治重温阳化浊

桂　枝 10g	蛇床子 10g	生薏苡仁 10g	制附片 10g[先煎半小时]
车前草 30g	生地黄 10g	黄　精 10g	泽　泻 10g
赤　芍 10g	白　芍 10g		

外敷方：

丹　参 30g	川　椒 1g	当归尾 10g	赤　芍 10g
川　芎 15g	野菊花 10g	枳　壳 10g	草决明 30g
三七粉 60g			

共研细末醋或茶调敷患部。

●纤维瘤治重健脾化瘀

党　参 15g	炒白术 10g	陈　皮 15g	清半夏 10g
水　蛭 10g	地　龙 10g	土鳖虫 10g	郁　金 10g
生薏苡仁 10g	丹　参 30g		

外敷方：

苏　木 30g	水　蛭 30g	丹　参 60g	郁　金 30g
牡丹皮 30g	乳　香 30g	没　药 30g	冰　片 1g

共研细末醋或茶调敷患部。

●甲状腺瘤治重滋水涵木

枸杞子 10g	菊　花 10g	生地黄 10g	黄　精 10g
泽　泻 10g	草决明 30g	天　麻 10g	夏枯草 10g
桑寄生 10g	珍珠母 30g	生牡蛎 30g	海　藻 15g

加减：汗多选加生龙骨 30g、生黄芪 15g、浮小麦 30g。头晕选加蝉蜕 5g、钩藤 15g、葛根 10g。心慌选加川芎 10g、石韦 10g、当归 10g、连翘 10g、琥珀粉 3g[冲]。震颤选加石决明 30g、防风 5g、磁石 30g。胀憋选加丹参 30g、生薏苡仁 10g、全瓜蒌 30g。

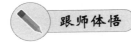 跟师体悟

（1）**乳腺增生治重补肾活络解析**：乳腺增生为中青年妇女的多发病，中医多责之于肝气不舒，气滞血瘀，并以疏肝化瘀、通络止痛治疗。而沈师认为该病属肾虚血瘀。肾藏精，主生殖，妇人以血为本，气血之根在于肾，足少阴肾经入乳内。肾虚则气血瘀滞，乳络不通，从而易发乳腺增生，故治以补肾活络，兼以散结止痛。方中枸杞子、女贞子、川续断、蛇床子、补骨脂调肾阴阳；丹参、路路通、橘叶活血养血，通络止痛；山慈菇软坚散结；蒲公英通乳络，散结块，又能寒性反佐，防其温通耗散。

（2）**子宫肌瘤治重调补阴阳解析**：子宫肌瘤多因脏腑失调，气血阻滞，瘀血内结引起，属"癥瘕"范畴。治疗常采用活血化瘀，通过改善子宫血液循环，促进肌瘤的消散和吸收，达到治愈的目的。而沈师认为该病多见肾之阴阳俱虚，冲任失调，而致月经紊乱，下腹结块，故常用"二仙汤"加减补肾阳，滋肾阴，调冲任，消肌瘤。方中淫羊藿、巴戟天易仙茅，温肾补精；知母、黄柏滋肾坚阴；当归调理冲任；桂枝温中调经，云苓、薏苡仁健脾宁神，且桂枝、云苓为专治子宫肌瘤主药；王不留行、泽兰、炒橘核、三七粉活血通络，化瘀消癥。

（3）**附件囊肿治重疏肝透络解析**：附件囊肿大多与气滞血瘀痰凝有密切关系，血瘀痰凝是形成肿块的主要原因。治疗应针对病机，以"坚者削之，客者除之"为大法。方中柴胡、枳壳、白芍疏肝解郁，调和肝脾；赤芍、鸡血藤、川楝子、郁金、木香、地龙、水蛭活血化瘀，行气止痛；夏枯草清肝火，散郁结。全方活血通络，软坚散结。

（4）**肺部炎性假瘤治重清热润肺解析**：肺部炎性假瘤是肺实质内炎性增生性瘤样病变，它是由多种细胞、新生的毛细血管和纤维结缔组织构成的炎性肉芽肿。本病病因不明确，多认为是肺内非特异性慢性炎症的结局，也有人认为是血管瘤继发感染的结果，还有人认为是原发和继发脂肪代谢障碍等。沈师认为该病是肺阴亏虚，热毒炽盛，故治以养阴清热，解

毒散结。方中芦根、冬瓜仁、丹参、薏苡仁、鱼腥草组成沈氏苇茎汤，清肺化痰，逐瘀排脓；北沙参、紫菀养阴润肺，化痰止咳；川贝母、炙枇杷叶、全瓜蒌清热化痰，润肠通便。由于川贝母价格昂贵，临床建议改为川贝母粉2g冲服，亦可起到良好的效果。

（5）脑瘤治重化痰开窍解析：脑瘤就是颅内神经系统肿瘤的俗称，包括起源于脑颅神经、脑膜、脊髓或延髓的肿瘤，还有其他部位转移的肿瘤。沈师认为该病是痰瘀互结，闭阻清窍，治疗应息风化痰，祛痰通窍。方中胆南星、天竺黄、枳壳、清半夏、云苓、陈皮、菖蒲、郁金清热化痰，活血开窍；胆南星、清半夏加大祛痰散结之力，云苓、陈皮杜绝生痰之源；川芎、天麻行血中之气，上行头目，痰瘀同治。

（6）肝血管瘤治重清心柔肝解析：中医学认为肝血管瘤是由于热毒内蕴，心火妄动，血行失常，凝聚而成。沈师治疗以清热凉血，活血化瘀为主。方中当归、生地黄、赤芍、白芍、丹参养血活血；板蓝根、竹叶、连翘、野菊花入心、肝经，清热泻火解毒；川楝子、郁金活血行气止痛；金钱草清肝胆之火，又能除下焦湿热；黄精肝肾之阴俱滋，且补脾气，配合白芍、当归养血柔肝。

（7）海绵状血管瘤外敷清肺凉血解析：海绵状血管瘤是一种血管畸形，为毛细血管丛组成的半球形或扁平隆起，边界明显，性质柔软如海绵状，呈鲜红色或暗红色，好发于颜面、头部及四肢。中医学认为该病是邪热蕴肺，灼伤肺金，络伤血溢。沈师主要用外敷法清肺凉血，解毒消肿。方中枯芩、炙枇杷叶、葶苈子、薄荷、牛蒡子、栀子清热泻肺，解毒消肿；赤芍、牡丹皮、丹参、郁金清热凉血，活血化瘀。

外敷方法：将上述中药粉碎研面混匀，用醋调敷，根据创面大小，确定药末剂量，一般用量3g，每天1次。如果皮肤过敏发红发痒，改用浓茶调敷患部，晚敷晨取。

（8）脂肪瘤治重温阳化浊解析：脂肪瘤是一种常见的软组织良性肿瘤，由成熟的脂肪细胞构成，可发生于身体任何有脂肪的部位，首先好发于肩、背、颈、乳房和腹部，其次为四肢近端。中医称脂肪瘤为"痰核""肉瘤"，是由痰浊阻滞，壅塞不畅所致。方中桂枝、蛇床子、制附片温阳通络；生薏苡仁、车前草、泽泻健脾除湿，利水化浊；生地黄、黄精、赤芍、白芍清热凉血，活血化瘀，且寒性反佐。通过内服、外敷达到温阳化浊，痰滞得除的目的。

外敷方中川椒温阳化浊，枳壳行气化浊，丹参、当归尾、赤芍、川芎、三七粉活血化瘀；野菊花清热解毒，起到消炎作用；草决明苦能泄热，咸能软坚，清热润肠，通便降脂。

（9）纤维瘤治重健脾化瘀解析：纤维瘤发病原因多与脏腑功能失调、气血失和有关。病变脏腑责之肝脾，尤其是脾土虚弱之人或过食辛辣肥甘厚味，损伤脾土，脾失健运，聚湿为痰。或性格内向，情绪压抑而致肝失疏泄，郁而成痰。方中党参、炒白术、陈皮、生薏苡仁、清半夏健脾祛湿，理气化痰；水蛭、地龙、土鳖虫、郁金、丹参活血化瘀，解郁消癥。

外敷方活血化瘀。《医林纂要》曰"冰片主散郁火，能透骨热……"方中用冰片一是开窍透皮，增加药物吸收；二是清热止痛，以消瘀易化热之虞。还可以用血竭粉茶或醋调外敷3个月，若皮肤出现潮红则停用。

（10）甲状腺瘤治重滋水涵木解析：沈师认为甲状腺瘤是由于水不涵木，肝失条达，疏泄失常，气机郁滞不畅所致。气郁则湿不化，湿郁则生痰，而致痰气郁结形成甲状腺瘤。方中枸杞子、菊花、生地黄、黄精、泽泻、桑寄生滋水涵木；珍珠母、菊花、草决明组成珍决汤，平肝潜阳，清肝明目；天麻、夏枯草、生牡蛎、海藻平抑肝阳，软坚散结。

肿瘤分为良性肿瘤和恶性肿瘤。良性肿瘤对机体的影响较小，主要表现为局部压迫和阻塞症状，若发生在重要器官也可产生严重后果。沈师根据自己幼承家学、理论知识和临证经验，不仅给我们提供了十个经过临床实践证明有疗效的治疗良性肿瘤的现成药方，更重要的是给我们提供了十种良性肿瘤的治疗思路。如乳腺增生治重补肾活络、子宫肌瘤治重调补阴阳、甲状腺瘤治重滋水涵木等。总之，良性肿瘤治疗应注重调畅气机，给邪以出路。

56　关格治疗大法为降逆通关

小便不通称关，呕吐不止名格，两者合称关格，相当于西医的尿毒症、肾衰竭，常由肾炎、肾盂肾炎、肾结核、糖尿病、心脑血管病等发展而成，是泌尿系的主要急重危症。早期可有浮肿，气短不能平卧，尿少尿闭，尿蛋白（++）以上，可见管型，恶心呕吐，尿素氮、肌酐增高，二氧化碳结合力下降，高血钾，高血磷，低血钙，精神萎靡或烦躁抽搐，皮肤瘙痒，肢冷畏寒。

关格证中医有丰富的文献记载，主要者归纳为以下八条。

● **《黄帝内经》《难经》以脉象论之**

"人迎四盛，且大且数，名曰溢阳，溢阳为外格……脉口四盛，且大且数者，名曰溢阴，溢阴为内关。"（《灵枢·终始》）

"人迎与寸口俱盛，四倍以上为关格，关格之脉赢，不能极于天地之精气，则死矣。"（《素问·六节藏象论》）

"阴气太盛，则阳气不能荣也，故曰关。阳气太盛，则阴气弗能荣也，故曰格。阴阳俱盛，不得相荣，故曰关格。关格者，不得尽期而死也。"（《灵枢·脉度》）

"遂上鱼为溢，为外关内格，此阴乘之脉也……遂入尺为覆，为内关外格，此阳乘之脉也。故曰覆溢，是其真脏之脉，人不病而死也。"（《难经·三难》）

● **张仲景始以尿闭呕吐为关格**

"关则不得小便，格则吐逆。"

"趺阳脉伏而涩，伏则吐逆，水谷不化，涩则食不得入，名曰关格。"

（《伤寒论·平脉法》）

● 《诸病源候论》专设"关格大小便不通候"

"关格者，大小便不通也。大便不通谓之内关，小便不通谓之外格，二便俱不通，为关格也。"

● 《医学入门》提出邪壅三焦病机，分虚实论治

"关乃阳不下，以寒在胸中，塞而不入。格乃阴不上，以热在下焦，塞而不出。上下不通，三焦撩乱，中气不足，阴阳不能相荣，故既关且格。"

"大承气汤下之，若但吐而不能小便者，胃苓汤。"

"中虚者，补中益气汤加槟榔以升降之。中虚痰盛者，六君子汤去术，加柏子仁及麝少许。虚甚，吐利俱不得者，既济丸（附片、人参、麝香、灯心草）……有膏粱积热，损伤北方真水者，滋肾丸主之。"

● 《景岳全书》提出劳伤虚衰病机，分辨寒热，补阴为治

"求其所因，则无非多嗜少藏，中年酒色所致，是虽与劳损证若有不同，而实即劳损之别名也。"

"总由酒色伤肾，情欲伤精，以致阳不守舍，故脉浮气露，亢极如此，此则真阴败竭，元海无根。"

"然又当察其虚中之寒热，阴中之阴阳，分别处治。"

"如精虚者，当助其精，气虚者，当助其气。"

"治此者，宜以峻补真阴为主。"

"凡兼阳脏者，必多热，宜一阴煎（生地黄、熟地黄、芍药、麦冬、丹参、牛膝、甘草）、左归饮、左归丸之类主之；兼阴脏者，必多寒，宜大营煎（当归、生地黄、芍药、杜仲、甘草、牛膝、肉桂）、右归饮、右归丸之类主之；若不热不寒，脏气本平者，宜五福饮（人参、生地黄、当归、山茱萸、枇杷叶、杜仲、甘草、山药）、三阴煎及大补元煎之类主之。"

● 《万病回春》主张从痰论治，"痰出为要"

"此因气之横格也，乃是痰格中焦，用枳缩二陈汤加减治之，痰出为

要（枳实、砂仁、云苓、陈皮、川贝母、苏子、瓜蒌仁、川厚朴、香附、川芎、木香、沉香、竹沥、生姜、甘草）。"

● **《石室秘录》主张"法当以开郁"**

"肝气冲于胃口之间，肾气不得上行，肺气不得下达，以成此症……法当以开郁为主，方用柴胡一钱、郁金一钱、白芍三钱、茯苓一钱、白芥子一钱、天花粉一钱、苏子一钱、荆芥一钱、甘草五分，水煎服。"

● **《医醇賸义》主张"导之以大顺"**

"格与关，皆为逆象，惟治之以至和，导之以大顺，使在上者能顺流而下，则在下者亦迎刃而解矣。故于调养营卫之中，平肝理气，此一法也。于调养营卫之中，和胃化痰，亦一法也。于调养营卫之中，兼清君相之火，又一法也。"

【降逆通关为其治疗大法】

关格上吐下闭，为升降气机之变。上吐宜降，下闭应通，故降逆通关为关格的治疗大法。

降逆抓肺、肝、胃。肺气上逆，肝阳上亢均能促进胃气上逆而呕吐，故清肺、平肝、和胃须配合应用，方能提高止吐之力。

● **清肺**

全瓜蒌、炙枇杷叶、菊花、桑白皮、炒葶苈子、芦根、麦冬、沙参、苏子。

● **平肝**

草决明、生龙骨、生牡蛎、代赭石、茵陈^{后下}、龟板、白芍、川楝子。

● **和胃**

竹茹、竹沥、法半夏、生姜、莱菔子、云苓、川厚朴。

通关抓肺、脾、肾。水液代谢与肺、脾、肾三脏关系最为密切。肺主宣化，脾主运化，肾主气化。关格常见肺气不足，脾肾阳虚，故从根本上通关还应从宣肺、健脾、温肾着手，以扶正而祛邪，畅通三焦，调整气机，但温燥滋腻之品应当慎用，以防留邪。

● **宣肺**

参类、阿胶、黄精、杏仁、桔梗。

● **健脾**

白术、生黄芪、干姜、山药、仙鹤草。

● **温肾**

制附片、肉苁蓉、益智仁、补骨脂、蛇床子。

关格急者治标，应用针灸、灌肠、敷脐、热熨、小方、针剂综合处置。

● **针灸**

体针取穴内关、中脘、合谷、关元、中极、肺俞、脾俞、肾俞、胃俞、足三里、阴陵泉、三阴交。实针虚灸。

耳针取大肠、膀胱、胃、肾、外生殖器、皮质下。

● **外治法**

中药保留灌肠（肠道透析）为常用的效法，一般浓煎 100mL 保留 1 小时以上，一日灌 1～2 次（每剂煎 200mL）。

（1）处方辨证选用：

①清热解毒

| 生大黄 30g | 青　黛 10g | 蒲公英 10g | 生龙骨 30g |
| 生牡蛎 30g | 槐　米 60g | | |

②清热化浊

| 生大黄 30g | 黄　柏 30g | 黄　连 20g | 生薏苡仁 30g |
| 泽　泻 30g | | | |

③温肾益气

| 生大黄 15g | 附　片 15g | 黄　芪 30g | 益母草 30g |
| 苦　参 15g | | | |

④养阴活血

| 生大黄 15g | 玄　参 30g | 生地黄 30g | 生地榆 30g |
| 桃　仁 30g | | | |

（2）敷脐法：连根葱2茎、生姜5片、豆豉20粒、盐一匙，捣烂烘热后敷脐用布扎定，或以生甘草10g、生甘遂10g、蝼蛄6个研末醋调敷脐。

（3）热熨法：人参3g、附子10g、槟榔10g、连根葱2茎、升麻30g，加好酒2杯，慢火炒热，布包热熨脐下。

●小方

（1）苏叶6g、黄连6g、菊花3g泡饮。

（2）玉米须120g、荸荠30g煮饮。

（3）生地黄30g、丹参30g、益母草60g、鲜茅根60g煎服。

（4）皂角研末2g用粥送服。

（5）蝼蛄、蟋蟀、蜣螂（去翅足）各6个，研末，分2次冲服。

●中药针剂

（1）实证：清开灵40～80mL、双黄连粉针60mg/kg、穿琥宁400mg。

（2）虚证：参附针60mL、生脉针40mL。

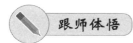

跟师体悟

关格是指小便不通与呕吐并见的临床危重病证，多见于水肿、癃闭、淋证之晚期，应遵循"急则治标"，通关降逆，综合调治。

（1）治疗大法，降逆通关：关格上吐下闭，为升降气机之变。上吐宜降，下闭应通，故降逆通关为关格的治疗大法。降逆抓肺、肝、胃。肺气上逆，肝阳上亢均能促进胃气上逆而呕吐，故清肺、平肝、和胃须配合应用。清肺：炒牛蒡子、芦根。平肝：白芍、川楝子。和胃：法半夏、云苓。通关抓肺、脾、肾。水液代谢与肺、脾、肾三脏关系最为密切。肺主宣化，脾主运化，肾主气化。关格常见肺气不足，脾肾阳虚，故从宣肺、健脾、温肾着手，扶正祛邪，畅通三焦，调整气机。宣肺：杏仁、桔梗。健脾：白术、山药。温肾：肉苁蓉、蛇床子。

（2）**急则治标，缓则治本**：小便不通，水毒蓄积于内，可致本病危重证候，如肿胀、喘促、心悸、癃闭等。必须急则治其标，其一可急用导尿、针灸或少腹及会阴部热敷等法，急通小便；其二可用中药（生大黄、枳实、芒硝或番泻叶）灌肠，从大便排出水毒。病情缓解后，温补脾肾，缓图其本，用温脾汤合吴茱萸汤加减，温脾暖胃，化湿降浊。

（3）**下病上治，欲降先升**：小便的排泄，除了肾的气化外，尚需依赖肺的通调，脾的转输，因而本病还与肺、脾有关。当小便不畅，涓滴不下时，常可在原方基础上稍加开宣肺气、健脾利湿、升提中气之桔梗、紫菀、白术、茯苓、升麻、柴胡等，提壶揭盖，升清降浊。

（4）**通利之法，不可滥用**：关格是以脾肾虚衰，气化不利，浊邪壅塞三焦，而致小便不通与呕吐并见为临床特征的危重病证。对于小便不通，按照"腑以通为用"的原则通利小便。但通利之法，又以证候虚实之不同而异。治疗宜攻补兼施，标本兼顾。实证者宜清邪热，利气机，散瘀结；虚证者宜补脾肾，助气化，不可不经辨证，滥用通利小便之法。

57　急性中毒的中医药解救法

中医药解救急性中毒始见于张仲景的《金匮要略》，如"菜中有水莨菪，叶圆而光，有毒……甘草煮汁服之即解"。晋·《肘后备急方》载有解毒专篇，列数十种解毒方药。隋·《诸病源候论》首次将其列为专篇论述，专有"食诸虫中毒候"一节，对中毒的病因和临床特点做了详尽的论述。唐·《备急千金要方》把解毒法分作四类，即解食毒、解百药毒、解五石毒及解虫毒。宋·《圣济总录》则全面归纳了中毒的分类、病因、解毒和急救诸论，并列方药百余首，为较有价值的参考书。《景岳全书》和《张氏医通》也都有补充和发展。

急性中毒可分为煤气中毒、食物中毒、药物中毒、农药中毒和虫兽中毒。其解救法分列如下：

【煤气中毒】

煤气中毒即一氧化碳经呼吸道进入人体后与血红蛋白结合成一氧化碳血红蛋白（CO–Hb），导致 Hb 不能与氧结合而致中毒。

先则头痛、乏力、眩晕、恶心、呕吐、视力模糊，继则神志朦胧，步态不稳，动则晕倒，甚至昏迷。皮肤黏膜呈樱桃红色，呼吸及心率加快，四肢张力增高，阵发性惊厥等。

解救：

● 打开门窗，通风换气。

● 吸氧，流量 8 ～ 10L/min，宜加 3%CO_2；给呼吸兴奋剂，尼可刹米 1.5mL，山梗菜碱 6mg；送高压氧舱最佳。

● 用脱水剂防脑水肿，20% 甘露醇 250mL、50%GS（葡萄糖溶液）100mL 交替使用，可加速尿 20～100mg 或氢化可的松。

● 生萝卜汁或醋或浓茶水灌服。

● 生甘草 9g、绿豆衣 6g、金银花 12g、制大黄 9g、莱菔子 6g 浓煎灌肠。

● 针灸：取人中、百会、合谷，醋擦涌泉。

● 清开灵静脉滴注，60～100mL/d。

● 清醒后温胆汤化裁。

竹　茹 9g	枳　壳 6g	生薏苡仁 12g	陈　皮 9g
菖　蒲 12g	郁　金 12g	川　芎 9g	茵　陈 12g^{后下}
车前草 30g	草决明 30g	天　麻 12g	生甘草 12g

【食物中毒】

（1）细菌性中毒

诊断：由进食不洁物品所致（致病菌为沙门菌属、变形杆菌、大肠杆菌等），呈暴发性流行，炎热季节多发。初起恶寒发热，周身不适，同时腹中绞痛，恶心呕吐，腹胀肠鸣，腹泻频作，多为黏液或水样便，严重者出现脱水症，尿量减少，甚至抽搐、惊厥、昏迷。在呕吐物、粪便中可检出致病菌。

解救：

● 藿香正气胶囊 2～3 粒。

● 马齿苋 60g、大蒜 30g 混合捣烂后温开水冲服。

● 车前子炒后研末 6g，米汤调服。

● 生甘草 30g 浓煎 300mL，每服 100mL。

● 必要的抗生素和补液。

（2）毒蘑菇中毒

诊断：毒蘑菇又称毒蕈，有 80 余种。常见有捕蝇蕈、白帽蕈、马鞍蕈。早期有胃肠道症状，如恶心呕吐、腹痛腹胀及流涎、流泪等。严重者在胃肠道症状缓解后 1～3 日即出现肝、肾、中枢的损害症，如瞳孔缩小，呼吸困难，腹痛剧烈，黄疸谵语，抽搐，广泛出血，尿少尿闭，最终因呼吸或循环衰竭而死亡。

解救：

- 灵芝粉 30g 浓煎 100mL，每服 30 ～ 50mL。
- 白矾 6g 香油适量调服或生石膏粉 60g 冲服。
- 金银花（根、藤、叶）一起捣汁服或 60g 煎饮。
- 紫苏 15g、甘草 12g 煎服。
- 水仙子 6g 研末醋调服。
- 鱼腥草根叶生食。
- 鲜梨树叶取汁服。
- 绿豆 30g、蒲公英 60g、金银花 30g、紫草根 30g、大青叶 30g、生甘草 10g 浓煎服。
- 茵陈 12g^后下、栀子 20g、大黄 15g、炒黄柏 30g、当归 15g、丹参 15g、郁金 15g、车前草 30g、生侧柏 15g、鲜茅根 100g 煎服。
- 广木香 15g、青木香 15g、鸡血藤 15g、茜草根 15g、三七粉 3g^冲、梅片 3g、香附 10g，上药研末 1 日量。
- 小野鸡尾草（金花草）30g 取汁调服。

（3）河豚中毒

诊断：河豚含神经毒，主要存在于睾丸、卵巢、卵子、肝、血液中，肌肉中无毒素。河豚毒对胃肠黏膜有强烈的刺激作用，多在进食后半小时～ 2 小时内发作。先见急性胃肠炎症状，吸收后迅速作用于周围及中枢神经，使之麻痹。由交感神经→运动神经→中枢，全身乏力，颜面潮红，口唇舌尖及肢端麻木，甚至软瘫，眼睑下垂，肌无力，发音不正，共济失调，呼吸困难，心电传导受阻，因呼吸麻痹或休克而死亡。

解救：

- 鲜芦根 500g 或生橄榄 20 个捣汁服。
- 乌贼鱼墨囊 1 个送服。
- 五倍子、白矾各 10g，研末调服。

●葵花叶、黄瓜藤头各 100g 煎服。

●芦根 30g、紫苏 15g 煎服。

●紫金锭或至宝丹化服。

（4）鱼胆中毒

诊断：青鱼、草鱼、鲤鱼胆，生食、熟食、冲酒均可中毒，主要损害肝、肾、心、肺及神经系统。传统吞鲜鱼胆治高血压病、气管炎等而中毒，多在食后 0.5～12 小时内发病，先有胃肠道症状，继而肝肾损害而黄疸，肝脾肿大，触痛，转氨酶升高，腰痛，肾区叩痛，水肿，少尿，蛋白尿，心律失常，血压下降，休克昏迷而死亡。

解救：

●金银花 30g，生甘草 15g，紫苏、陈皮、生姜各 10g，煎服，金银花、绿豆煎水洗胃。

【药物中毒】

有毒中草药分类如下：

含生物碱类：钩吻（断肠草、大茶药）、雷公藤（黄藤、水莽草）、曼陀罗（洋金花）、番木鳖（马钱子）、藜芦、阿片、秋水仙、毒芹（青马芹）、天南星、闹羊花、马兜铃、蒜、烟叶、乌头类。

含苷类：万年青、杠柳皮、夹竹桃、八角枫、木薯、商陆、黄独、芦荟、了哥王、醉鱼草、芫花、马桑、鸦胆子、半夏。

含毒蛋白类：相思子、苍耳子、巴豆、蓖麻子、火麻仁、望江南。

毒蕈类：鱼藤、莽草、乌桕、油桐、威灵仙、除虫菊、红茴香、荜澄茄、白果、藤黄、狼毒、细辛。

动物类：蟾酥、斑蝥、鱼胆、蜈蚣、蝎子。

矿物类：砒霜、辰砂、雄黄、轻粉、白降丹、红草丹、密陀僧、硫黄。

（1）乌头中毒

诊断：中毒最快 10 余秒，最迟 6 小时，一般 10 分钟至 1 小时。对感觉和运动神经均有麻痹作用，对迷走神经有兴奋作用，而见口苦，肢体发麻，紧束感，头痛且昏，不能站立，视物模糊，阵发性抽搐和昏厥。循环系统抑制而见心慌气短、发绀、厥冷休克，急性心源性脑缺血综合征。心电图见结性心率、阵发房性心动过速、房颤、频发室早、二联律、房室传导阻滞、室颤或骤停。消化系统见呕恶、流涎、腹痛、腹泻。

解救：

● 食入 4～6 小时以内立即用 1：5000 高锰酸钾洗胃，再灌入硫酸镁 20g 导泻或 2% 盐水高位灌肠。

● 补液，补充 B 族维生素、维生素 C。

● 纠正心律失常先用大量阿托品静推，每次 0.5～2mg，每 10 分钟至 2 小时 1 次，直至恢复窦性心律。如无效改用利多卡因，1 次 50～100mg 静推，每 5～10 分钟 1 次，用量 20 分钟内不超过 250mg，1 小时内不超过 500mg。

● 蜂蜜 100g、绿豆 30g 煎水代饮或豆浆加蜂蜜 50g 冲服。

● 生姜 15g、甘草 15g、绿豆 60g、黑豆 30g、黄连 9g、金银花 20g、赤小豆 30g 煎服。

● 生黄芪 60g、炙远志 10g、甘草 10g 煎服。

● 解毒中药有水牛角、肉桂、黄连、绿豆、甘草、生姜、芫荽、松树尖。

（2）钩吻中毒

诊断：钩吻又名野葛、断肠草、毒根、大茶药、胡蔓草、苦吻、水莽草等。根、茎、叶均有剧毒，尤以嫩叶毒性最大。用根煎水或食嫩叶者，中毒立即出现。食根或全草浸酒时，中毒在数小时或 2 小时内出现。一般 0.5～1 小时内出现。主要为神经毒，轻者见消化系统症状（口腔咽喉灼痛，呕恶，腹痛腹泻），重者见神经系统症状（眩晕、麻木、语言不清、肌肉弛缓，时有震颤），吞咽困难，特别是抑制呼吸中枢引起呼吸衰竭，可直接刺激心肌而心跳缓慢以后加快，血压下降或休克，复视，视力下降，上睑下垂，瞳孔散大。

解救：

● 1 : 5000 高锰酸钾，茶水或 3% 鞣酸洗胃后硫酸镁导泻。

● 呼吸兴奋剂和升压药。

● 鸡蛋 3 个、香油 100g 吞服。

● 菜（空心菜）根茎 500g 取汁灌服。

● 铺地蜈蚣 250g、全韭菜 20 根、松毛菜 10 个取汁服。

● 解毒中药有：黄芩、黄连、黄柏、甘草、黑豆、金银花连叶、鸭趾草、新鲜羊血、鸭血、鸡血、兔血。

（3）曼陀罗中毒

诊断：曼陀罗又名洋金花、风茄儿、茄子、大颠茄、野莨麻、老鼠愁。全草均有毒，以种子最毒，中毒量种子 2～30 粒，果实 3～10 枚，干花 1～30g。食后中毒最短 10 分钟，最长 8 小时，一般 0.5～3 小时。中毒症状犹如阿托品中毒，最早见口干咽燥，声音嘶哑，皮肤颜面潮红，结膜充血，呼吸急促，头晕心悸，继而见精神症状，躁动不安，意识不清，谵语幻听，间歇性抽搐，痉挛，瞳孔散大，甚至昏迷，呼吸麻痹而死亡。

解救：

● 用 2%～4% 碳酸氢钠或 2%～4% 活性炭混悬液洗胃后用硫酸镁导泻。

● 用阿托品拮抗剂：毛果芸香碱每次 5～10mg 皮注，6 小时 1 次，严重者 15～30 分钟 1 次，直到精神症状消失。也可用新斯的明或毒扁豆碱。

● 补液、镇静、呼吸兴奋剂。

● 米醋、红糖、蛋白类饮品灌服。

● 茶叶水调豆腐服。

● 解毒中药有：生甘草、绿豆及绿豆衣、防风、桂枝、金银花、连翘、升麻、通草、大青叶、草河车。

（4）雷公藤中毒

诊断：雷公藤又名黄药、断肠草、菜虫草、三棱花、昆明海棠。毒性在芽叶、茎和根茎的二层皮中。一般 2 ～ 6 小时出现中毒致死，大都在 24 小时内，最多不超过 4 天，首先见腹疼，烧灼感，呕恶厌食，口干，腹泻便血，肝区痛，黄疸，头痛且晕，肌肉疼不可触，麻木抽搐，2 ～ 3 天内尿少浮肿，5 ～ 7 天后尿增血尿，心悸胸憋，发绀，心律不齐，循环衰竭，肾衰竭而死亡。

解救：

● 因胃内吸收较慢，故数小时乃至数天内仍应洗胃导泻。

● 应用肾上腺皮质激素（地塞米松 5 ～ 10mg）静滴。

● 鲜羊血、鹅血、浓茶、蛋清、鲜萝卜汁、鲜韭菜叶汁灌服。

● 解毒中药：生甘草、凤尾草、侧柏叶、黄连、绿豆。

（5）马钱子中毒

诊断：马钱子又名番木鳖、马前、苦实、方八。成人服 5 ～ 10mg 中毒，30mg 致死。类似士的宁中毒，先则头晕，烦躁，呼吸急促，咀嚼肌及颈肌强硬，抽筋感，咽下困难，瞳孔缩小，继而伸肌与屈肌同时收缩而惊厥，以后出现颈项强直，角弓反张，牙关紧闭，呈苦笑状，最后因延髓麻痹、窒息、心衰而死亡。

解救：

● 移入暗室，避免刺激。

● 抑制中枢剂如戊巴比妥或异戊巴比妥钠 0.3 ～ 0.5g 肌内注射或安定 20 ～ 30mg 静脉推入。如呼吸抑制时停用上药，接呼吸机，切忌用酸性饮料及阿片类药物。可用食盐催吐，玄明粉导泻。

● 绿豆 30g、甘草 30g、蜂蜜 60g 煎服。

● 蜈蚣 3 条、全蝎 6g 研末吞服。

● 香油、白糖灌服。

● 解毒中药：黄芩、生甘草、防风、钩藤。

（6）斑蝥中毒

诊断：斑蝥又名斑猫、花壳虫、花罗虫。中毒量 0.6g，致死量 1.5 ～ 3g。从皮肤及胃肠道黏膜吸收，强烈的局部刺激，充血，水泡，灼痛，溃烂，见胃肠道刺激征和中毒性肾炎，死于肾衰竭及循环衰竭。

解救：

● 慎用洗胃，以防穿孔，可口服蛋清或鲜牛奶，每次 50～100mL，保护胃肠黏膜。

● 斑蝥素系油溶性，应忌食油类。

● 黑豆汁、绿豆汁（或豆浆）、茶叶水、生甘草 30g 煎水调滑石粉 3g、琥珀粉 3g，加蜂蜜服用或六一散 3g。

● 解毒中药：黄连、连翘、生甘草、紫花地丁、竹叶、蒲公英、白及。

（7）蟾酥中毒

蟾酥系蟾蜍耳下腺及皮肤腺的分泌物，有类洋地黄的作用，主要产生心动过缓和传导阻滞，甚至休克，消化道症状常见呕吐，吐物多墨绿色。神经症状见头晕昏睡，口唇及四肢麻木，膝反射减弱。其解救法按洋地黄中毒处理，如输钾，用阿托品或异丙肾上腺素治传导阻滞和心动过缓等。解毒中药有人参、附片等。

（8）白果中毒

白果又名银杏，以绿色的胚最毒，小儿服 5～10 粒即可中毒。表现：高热、头晕、呕吐、腹痛、腹泻，甚至烦躁、发绀、抽搐、瞳孔缩小、昏迷。可用退热镇静剂，解毒中药有绿豆、生甘草、白果树皮 30g 或白果壳 60g。

（9）果仁中毒

果仁主要是苦杏仁、李核仁、枇杷仁、杨梅仁等。系产生氢氰酸而中毒。轻者口苦涩，流涎，上腹不适，呕恶，头晕，心悸。重者抽搐昏迷，呼吸抑制，瞳孔散大，光反射消失而死亡。解救先吸入亚硝酸戊酯，每 2 分钟吸 30 秒，继用 3% 亚硝酸钠 10～15mL 静脉注射，速度为每分钟 2.5～5mL，最后 50% 硫代硫酸钠 50mL 静注，也可用 1% 美兰静注，解毒中药有喜树皮 30g、生甘草、绿豆、鲜萝卜汁。

【农药中毒】

诊断：农药主要含有机磷。成人口服致死量：1605 为 0.1g，1059 为 0.1g，敌百虫为 25g，马拉硫磷为 60g。主要为神经毒，经食管和呼吸道吸收迅速而完全，从尿排出极快，口服 20 分钟，吸入 1 ～ 2 小时，皮肤接触 6 小时内发病，首见呕吐带蒜臭味，且腹痛明显、腹泻、流涎、多汗淋漓、瞳孔缩小、支气管痉挛、呼吸道分泌增加，甚至窒息死亡。还有肺水肿、缺氧、发绀（以上称毒蕈碱样症状）。另外还出现肌束震颤、痉挛、肌力减退（特别是呼吸肌）、牙关紧闭、颈项强直（以上称烟碱性症状）。

解救：

●首先移离中毒现场，敌百虫接触用温开水冲洗，其余用冷肥皂水或 2% ～ 5% 碳酸氢钠冲洗。

●误服 1 ～ 2 小时内用手指等催吐，以 2% ～ 4% 碳酸氢钠（敌百虫忌用）或生理盐水、肥皂水洗胃，直至无气味为止。

●阿托品化，首剂轻者 1 ～ 3mg，中者 2 ～ 5mg，重者 5 ～ 10mg，可肌注或静滴，后逐渐减量，合用解磷定，先 1g 静脉注射，然后静滴，每小时 0.25g。

●生绿豆粉或绿豆汤或调六一散，黄豆粉灌服。

●曼陀罗或天仙子 0.5 ～ 1.5g 煎服。

●解毒中药：生甘草、凤尾草、金银花、崩大碗（积雪草）、白茅根、石斛、丹参、大黄、竹茹、木香、鸡血藤、茜草根、菊花、紫花地丁、忍冬藤。

【虫兽中毒】

（1）毒蛇

诊断：头昏嗜睡，四肢乏力，呕恶，声嘶，言语不清，吞咽困难，甚至见出血证，二便失禁，瘫痪，视力模糊，抽搐，昏迷而死亡。局部肿胀，剧痛，流血不止。

解救：

●用三棱针把牙痕做十字切开，以连贯两个牙痕为限 1cm 深，如见水泡，则在其周边做数个十字切口，以利排毒，然后用火罐吸毒。如已超过 24 小时不再排毒。伤口肿胀严重，可穿刺并配针穴，咬在手刺八邪，咬在足刺八风，平刺，深半寸，拔针后手足下垂，由上至下轻按使毒自针眼流出。如咬在其他部位则刺远端引流，蛇药片口服首量 20～30 片以后，每 4 小时服 10～20 片。同时用凉开水化成糊状，涂于伤口周半寸处（勿涂伤口上）。

●半枝莲 60g、七叶一枝花 9g、紫花地丁 60g 煎服，并可调雄黄粉外敷伤处。

（2）蜇伤

诊断：蜇伤包括毒蜘蛛、蝎和蜂类。局部红肿灼痛伴头晕恶心，发热畏寒，烦躁，甚至痉挛抽搐，意识不清。

解救：

●切开伤口排毒，外敷万应锭、熟烟丝或茶调雄黄、枯矾粉。

●七叶一枝花、紫花地丁、半枝莲、生甘草煎服。

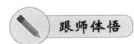 跟师体悟

急性中毒的中医药解救，应从以下三方面入手。

（1）快速洗胃：对于食物和药物中毒，不论中毒轻重，都要急速送往医院，快速洗胃，减轻毒素的吸收。但斑蝥中毒，慎用洗胃，因斑蝥中毒易发泡，洗胃可能加重损害胃黏膜，导致出血，甚至穿孔，可口服蛋清或鲜牛奶，每次 50～100mL，保护胃肠黏膜。

（2）中药解毒：用中药解毒应根据毒邪所在部位，选用涌吐、利尿、泻下三个途径，因势利导，使毒物排泄加快、彻底，病程缩短明显，以取得较好疗效。①涌吐法：选用解毒化浊中药（蒲公英、藿香、佩兰等）煎剂作为洗胃液，以祛除中上焦之毒物，增加排毒效果。②利尿法：用车前

草、泽泻、滑石、猪苓淡渗利湿，使肠腑吸收之毒物从膀胱随尿液排出。
③泻下法：用番泻叶或大承气汤煎液灌肠通腑，祛下焦之毒邪。

（3）注意事项：不能热饮。《金匮要略·禽兽鱼虫禁忌并治》曰："凡煮药饮汁，以解毒者，虽云救急，不可热饮，诸毒病得热更甚，宜冷饮之。"同时，慎用灌肠。因腐蚀性毒物易引起食管及胃肠道损伤，应禁止灌肠。

58 镇痛应按"性质""部位""病种"分类论治

痛证是临床常见疾病中的急症之一，涉及内、外、妇、儿、五官、骨伤、肛肠、皮肤等多种科目，多个病种。痛证始载于《黄帝内经》，至医圣张仲景在《伤寒杂病论》中理法方药已经相当完备。嗣后历代医家皆有充分的发挥，使中医镇痛颇具特色，又富有优势。

镇痛应按性质（隐痛、胀痛、刺痛、绞痛），部位（头、目、齿、咽喉、胸胁、脘腹、腰背、四肢），病种（炎症性、神经性、外伤性、占位性）进行分类论治，既符合临床实践，又利于提高疗效，是中医镇痛的新思路、新观点、新方法。

【疼痛性质】

●隐痛

以虚证多见，分气虚和阴虚两类。气虚隐痛伴气短乏力，苔白质淡，脉象细弱。由于气帅虚衰，鼓动不足，血运缓慢而不通则痛。治当补益中焦脾气，兼顾血运。主药：生黄芪 15～30g、炒白术 10g、云苓 15g、陈皮 15g、赤芍 10g、白芍 10g、炙甘草 10g。阴虚隐痛伴五心烦热，苔净质红，脉象细数。由于营阴亏损，血行贫乏而不通则痛。治当补益下焦肾水，兼滋营阴。主药：生地黄 10g、黄精 10g、山药 10g、泽兰 10g、川楝子 10g、延胡索 10g。

●胀痛

以实证多见，分肝郁、痰浊、食阻 3 类。肝郁胀痛兼见胁满太息，苔黄质红，脉象弦紧。由于肝气郁结，气滞血瘀而不通则痛。治宜疏肝开郁为先。主药：柴胡 10g、香附 10g、牡丹皮 10g、菖蒲 10g、郁金 10g、川芎 10g、薄荷 10g。痰浊胀痛兼见口黏憋闷，苔腻脉滑。由于痰浊内阻，气机不畅而不通则痛。治宜化痰降浊为先。主药：竹茹 10g（天竺黄 10g）、枳壳 10g、云苓 15g、陈皮 15g、全瓜蒌 30g、丹参 30g、菖蒲 10g、郁金 10g。食阻胀痛兼见纳呆嗳腐，苔厚脉滑。由于食阻中焦，运化不畅而不通则痛。治宜消导畅中为先。主药：木香 10g、焦三仙 30g、生鸡内金 30g、连翘 10g、云苓 10g、陈皮 10g、蒲公英 10g、莱菔子 10g。

●刺痛

以血瘀多见。兼有全身血瘀证，如发绀，毛发干枯，肌肤甲错及离经溢血证，血紫有块，舌紫斑，脉细涩。治当活血化瘀，通则不痛。主药：丹参 30g、当归 10g、赤芍 10g、川芎 10g、郁金 10g、苏木 10g、水蛭 10g、地龙 15g。

●绞痛

除气滞血瘀外，还在寒凝中诱发，此时痛而喜暖畏寒，面色㿠白，四肢欠温，苔白质紫淡，脉象沉迟。治重温通散寒。主药：高良姜 10g、炮姜 10g、鹿角霜 15g、桂枝 10g（肉桂 5g）、乌药 10g、细辛 3g、制川乌 5g、制草乌 5g。

【疼痛部位】

●头痛

分风邪、肝阳、痰蒙和气虚四类。①风邪头痛以全头胀痛为显，伴发热，咳痰，咽痛骨楚。风寒（苔薄白，脉浮紧），治以祛风散寒，主药：荆芥穗 10g、防风 10g、川芎 10g、白芷 10g、桂枝 10g、白芍 10g、细辛 3g。风热（苔薄黄，脉浮数），治以祛风清热，主药：连翘 10g、菊花 10g、薄荷 10g、蝉蜕 5g、桑白皮 10g、葛根 10g。②肝阳头痛以两颞跳痛为显，伴胁满易怒，口苦尿黄，苔薄黄舌质红，脉弦细数。治重平肝潜阳，主药：天麻 10g、菊花 10g、草决明 30g、珍珠母 30g、生石决明 30g、栀子 10g、川楝子 10g。③痰蒙头痛以头顶重痛为显，伴胸憋形胖，口黏纳呆，苔黄腻，脉弦滑。治重豁痰开窍，主药：胆南星 10g、天竺黄 10g、川芎 10g、莱菔子 15g、菖蒲 10g、郁金 10g、枳壳 10g、生薏苡仁 10g、车前草 30g。④气虚头痛以全头空痛为显，伴气短乏力，苔薄白舌质淡，脉细弱。治重升清降浊，主药：党参 10g、黄精 10g、升麻 5g、当归 10g、延胡索 10g、葛根 10g。

● **目痛**

以肝火多见，兼有口苦目赤，尿深便秘，易怒心烦，苔黄质红，脉象弦数。治当清肝泻火，主药：夏枯草 15g、生栀子 10g、草决明 30g、野菊花 10g、制大黄 10g、车前草 30g。

● **齿痛**

分胃火和肾虚两类。①胃火齿痛，痛剧龈肿，伴消谷善饥，口干引饮，苔薄黄，舌质红，脉弦滑。治当清胃泻火，主药：生石膏 30g、知母 10g、生薏苡仁 10g、升麻 5g、川牛膝 15g。②肾虚齿痛，隐隐作痛，伴耳鸣腰酸，苔薄黄，质淡红，脉沉细。治应滋肾降火，主药：生地黄 10g、黄柏 10g、玄参 10g、怀牛膝 15g、牡丹皮 10g、徐长卿 10g。

● **咽喉痛**

分风热、虚火两类。①风热咽痛，肿痛明显，喉有物梗，影响吞咽，甚则寒热交作，苔薄黄，脉浮数。治宜疏风清热，主药：连翘 10g、金银花 10g、生甘草 5g、蝉蜕 5g、僵蚕 10g、露蜂房 5g、野菊花 10g、苏梗 10g。②虚火咽痛，隐痛为主，朝轻暮重，五心烦热，腰酸失眠，苔净质红，脉象细数。治宜滋阴降火，主药：生地黄 10g、麦冬 10g、黄连 10g、肉桂 3g、马勃 5g。

● **胸胁痛**

分胸阳、肝郁两类。①胸阳痹阻，痛而寒凝，遇冷加重，时有彻背，四肢不温，苔白质淡，脉弦细而迟。治当温通胸阳，主药：生黄芪 15g、桂枝 10g、全瓜蒌 30g、薤白 10g、川芎 10g、香附 10g。②肝气郁结，痛而气滞，恼怒发作，流窜不定，心烦嗳气，苔黄质红，脉象弦紧。治当疏泄肝郁，主药：柴胡 10g、枳壳 10g、赤芍 10g、白芍 10g、川楝子 10g、延胡索 10g、金钱草 15g、牡丹皮 10g。

●**脘腹痛**

分寒积、气滞、痰食、中虚四类。①寒积痛系脾胃素寒，复感寒邪或恣食生冷，以致脾阳不振，寒凝不运而绵绵作痛，得温则减，食少喜热，苔薄白，脉弦迟。治当温通散寒，主药：高良姜10g、香附10g、乌药10g、木香10g、蔻仁10g、小茴香10g、云南白药0.5g[冲]。②气滞痛系肝气横逆，气机不舒而胀痛时作，郁怒加重，痛引两胁，食少吞酸，苔薄腻，脉弦紧。治当疏肝和胃，主药：柴胡10g、枳壳10g、炒橘核10g、青皮10g、川楝子10g、延胡索10g、当归10g、白芍10g。③痰食痛系痰热食阻中焦，腑气不通而憋闷作痛，纳呆便臭，呕吐涎沫，苔厚腻，脉弦滑。治当消导通腑，主药：莱菔子15g、枳壳10g、焦三仙30g、制大黄10g、蒲公英10g、全瓜蒌30g、草决明30g。④中虚痛系脾胃虚弱，无力健运，隐痛时作，按之可舒，食欲不振，肢倦乏力，苔薄质淡，脉象细弱。治当补气健脾，主药：生黄芪15g、桂枝10g、白芍10g、炒白术10g、炙甘草10g、生杜仲10g、陈皮10g。

●**腰背痛**

分肾虚和风湿两类。①肾虚腰痛系真元亏损，筋脉失养而酸痛绵绵，痿弱无力，形寒滑泄，苔薄白质淡胖，脉细尺弱。治宜补肾通络，主药：鹿角霜15g、桂枝10g、生地黄10g、山药15g、鸡血藤10g、老鹳草10g、川续断15g、生杜仲10g、桑寄生10g。②风湿腰痛系感受风湿，经气阻滞而重痛拘急，转侧加重，影响步履，变天诱发，苔白腻，脉弦滑。治宜祛湿通络，主药：生薏苡仁15g、地龙10g、防风10g、防己10g、陈皮15g、鸡血藤10g、伸筋草10g、豨莶草10g、木瓜10g。

●**四肢痛**

又称痹证，分行痹、痛痹、着痹、热痹、瘀痹、虚痹六类。其治详见"五类痹证诊治"条目。

【**疼痛病种**】

●**炎症性**

分阑尾炎、胰腺炎、胆囊炎、胃炎、胸膜炎、腹膜炎、盆腔炎、心肌炎八类。①阑尾炎责之于湿热壅积，除清利湿热外还应配通腑导滞，主药：生薏苡仁 15g、牡丹皮 10g、制大黄 5g、红藤 10g、赤芍 10g、蒲公英 15g、川楝子 10g、延胡索 10g。②胰腺炎责之于气滞湿热，气滞在肝胆宜疏泄，湿热在脾胃宜清利，主药：柴胡 10g、枳壳 10g、香附 10g、木香 10g、丹参 30g、生薏苡仁 10g、牡丹皮 10g、陈皮 10g、白花蛇舌草 30g。③胆囊炎责之于胆气不通，治当利胆为主，主药：茵陈 15g^{后下}、泽泻 10g、金钱草 30g、黄柏 10g、栀子 10g、姜黄 10g、郁金 10g、车前草 30g。④胃炎责之于中焦虚寒，健运失司，治当健脾温中，主药：生黄芪 15g、桂枝 10g、炒白术 10g、云苓 10g、高良姜 10g、香附 10g、白芍 10g、蒲公英 10g。⑤胸膜炎责之于肝阴不足，脉络失和，治当柔肝和血，主药：当归 10g、白芍 10g、葶苈子 10g^炒、大枣 10 枚、薄荷 10g、丹参 30g。⑥腹膜炎责之于寒气凝结，气机受阻，治当温通散寒，主药：桂枝 10g、木香 10g、乌药 10g、炒白术 10g、干姜 10g、生黄芪 10g、大腹皮 10g。⑦盆腔炎责之于胞宫虚寒，治当补虚暖宫，主药：炮姜 10g、桂枝 10g、党参 10g、当归 10g、艾叶 10g、蛇床子 10g、淫羊藿 5g、鸡血藤 10g、伸筋草 10g。⑧心肌炎责之于痰浊痹阻，治当豁痰通痹，主药：党参 10g、丹参 30g、苦参 10g、全瓜蒌 30g、薤白 10g、川芎 10g、石韦 10g、菖蒲 10g、郁金 10g。

● **神经性**

分三叉、肋间、坐骨三类。①三叉神经痛责之于风袭阳明，治当祛风通络，主药：白芷 10g、葛根 10g、僵蚕 10g、延胡索 10g、薄荷 10g、红花 15g。②肋间神经痛责之于痰阻胁络，治当祛痰通络，主药：苏木 10g、姜黄 10g、莱菔子 15g、全瓜蒌 30g、炒橘核 10g、丹参 30g、郁金 10g、三七粉 3g^冲。③坐骨神经痛责之于寒湿阻络，治当温中通络，主药：制川乌 5g、制草乌 5g、桂枝 10g、生薏苡仁 15g、地龙 10g、鸡血藤 10g、老鹳草 10g、川续断 15g、木瓜 10g、汗防己 10g。

● **外伤性**

分扭伤、劳损、脱出三类。①腰部扭伤责之于瘀血内停，治当活血化瘀，主药：红花10g、赤芍10g、云南白药1g^冲、川续断15g、川牛膝15g、陈皮15g、鸡血藤10g、路路通10g、生栀子10g。②腰肌劳损责之于肾虚阳衰，治当补肾温阳，主药：蛇床子10g、女贞子10g、补骨脂10g、狗脊15g、生杜仲10g、鹿角霜15g、桂枝10g、川续断15g。③腰椎间盘脱出责之于肾虚血瘀，治当补肾活血，主药：补骨脂10g、鹿角霜10g、生地黄10g、菟丝子10g、丹参30g、桃仁10g、老鹳草10g、川续断10g、地龙10g、三七粉3g^冲。

● **占位性**

分结石、增生、肿瘤三类。①胆结石责之于胆汁瘀阻，治当利胆排石，主药：金钱草30g、泽泻10g、车前草30g、郁金10g、生鸡内金30g、川楝子10g、丹参30g。②泌尿系结石责之于湿热下注，治当清利排石，主药：炒苍术10g、生薏苡仁10g、黄柏10g、川牛膝10g、金钱草30g、王不留行10g、白花蛇舌草30g、海金沙30g^包、泽兰10g、桑白皮10g。③骨质增生责之于肾亏，治当调补阴阳，主药：蛇床子10g、补骨脂10g、女贞子10g、生白芍30g、威灵仙10g、川续断15g、木瓜10g。④肿瘤责之于气滞瘀毒，治当疏导解毒，主药：丹参30g、白花蛇舌草30g、山豆根10g、三七粉6g^冲、郁金10g、柴胡10g、桃仁10g、红花10g。

上述镇痛的分类论治只是疼痛性质、部位、病种分类组合，主药相配的一种新法，目的是继承发挥中药镇痛的优势，提高中药镇痛的疗效，但尚不完善。比如病种提到的病机只是主要者，临床病种的病机要错综复杂得多，如有例外仍应辨证论治。

　　跟师体悟

痛证的治疗，重在实者祛其有余，虚者补其不足，疏通经络，调畅气机，阴平阳秘，脏腑调和，诸病自除。

（1）"不通则痛""不荣则痛"：人体若外感风、寒、湿、热等邪，或内伤于饮食、情志、劳倦、体虚，或因跌仆、外伤及术后等，均可直接或间接地导致机体脏腑功能活动的失调，络脉闭塞，气机阻滞，不通则痛。若气血凝滞，宿痰蓄结或邪踞生痰，痰浊内聚又可使"不通"的病理变化更为复杂，症情更加严重，顽固而难愈。若气血不足或阴精消耗过度，引起经络失去濡养，也可引发各种疼痛。由此可见，脏腑、经络、上下、内外各部疼痛之证总与"不通则痛""不荣则痛"有关。

（2）**病证结合，明确诊断**：一般痛证除搜集资料，详加辨证外，还必须及时明确诊断。只有这样，才能在分析病情、判断预后方面做到心中有数。此外，凡外伤、妇科疾患引起疼痛者，必要时可请专科会诊。如头面痛，多风、火、痰、瘀证；胸胁痛，多以痰、气、瘀为主；脘腹痛，有寒、热、湿、食、气、血之分；肢体关节痛，可分风、寒、湿、热、气、血、痰、瘀的不同。

（3）**灵活掌握，疏通治痛**：《医学真传》指出："所痛之部，有气血阴阳之不同……夫通则不痛，理也。但通之之法，各有不同，调气以和血，调血以和气，通也；下逆者，使之上行；中结者，使之旁达，亦通也；虚者，助之使通；寒者，温之使通，无非通之之法也。若必以下泄为通，则妄矣。"可见临床治痛，应以"通则不痛""荣则不痛"为原则，灵活掌握，绝不能满足于见痛止痛，在寻求病机，准确辨证，疏调气血的基础上，"治病必求其本"，才能达到预期目的。

（4）**广专效药，止痛相配**：广效止痛药是指其止痛作用广泛，对多个部位的疼痛都有止痛作用。如延胡索，明代李时珍《本草纲目》曰："延胡索专治一身上下诸痛。"其他如夏天无、鸡屎藤等，都属于广效止痛药。但夏天无具有成瘾性，临床应慎用。专效止痛药是指擅长专治某个部位疼痛的止痛药物。如川芎善治头痛，为治头痛要药；羌活善治项痛；苍耳子善治鼻痛；苏合香善治心痛；木香善治胃痛；柴胡善治胁痛；狗脊善治腰痛；海金沙善治淋痛；等等，都属于专效止痛药。两者配伍，既具有广泛性，又具有针对性，因而能增强其治疗痛证的效果。

（5）**注意引经药的应用**：由于疼痛部位的不同，在疏通气血、祛除病因的同时，还要重视引经药的使用。如延胡索归心、肝、脾经，并不归肾经，如果肾经血瘀之睾丸疼痛，就可用归肾经之牛膝引延胡索下行归入肾经。如痛在头面，当选防风、葛根、藁本、白芷、桑叶、菊花、白蒺藜等；位于胸胁，以柴胡、郁金、橘络、川楝子等为首选之引经药；痛居大腹，常用木香、陈皮、芍药、枳壳等；痛在下腹，多选乌药、橘核、小茴香、青皮等；如痛窜经络，常用地龙、秦艽及藤类药物。又如川芎，善治头痛，配伍不同引经药后，可分别直达相应的六经病所，用于治疗相应的六经头痛，如配伍蔓荆子治疗太阳经头痛，配伍白芷治疗阳明经头痛，配伍柴胡治疗少阳经头痛，配伍苍术治疗太阴经头痛，配伍细辛治疗少阴经头痛，配伍吴茱萸治疗厥阴经头痛。

（6）藤类药品，通络疏滞：《本草便读》曰："凡藤类之属，皆可通经入络。"盖藤类缠绕蔓延，犹如网络，纵横交错，无所不至，其形如络脉。因此，对于久病不愈，邪气入络，络脉瘀阻者，可加藤类药以理气活血、散结通络，药如鸡血藤、络石藤、海风藤、忍冬藤、天仙藤、大血藤、青风藤等。

（7）虫类止痛，中病即止：虫类药如全蝎、蜈蚣、土鳖虫等具有搜剔风邪，祛瘀通络，宣痹止痛，消肿散结之效，以达到祛风活血，通络止痛的目的。该药作用特点有三：一是祛风；二是活血化瘀；三是通络止痛。虫类药效峻力宏，然大多属有毒之品，故临床选用，一要细审其证，有其证用其药；二要严格掌握剂量及疗程，中病即止；三要注意异体蛋白过敏。

（8）治法配合，提高疗效：痛证是一个十分复杂的问题，处理并无固定模式，治疗不能把着眼点集中在见痛止痛上，而是寻求病因，准确辨证，施以相应的治疗方法。如单纯使用针灸疗法镇痛，长时间会出现针刺效应降低的现象，而单纯使用中药汤剂，中药吸收较慢，不能做到快速起效，多种治法相结合，能进一步加强镇痛的效果，使不荣之处得到濡养，不通之处得到通利，最终达到荣则不痛，通则不痛，阴阳调和，疼痛消除的目的。

（9）注意防护，规避病因：在日常起居生活中，应主动规避其致病因素。一要调理好情志，防止"七情"不及或太过，情志平稳气机通畅，阴阳平衡，此"阴平阳秘，精神乃治"。二要适当运动，疏通气血经脉，即"通则不痛"。三要注意防寒，寒性主痛，感受寒邪凝滞气血，经脉不通，则不通则痛。因此要避寒就温，阳气充盈，气血通畅，乃"正气存内，邪不可干"。

59 食疗镇痛

由于"药食同源"，不少食品具有镇痛作用，应当发挥其辅助效应，增强镇痛之力。现举数则"食疗"镇痛，以资临证参考。

- **头痛**

风寒者鱼头 250g、川芎 9g、白芷 9g、生姜适量，炖汤服食 3～5 天；风热者菊花 30g、白糖 20g，沏茶代饮；痰湿者白芷 9g、云苓 20g、陈皮 9g，煎汁煮薏苡仁 30g 成粥食用。

- **目痛**

肝火上亢者马齿苋 30g、黄花菜 30g 煎水代饮；肝肾阴虚者枸杞叶 25g、冬笋 50g、水发冬菇 50g、白糖 6g，盐、食油翻炒食用。

- **咽喉痛**

风热者嫩丝瓜捣汁，每次 1 匙含漱；伤阴者海带 300g 切丝，白糖适量腌 3 天，每次 30g。

- **舌痛**

属心火上炎者，用生萝卜、鲜藕各 500g，绞汁含漱 3～4 天。

- **心痛**

气滞血瘀者鸡蛋 1 个打入碗中，加米醋 60g、红糖适量，调匀饮用，1～2 次/天；阴虚者野山楂 12g 水煎服；阳衰者薤白 15g、葱白 30g、川芎 6g、生地黄 15g，二白切碎，生地黄、川芎取汁和入面粉或大米 50g 煮食，7～8 天。

- **胸痛**

气阴两虚者黑木耳 6g、冰糖适量煮食；阴虚阳亢者海带 9g、决明子

15g、生藕 20g 煮食；风热壅肺者梨汁、荸荠汁、藕汁、麦冬汁、鲜芦根汁凉服。

● **胁痛**

肝胆湿热者黄花菜 30g、泥鳅 100g 煮食；阴虚内热者土鳖虫 1 条、枸杞子 50g、山药 50g、女贞子 30g、熟地黄 15g、陈皮 9g 炖食；肝气郁结者车前子 15g 煮汁，薏苡仁 30g、大米 50g 煮粥食。

● **胃脘痛**

寒凝者羊肉 1000g、草果 5g、老姜 10g、大麦粉 1000g、豆粉 1000g，粉制成片炖羊肉服食；食阻者槟榔 10g、莱菔子 10g、橘皮 5g，煎水代饮；气滞者金橘根 30g、猪肚 1 只煮食；血瘀者鸡蛋 1 个打入碗中，加藕汁 30mL、三七粉 3g 炖食；虚寒者鲫鱼 1 条、糯米 50g，煮粥食。

● **腹痛**

湿热者马齿苋 30g、粳米 100g，煮粥食；热结者香蕉 250g、冰糖 30g，煮食；虫积者花椒 6g 研末、米醋 100g，加水 100mL 煮开 1 次温服，每天 2 次。

● **腰脊痛**

阴虚者银耳 10g、生杜仲 10g，生杜仲煎汁炖银耳加冰糖 50g 服食；阳虚者狗肉 250g、粳米 100g，煮粥食。

● **痹证**

风湿者白花蛇 1 条取肉，糯米 1000g 蒸熟，蛇肉放酒曲上，糯米放蛇肉上盖好，夏 3 天冬 7 天取酒，温热送服蛇肉米 0.15g，每天 3 次；寒湿者薏苡仁 60g、白酒 500g，封固浸泡 7 天，睡前饮 1 盅；顽痹者乌蛇 1 条煮食。

● **尿痛**

玉米须 30g、车前子 9g、甘草 3g，煎服代饮。

● **乳痛**

丝瓜络 1 个，烧灰存性研末，红糖、米醋送服 2g。

● **痛经**

气滞血瘀者香附 15g 煮汁，煮食山楂 30g；寒凝血瘀者红枣 10 个、花椒 3g、生姜 25g、红糖 30g，煎服，每天 1 次，连服 3～5 天；气血不足者丹参 60g、白酒 500g，浸泡 1 个月，经潮前饮适量。

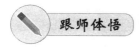 跟师体悟

食疗镇痛是中医治疗痛证的重要内容之一。运用食物性味功效，配用一定的中药煲汤食疗，促进脏腑气血运行，从而达到镇痛目的。

（1）**药食同源**：食疗中的"药膳"是以中医基本理论作为指导，进行辨证施膳。将中药与某些食物相配伍，制成具有一定色、香、味、形的食品。正如《黄帝内经》所云"治病必求其本""药以祛之，食以随之""人以五谷为本"，并总结出"毒药攻邪，五谷为养，五果为助，五畜为益，五菜为充，五味合而服之，以补精益气"的膳食配制原则，针对不同疾病的不同阶段和不同的病理变化，真正实现"寓医于食"，药借食力，食助药威，药与食相辅相成，相得益彰。药膳不但具有较高的营养价值，同时又能够达到防病治病、食疗镇痛的功用。

（2）**辨证施膳**：①头痛：风寒者选用紫苏、葱白、天麻；风热者选用薄荷、桑叶、淡豆豉；暑湿者选用藿香、香薷、生薏苡仁。②目痛选用栀子、菊花、决明子。③牙痛选用淡竹叶、薄荷、丁香。④咽喉痛选用金银花、胖大海、罗汉果、青果。⑤心痛选用丁香、薤白。⑥胁痛选用佛手、大麦、麦芽、香橼。⑦胃痛选用木香、砂仁、生姜、高良姜、牡蛎、蒲公英。⑧腹痛选用肉豆蔻、小茴香、莱菔子、益智仁、肉桂。⑨痹证选用乌梢蛇、蝮蛇。⑩尿痛选用白茅根、鲜芦根。⑪结石痛用生鸡内金。⑫乳痛选用橘皮、蒲公英、薄荷、木香。⑬痛经：寒凝血瘀者选用艾叶、生姜、肉桂；气滞血瘀者选用薤白、桃仁、当归、银杏、生山楂、玫瑰花；气血不足者选用当归、阿胶、黄芪、参类、灵芝、白扁豆。

（3）**药食宜忌**：食疗镇痛，主要是运用药物的偏性纠治疾病之偏寒、偏热或偏升、偏降等失衡状态。俗语说，是药三分毒。药食同源之品偏性较之药品较轻微，日常食用对身体影响不大，利用潜移默化纠偏功效可取

得代替药品的作用，因此物美价廉、使用方便。食用者既得到美食享受，又在享受中使身体得到滋补，疾病得到治疗。但若追求速效及走捷径，过量或超期限食用，也会矫枉过正、适得其反。

60 针灸镇痛

　　针灸镇痛疗效确切，是针灸疗法的重要特色。自从《灵枢·经筋》提出"以痛为输"的观点，成为后世"阿是穴""天应穴"的始由，可惜《黄帝内经》没有列举具体的穴位和手法。后世医疗积累了丰富的经验。现按前述条目的分类，以疼痛性质、部位、病种分列主穴和手法，以便临床应用，发挥针灸镇痛的疗效优势。

【疼痛性质】

　　气虚隐痛，取足三里、血海为主穴，用补法；阴虚隐痛，取三阴交、太溪为主穴，用补法；阳虚隐痛，取神阙、关元为主穴，用灸法；血虚隐痛，取膈俞、太溪为主穴，用补法。

　　肝郁胀痛，取阳陵泉、支沟为主穴，用泻法；痰浊胀痛，取中脘、丰隆为主穴，用泻法；食积胀痛，取建里、公孙为主穴，用泻法。

　　瘀血刺痛，取膈俞、三阴交为主穴，配膻中、气海、肺俞、太冲，用泻法。

　　寒凝绞痛，取关元、足三里，用灸法；虫积绞痛，刺四缝出血，取阳陵泉、太冲为主穴，用泻法。

【疼痛部位】

　　风邪头痛，取风池、外关、合谷、太阳为主穴；厥阴痛加四神聪、中都；少阳痛加率谷、地机、太冲；阳明痛加印堂、梁丘；太阳痛加天柱；肝阳头痛，取太冲、太阳为主穴，用泻法；痰蒙头痛，取百会、丰隆为主穴，用泻法；气虚头痛，取四神聪、足三里为主穴，用补法。

肝火目痛，取攒竹、行间为主穴，用泻法或耳尖放血。

胃火齿痛，取二间、内庭为主穴，用泻法；肾虚齿痛，取合谷、太溪为主穴，用补法。

风热咽痛，少商、商阳放血，泻风池、上廉泉；虚火咽痛，泻劳宫、上廉泉，补复溜。

胸阳痹阻胸胁痛，取内关、膻中，用温针法；肝气郁结胸胁痛，取期门、太冲，用泻法。

寒积脘腹痛，取太白，用补法，灸神阙、中脘；气滞脘腹痛，取内关、公孙为主穴，用泻法；痰食脘腹痛，取天枢、上巨虚为主穴，配支沟、照海，用泻法；中虚脘腹痛，取中脘、气海、太溪、太白为主穴，用补法。

肾虚腰背痛，取肾俞、肝俞、太溪为主穴，用温针灸；风湿腰背痛，取三焦俞、脾俞、秩边、委中为主穴，用平补平泻法，并配梅花针。

行痹，取风门、风池为主穴，配三阴交、血海、膈俞，用泻法；痛痹，取大椎为主穴，配局部循行经过的郄穴，如膝关节可取梁丘、地机，用泻法、温针灸；着痹，取脾俞、阴陵泉为主穴，用泻法或刺血；热痹，取大椎点刺放血，取局部经的荥穴，血沉快者加三阴交、足三里、合谷，用泻法；瘀痹，取血海、三阴交为主穴，用泻法，局部可加梅花针；虚痹，取命门、足三里为主穴，用补法、灸法或温针灸。四肢痛还注重分部针刺：指痛取八邪，腕痛取阳池，肘痛取曲池，肩痛取肩髃、肩髎、肩内陵，趾痛取八风，踝痛取商丘，膝痛取犊鼻，髋痛取环跳。均可取阿是穴。

【疼痛病种】

阑尾炎取大椎、支沟、照海、阑尾穴，用间歇运针法或电针；胰腺炎取阳陵泉、太冲疏泄，中脘、内关清利，均用泻法；胆囊炎取胆俞、日月、外丘，用泻法；胃炎取上脘、太白，用灸法；胸膜炎取三阳络、丘墟、肝俞、膈俞为主穴，用泻法；腹膜炎灸中脘、气海，再补公孙、内庭；盆腔炎取子宫、关元、阴陵泉，用灸法或补法；心肌炎补巨阙、内关，泻丰隆。

三叉神经痛取阳白、攒竹、头维、率谷、地仓、颊车，用透针法，也可用电针；肋间神经痛取期门、肝俞、支沟、阳陵泉，用泻法；坐骨神经痛取环跳、秩边、委中，可用电针，痛甚可刺委中出血或加拔罐。

腰扭伤针后溪，腰部扭伤处拔罐；腰肌劳损取肾俞、大肠俞、次髎、昆仑，用温针法；腰椎间盘脱出，取华佗夹脊穴梅花针、温针灸。

胆结石取胆俞、至阳、阳陵泉、太冲，电针法；泌尿系结石取水分、委阳，用泻法；骨质增生补肾俞、太溪；肿瘤取气海、血海、足三里、手三里、公孙、合谷，用电针法。

除体针镇痛外，耳针、电针、头针、梅花针、皮内针、穴位注射等均可镇痛。简介如下。

●耳针止痛

以神门、皮质下为主穴。内脏痛加交感穴，再配相应内脏各穴。

（1）头痛：水不涵木（肝、肾、脑点）。

痰蒙清窍（脾、三焦、枕点）。

气虚（心、肺、胃、额点）。

（2）偏头痛：内分泌、心、颞。如与月经相关加子宫。

（3）目痛：目1、目2、眼、肝、胆，耳尖放血。

（4）胃脘痛：脾、胃、肝、耳迷根。

（5）痛经：子宫、内分泌、肾上腺。

（6）三叉神经痛：面颊、肝、耳迷根。

（7）坐骨神经痛：臀、坐骨神经点、腰椎、膝。

操作法：将毫针针柄在穴区探导疼痛敏感点，消毒后刺入，在神门、皮质下或神门、交感点接电针仪，用连续波，频率300次/分。强度以感觉舒适为准，通电30分钟或埋豆。

●电针止痛

对神经性疼痛疗效更佳，一般针刺取得针感后，在主穴上通电，用疏密波，频率 50～100 次/分，通电 20～30 分钟。

（1）三叉神经痛：四白、耳交感豆。

（2）肩周炎：肩髎、阿是穴。

（3）腰腿痛：环跳、跗阳。

（4）头痛：风池、太阳。

（5）胃脘痛：梁门、梁丘。

（6）肾绞痛：肾俞、水泉。

（7）痛经：天枢、归来。

●头针止痛

以感觉区为主穴，配以相应部位的穴区，接电针仪，用连续波，通电 30 分钟。

（1）头痛：双侧感觉区上 1/5、合谷。

（2）心绞痛：胸腔区、感觉区上 1/5。

（3）坐骨神经痛：感觉区上 1/5、足远感区。

●梅花针止痛

适于四肢、腰背肌肉胀痛、沉痛或瘀血作痛，如落枕、肩周炎、急性腰扭伤、腰肌劳损。一般取阿是穴，中度刺激微出血，再加以拔罐（刺络拔罐法）或加艾条灸之。

●皮内埋针止痛

最痛处取 1～2 个阿是穴，如正处在经络上，则按虚实用迎随补泻埋法。虚痛针尖顺经埋入，实痛针尖逆经埋入。如明显的瘀痛，可使针尖与经脉呈十字形埋入。如阿是穴不在经络上，则顺肌纤维方向埋入。埋针 5 天更换。

●穴位注射止痛

选用维生素 B_1、维生素 B_{12}、复方丹参、5%～20% 当归液、0.5%～2% 普鲁卡因、泼尼松、1% 普鲁卡因，每次每穴 0.2～0.5mL。

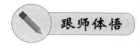
跟师体悟

针灸镇痛疗效确切，是针灸疗法的重要特色。沈师按前述条目的分类，以疼痛性质、部位、病种分列主穴和手法，以便临床应用，发挥针灸镇痛的疗效优势。

（1）取穴原则

①局部取穴和远端取穴相结合："经脉所过，主治所及"，所以常选取疼痛局部及循行所过经脉上的相关腧穴，即分为近取和远取两种。如牙痛可近取颊车、下关等，远取合谷，内庭等；剖宫产可局部选用带脉，远端取三阴交等。此外，在局部取穴中除经穴外还十分注重阿是穴的使用，在病痛的局部"以痛为腧"取穴，可取得较为明显的镇痛效应。如肩周炎、腰腿痛，常选用压痛点进行针刺。

②辨证取穴和辨病取穴相结合：辨证取穴主要是根据患者疾病的临床表现，运用脏腑辨证及经络辨证选取相关穴位。如一般胃脘疼痛多取足三里、内关、中脘；如胃痛辨证为肝气犯胃，或胸胁胀痛均可取太冲以疏肝、泻肝而止痛等。此外，在临床针刺镇痛时也常根据疾病辨病取穴，如胃脘疼痛无论何种证类，常选用梁丘；胆囊炎、阑尾炎常选用胆囊穴和阑尾穴；落枕用落枕穴；腰痛取腰痛穴、委中穴等。

③经验取穴和实验取穴相结合：经验取穴如目赤肿痛选用耳尖放血；咽喉肿痛选用少商放血；急性腰扭伤选用人中或后溪透合谷等；胆绞痛选用天宗、天容；等等。这类腧穴的镇痛作用与一般的经络理论或脏腑理论关系也许并不是很直接，而是来源于大量的临床实践，所以称为经验取穴。在现代针灸实验中，实验对象虽然以动物为主，但其对临床的影响是较大的，这类腧穴广泛应用于多种疼痛性疾病，而并不局限于哪些疾病或哪些证候，如三阴交、内关、三阳络、人中、合谷、足三里、委中等，故称其为实验取穴。

（2）循经配穴

①头面部痛：指五官疾病以及其他各种原因所致的疼痛。根据脏腑

经脉器官相关理论，头面五官均与特定的脏腑经脉有生理病理上的密切关系，所以治疗时除取局部穴、阿是穴外，要注重依部辨经而循经远取。一般多用肘膝以下的腧穴，同时应调治脏腑，多取背俞穴或夹脊穴。

②躯干部痛：指胸胁腹部、背腰部疼痛。应注重经络辨证，按部分经，远近配合取穴。如胁痛当责之于肝胆两脉，故宜远取太冲、阳陵泉、支沟，近取章门、大包。另外，急性疼痛应远取为主，慢性痛以局部取穴为主。

③肢体疼痛：指上下肢肌肉、关节的疼痛。根据疼痛范围、部位、特点不同，取穴也有区别。

a. 痛在一侧，病在一经，表现为循经窜痛者。可循经选择针感传导较好的 1～3 穴，如上肢的曲池、合谷；下肢的环跳、足三里、委中。对于针感较差的患者，可以循经取穴或阿是穴"排刺"，调畅经脉。

b. 痛在一处，病位局限者，多属经筋病变。若为急性疼痛，采取远端循经取穴，配合局部穴或阿是穴行雀啄刺。或采取对应取穴，包括以左治右、以右治左（巨刺、缪刺）、以上治下、以下治上等方法。若为慢性疼痛，以局部取穴为主，配合远端循经取穴，疏通经络。

c. 周身肢体窜痛，病及数条经络，非取诸经腧穴调经整体不可。多以肘膝关节以下穴位为主，左右上下配合，如合谷、太冲开四关，行气止痛，用于气郁致痛者。某些肢体关节疼痛久治效微者，可取任督两脉，上半身以大椎为主，下半身以命门为主。

④内脏疼痛：包括胸腹、盆腔内脏器病变所致的疼痛，临证时以脏腑经络辨证为主，配合其他辨证方法。

a. 急性内脏疼痛：以"急则治其标"为法，达到迅速止痛的目的。多选用局部穴、郄穴、合穴、络穴等能够很快止痛的穴位。

b. 慢性内脏疼痛：以"缓则治其本"为法，达到"标本兼顾"的法则，多选用输穴、募穴、原穴。

c. 无论疼痛的急缓、轻重，都应针对病因病机而选取有特殊治疗作用的腧穴，多为特定穴。如寒凝者，取关元、合谷；火热者，取各经荥穴；

气滞血瘀者，取合谷、三阴交等。

（3）治疗手法

补法，是泛指能鼓舞人体正气，使低下的功能恢复旺盛的方法。补法用于各种虚证。捻转角度小，用力轻，频率慢，时间短，大提插时先浅后深，重插轻提，幅度小，频率慢，时间短，以下插为主；进针慢，出针快；针尖随经脉循行方向，顺经而刺；患者呼气时进针，吸气时出针；出针后按闭针孔。泻法，是泛指疏泄病邪，使亢进的功能恢复正常的方法。泻法适用于各种实证，捻转角度大，用力重，频率快，时间长，提插时先深后浅，轻插重提，幅度大，频率快，时间长，以上提为主；进针快而出针要慢；针尖应迎着经脉循行方向，逆经而刺；患者呼气时出针，吸气时进针；出针时不必按闭针孔，还可以摇大针孔。

针灸治疗各种性质的痛证，效果十分显著。正如《灵枢·刺节真邪》云："用针之类，在于调气。"《灵枢·九针十二原》云："凡用针者，虚则实之，满则泄之，菀陈则除之。"由此可见，针灸具有行气活血，消除菀陈的功能，即针灸可以使气血通达，从而取得止痛效果。如当阳气不足，气血运行无力时，针灸可以起到鼓舞阳气，促进气血运行；当脉道不通，气血运行受阻时，针灸可以通调脉道，使气血运行通畅；当气血运行瘀滞不行时，针灸可以活血化瘀，恢复气血运行。针灸对疼痛反应的抑制，不单可缓解症状，解除痛苦，也可以阻断和转移心神对疼痛性病理变化的感知，使得疼痛消失。针灸是中医"内病外治"，通过经络、腧穴的传导作用，治愈疾病的手段。临床实践及现代研究表明，针灸止痛作用迅速，疗效可靠，且不会使患者出现依赖性、成瘾性及戒断性的不良反应。可见，针灸止痛疗法具有很高的临床推广价值，值得未来医学发展过程中深入研究和广泛运用。

61 内伤杂病临证首要乃分辨虚实据证论治

中医对疾病的分类大致为外感时病和内伤杂病两门，也即表里两纲。内伤杂病在中医学里是重要的构成。虽然其证类有阴阳寒热之别，但对疗效起控制作用的却是其虚实之异。故《素问·三部九候论》有戒："实则泻之，虚则补之。"《素问·奇病论》有训："无损不足，益有余。"

内伤杂病，如果虚实不辨，下药不准，非但乏效且有不良反应。试举两例为证。

【病案一】

刘某，失眠乏力2载，整天无精打采，头目不清，食纳不香，夜寐不酣，乱梦纷纭，气短心悸，苔薄黄腻，脉象沉细。曾经各种检查，无阳性结果发现，被诊断为神经衰弱。前医据气短心悸，乏力纳差，失眠梦多，脉象沉细辨为心脾两虚，投以归脾汤。连进2周，患者食纳更差，乏力更显，精神不振，懒言少动，苔转黄腻。前医只抓症脉，疏忽纳差苔腻，只据虚证论治，不知乃脾湿中阻，上扰清阳。湿困脾运者，纳差乏力，上扰清阳者失眠梦集。何虚之有？进补益之剂，助湿益火，再困中土，更扰上清，故有无效而疾增之变。痰湿化热之机宜祛宜清，改投温胆汤化裁，再吞交泰丸（黄连10g、肉桂3g，共研细末，装入Ⅰ号胶囊，每晚睡前1小时吞服5粒），连进7剂，乏力改善，食纳转香，失眠好转，稍做易药，续进7剂，夜寐7小时，精神振作，纳谷大振。以续服交泰丸巩固，再未复诊。

此例表象"心脾两虚"，只重症脉，殊不知苔腻纳差者，多系痰湿之患，应从实证论治，方应其证，才能奏效。可见分辨虚实之首要。

【病案二】

袁某，便溏一日3～5次，夹有赤白黏冻，已逾3载，便时下腹隐痛，纳差乏力，神萎形疲，四肢困乏，动则气促，尤以上楼为著。曾经结肠镜检查，显示乙状结肠红肿溃疡，诊断为慢性溃疡型结肠炎。苔薄黄，舌质淡，脉沉细。前医据"痢无止法"古训，辨为湿热下注而投葛根芩连汤并重用白头翁、马齿苋，仅服3剂，便溏更甚，腹痛反增，懒言不动，浑身酸困，萎靡不振。追究病史，便溏而夹黏冻，纳差乏力，气短神萎，苔薄黄不腻，质淡而不红，脉象沉细，一派脾土不健之象，再以苦寒之品伤之，健运再损，虚证加剧，此犯虚虚之忌。改投香砂六君子汤加减，重在补脾健运，重用生黄芪、白术，仅7剂，便溏减为一日1次，黏冻消失，纳谷增加，精神好转，再据"益火生土"古训，加杜仲炭、蛇床子、巴戟肉之类，连服14剂而便溏止，精神佳。

此例表象"湿热下注"，殊不知苔不腻者，何谓湿热之有？一派脾虚症状，舌质淡，脉沉细，四诊参合，辨为"脾不健运"，切中其证，宜从虚证论治，理法方药俱准，何忧效之不奏。可见分辨虚实之要务。

辨证论治是中医取效的基点，在内伤杂病中，分辨虚实系基点中之重点，其辨别之要点又在于脉象和舌诊。所谓重在"舍症从脉"，更重在"舍症从舌"。以此浅薄之体味，作为临证篇之结语，并求教于同仁。

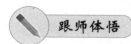
跟师体悟

（1）病案一解析

①病名：失眠。

②要点：

a.辨虚实：前医根据气短心悸，乏力纳差，失眠梦多，脉象沉细，诊断为虚证。虚证多属阴血不足，心失所养，临床特点是面色无华，神疲懒言，心悸健忘，此案显然不是虚证。故使患者食纳更差，乏力更显，精神不振，懒言少动，苔转黄腻，应属实证。

b. 辨病位：前医据气短心悸，失眠梦多，脉象沉细辨为心脾两虚；而本证纳差乏力，苔转黄腻，属脾湿中阻，湿困脾运，纳差乏力，上扰心神者，故失眠梦集。

c. 辨病程：实证日久，气血耗伤，亦可转为虚证或虚实夹杂。虽患病两载，但苔薄黄腻，应属虚实夹杂。

③苔脉：虚证应舌淡苔薄，而本证苔薄黄腻，脉象沉细，应属实证。

④辨证：脾湿中阻，积湿生痰，痰湿生热，热痰上扰，扰动心神，则夜寐不酣，乱梦纷纭；湿困脾运，则食纳更差，乏力更显；湿蒙清阳，则头目不清；进补益之剂，助湿生火，苔转黄腻，为痰热之证。

⑤诊断：失眠（痰热内扰）；神经衰弱。

⑥治法：清热祛痰，交通心肾。

⑦方药：用温胆汤合交泰丸化裁。温胆汤清热祛痰，理气健脾；交泰丸配茯苓，宁心安神，交通心肾。（交泰丸共研细末，装入Ⅰ号胶囊，每晚睡前1小时吞服5粒），连进7剂，痰化热去，则乏力改善，食纳转香，睡眠好转，稍做易药，续进7剂，夜寐7小时，精神振作，纳谷大振。

（2）病案二解析

①病名：泄泻。泄泻与痢疾均为大便次数增多、粪质稀薄的病证。泄泻以大便次数增加，粪质稀溏，甚则如水样，或完谷不化为主症，大便不带脓血，也无里急后重，或无腹痛。而痢疾以腹痛、里急后重、便下赤白脓血为特征。因此，应为泄泻。

②要点：

a. 辨虚实：急性暴泻，泻下腹痛，痛势急迫拒按，泻后痛减，多属实证；慢性久泻，病程较长，反复发作，腹痛不甚，喜温喜按，神疲肢冷，属虚证。而本病便溏一日3～5次，夹有赤白黏冻，已逾3载，便时下腹隐痛，纳差乏力，神萎形疲，四肢困乏，动则气促，尤以上楼为著，应属虚证。

b. 辨寒热：大便色黄褐而臭，泻下急迫，肛门灼热者，多属热证；大便清稀，或完谷不化者，多属寒证。本病便溏一日3～5次，夹有赤白黏冻，应属寒证。

c.辨暴泻久泻：暴泻者起病较急，病程较短，泄泻次数频多；久泻者起病较缓，病程较长，泄泻呈间歇性发作。本病便溏已逾3载，应属久泻。

③苔脉：舌质淡，苔薄黄，脉沉细，为虚证。

④辨证：脾胃虚弱，运化失常，水谷不化，清浊不分，所以纳差乏力，大便溏薄一日3～5次，夹有赤白黏冻；脾主肌肉，脾胃虚弱，气血来源不足，因而形疲，四肢困乏，动则气促，尤以上楼为著。

⑤诊断：泄泻（脾失健运，清浊不分）；慢性溃疡型结肠炎。

⑥治法：健脾和胃，化湿止泻。

⑦方药：香砂六君子汤加减，补脾健运，化湿止泻。重用生黄芪、白术健脾益气，茯苓、陈皮理气健脾、燥湿化痰，木香、砂仁化湿行气、温中止泻，仅7剂，便溏减为一日1次，黏冻消失，纳谷增加，精神好转；再据"益火生土"古训，加杜仲炭、蛇床子、巴戟肉之类，连服14剂而便溏止，精神佳。

（3）总结

通过以上两例病案分析可知，治疗内伤杂病一定要辨虚实，察舌苔，辨证论治，这样才能取得疗效。

①首辨虚实：对于内伤杂病，临证首先要分辨虚实，只有辨证准确，才能据证论治，处方遣药，获得较好的临床疗效。

②察舌观苔：沈师告诉我们，临床最简单的辨病虚实用舌诊，苔薄为虚，苔腻为实。四诊中唯独舌诊最为客观，能真实反映病情。从这两个病案中也可以予以证实。病例1，苔薄黄腻，属实证；病例2，舌质淡，苔薄黄，属虚证，非常简单，也很适用。脉象虽同，但前者是湿阻络脉，气血运行不畅，后者气不足，鼓动无力。所以，在内伤杂病中，分辨虚实系重中之重，其辨别之要点又在于脉象和舌诊。所谓重在"舍症从脉"，更重在"舍脉从舌"。

③辨证论治：在内伤杂病中，辨证论治是中医取效的重点，但如何

辨好证非常关键。病例 1 凭气短心悸，乏力纳差，失眠梦多，脉象沉细诊断为虚证，而恰恰忽视舌苔黄腻，是由于痰热上扰，而导致失眠乱梦，所以诊断为心脾两虚肯定是错误的。病例 2 仅大便溏薄，夹有赤白黏冻，诊断为痢疾，认为证属湿热下注，属于概念不清，判断失误，哪有热呢？因此，论治肯定也是错误的，患者病情只会越治越严重。